El VIH/SIDA en países de América Latina
Los retos futuros

Publicación Científica y Técnica No. 597

El VIH/SIDA en países de América Latina

Los retos futuros

Anabela Garcia Abreu
Isabel Noguer
Karen Cowgill

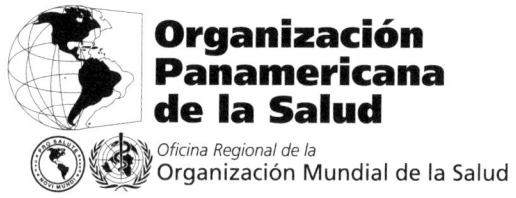

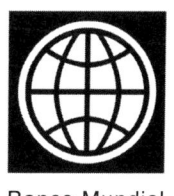

Banco Mundial

Edición original en inglés:
HIV/AIDS in Latin American Countries. The Challenges Ahead
ISBN 0-8213-5364-0
© The International Bank for Reconstruction and Development/The World Bank, 2003

Los resultados, interpretaciones y conclusiones que se expresan en esta publicación corresponden a los autores y no se deben atribuir de modo alguno al Directorio Ejecutivo del Banco Mundial ni a los países a quienes estos representan. El Banco Mundial no garantiza la exactitud de los datos que aparecen en esta publicación. Las fronteras, colores, denominaciones y otra información que aparezca en algún mapa de esta obra no implican juicio alguno respecto a la situación jurídica de algún territorio ni indican que el Banco Mundial reconoce o acepta dichas fronteras.

Biblioteca Sede OPS — Catalogación en la fuente

Garcia-Abreu, Anabela - ed.
El VIH/SIDA en países de América Latina: los retos futuros.
Washington, D.C.: OPS, © 2004.
(Publicación Científica y Técnica No. 597)

ISBN 92 75 31597 3

I. Título II. Serie
III. Noguer, Isabel - ed. IV. Cowgill, Karen - ed.

1. SÍNDROME DE INMUNODEFICIENCIA ADQUIRIDA — epidemiología
2. VIH
3. SÍNDROME DE INMUNODEFICIENCIA ADQUIRIDA — transmisión
4. INFECCIONES POR VIH
5. AMÉRICA LATINA

NLM WC503.O68v

© Organización Panamericana de la Salud, 2004

Las publicaciones de la Organización Panamericana de la Salud están acogidas a la protección prevista por las disposiciones sobre reproducción de originales del Protocolo 2 de la Convención Universal sobre Derecho de Autor. Reservados todos los derechos.

Las denominaciones empleadas en esta publicación y la forma en que aparecen presentados los datos que contiene no implican, por parte de la Secretaría de la Organización Panamericana de la Salud, juicio alguno sobre la condición jurídica de países, territorios, ciudades o zonas, o de sus autoridades, ni respecto del trazado de sus fronteras o límites.

La mención de determinadas sociedades mercantiles o de nombres comerciales de ciertos productos no implica que la Organización Panamericana de la Salud los apruebe o recomiende con preferencia a otros análogos. Salvo error u omisión, las denominaciones de productos patentados llevan en las publicaciones de la OPS letra inicial mayúscula.

De las opiniones expresadas en esta publicación responden únicamente los autores.

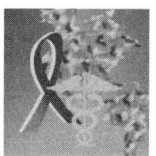

Contenido

Prólogo a la edición en español	xiii
Prefacio	xvii
Nota de agradecimiento	xxiii
Resumen de orientación	xxv
Abreviaturas y siglas	xxxiii

1 Panorama epidemiológico y repercusiones económicas — 1
Resumen — 1
Cuantificación de la epidemia — 3
El VIH/SIDA en América Latina — 5
México — 11
Centroamérica — 16
Brasil — 28
Área Andina — 32
Cono Sur — 41
Las repercusiones económicas del VIH/SIDA en América Latina — 49

2 Vigilancia epidemiológica — 55
Resumen — 55
Introducción — 56

Recursos para la vigilancia del VIH/SIDA 58
Actividades de vigilancia 71
Pruebas para detectar el VIH y políticas
de diagnóstico 78
Seguridad de los suministros de sangre 81
Necesidades básicas para mejorar la vigilancia
epidemiológica del VIH/SIDA 83
Conclusiones: aspectos positivos y retos 84

3 Respuestas nacionales a la epidemia 89
Resumen 89
Introducción 90
Acuerdos nacionales y coordinación multisectorial 92
Respuestas de la comunidad: las ONG
en América Latina 96
Intervenciones para la población general
y grupos específicos 99
Contribuciones de las ONG al control
del VIH/SIDA en América Latina 109
Grado de conocimiento de la población
acerca de los métodos de transmisión
y prevención del VIH/SIDA 118
Prevención de la transmisión de la madre al hijo 123
Servicios de salud y sociales 125
Colaboración con organismos internacionales 139
Principales barreras y necesidades para controlar
la epidemia del VIH/SIDA 140

4 Intervenciones fundamentales y retos futuros 147
Resumen 147
Introducción 149
Respuesta nacional a la epidemia: prevención 151
Acceso a los servicios de salud y sociales 159
Capacidad nacional: estructura y gestión 166
Conclusiones 170

Apéndice 1 Hojas informativas de los países 173

Apéndice 2 Colaboradores del estudio 281

Referencias 291

Índice 311

Cuadros

1.1 Prevalencia del VIH, incidencia del SIDA y mortalidad por SIDA, por país, 1999 6
1.2 Incidencia de las infecciones de transmisión sexual curables, prevalencia del VIH/SIDA e incidencia del SIDA, por país o subregión, 1997 y 1999 10
1.3 Razón entre casos masculinos y casos femeninos de SIDA notificados, 1994 y 2000 18
1.4 Indicadores básicos del contexto y gastos en países seleccionados, 1999 53
1.5 Fondos para financiar los gastos generados por el SIDA en países seleccionados, clasificados según la fuente (en US$ ajustados por PPA) 54
2.1 Personal para la vigilancia del VIH/SIDA en América Latina, 2000 58
2.2 Definiciones de caso de SIDA utilizadas para la notificación en América Latina, 2000 60
2.3 Definiciones de caso de VIH por país, 2000 61
2.4 Países y subregiones que cuentan con formularios para la notificación de casos, 2000 64
2.5 Elementos para identificar los casos de VIH y de SIDA, 2000 65
2.6 Legislación pertinente a asuntos de confidencialidad 66
2.7 Notificación incompleta y retrasos en la notificación, 2000 68
2.8 Profesionales y organismos que reciben información epidemiológica sobre el VIH/SIDA, 2000 69
2.9 Sistematización de los registros de VIH y SIDA, 2000 70

2.10	Resultados de los estudios de vigilancia centinela del VIH	73
2.11	Personas que viven con VIH, diciembre de 2000	77
2.12	Disponibilidad de laboratorios y centros para el diagnóstico anónimo, 2000	80
2.13	Costos de las pruebas de detección del VIH en centros de salud públicos y privados, 2000	81
2.14	Políticas para aceptar donaciones de sangre, 2000	83
3.1	Presupuestos gubernamentales para el control del VIH/SIDA, 2000	94
3.2	Colaboración entre los ministerios de salud y otras dependencias gubernamentales en la lucha contra el VIH/SIDA, 2000	95
3.3	Países donde hay comisiones nacionales para evaluar las actividades de prevención y control del VIH/SIDA, 2000	96
3.4	Fondos gubernamentales para las ONG relacionadas con el VIH/SIDA, 2000	97
3.5	Número y porcentaje de ONG que reciben fondos del gobierno y participan en comités nacionales o regionales de evaluación de los programas de control del VIH/SIDA, 2000	98
3.6	Número y presupuesto de las campañas en los medios masivos de comunicación, 2000	100
3.7	Campañas en los medios masivos de comunicación realizadas de 1991 a 2000 para la población general y los jóvenes	101
3.8	Porcentaje de niños de hasta 14 años de edad que asisten a la escuela, 2000	102
3.9	Programas relacionados con el VIH/SIDA basados en las escuelas, 2000	102
3.10	Países con programas contra el VIH/SIDA dirigidos a los trabajadores del sexo comercial, 2000	104
3.11	Disponibilidad de intervenciones orientadas a los usuarios de drogas inyectables, 2000	106

3.12 Disponibilidad de centros especializados
en el tratamiento de los usuarios
de drogas inyectables, 2000 — 106

3.13 Programas de prevención del VIH
en las prisiones, 2000 — 108

3.14 Programas de extensión relacionados
con el VIH/SIDA, 2000 — 110

3.15 Porcentaje de las organizaciones no
gubernamentales de la encuesta que identificaron
restricciones a la homosexualidad, 2000 (n = 83) — 120

3.16 Restricciones legales a la homosexualidad — 121

3.17 Prevalencia del VIH en poblaciones de alto riesgo
y mujeres embarazadas, 2000 — 122

3.18 Número de condones distribuidos por
los ministerios de salud y presupuestos, 2000 — 123

3.19 Porcentaje de médicos entrevistados (n = 64)
que confirmaron la disponibilidad de pautas
para el manejo clínico y el tratamiento
de las PVIHS, 2000 — 127

3.20 Costo medio de las pruebas de detección del VIH
en centros públicos y privados de salud, 2000 (US$) — 128

3.21 Pruebas de laboratorio para los recuentos de CD4
y carga viral, y costo de los servicios de salud para
el VIH/SIDA, 2000 — 130

3.22 Porcentaje de pacientes que pagan por las pruebas,
costo por prueba y número de pruebas por paciente
al año, 2000 — 132

3.23 Cobertura del tratamiento antirretroviral para
los pacientes que lo necesitan, según los programas
nacionales (2000) — 135

3.24 Porcentaje de pacientes VIH positivos que
han recibido servicios o tratamientos, 2000 — 136

3.25 Calificaciones estimadas por las ONG para
los principales problemas afrontados por las PVIHS,
en una escala de 1 a 5, 2000 — 138

3.26 Fondos asignados por organismos internacionales a los programas nacionales de control del VIH/SIDA y proporción de los presupuestos gubernamentales para el VIH/SIDA que representan esos fondos 140

Figuras

1.1 Modos de transmisión de los casos de SIDA notificados en México, 1983-2000 12
1.2 Modos de transmisión de los casos de SIDA notificados en Centroamérica, 1983-2000 19
1.3 Modos de transmisión de los casos de SIDA notificados en el Brasil, 1983-2000 29
1.4 Modos de transmisión de los casos de SIDA notificados en el Área Andina, 1983-2000 34
1.5 Modos de transmisión de los casos de SIDA notificados en el Cono Sur, 1983-2000 42
2.1 Profesionales responsables de notificar casos de infección por el VIH y de SIDA, 2000 63
2.2 Porcentaje de sangre sometida a tamizaje para detectar el VIH, 2000 82
2.3 Prevalencia de la infección por el VIH entre los donantes de sangre 84
3.1 Prevalencia del VIH/SIDA entre los presidiarios, 2000 107
3.2 Distribución de los programas de las organizaciones no gubernamentales de América Latina que abordan el VIH/SIDA (n = 366), 2000 111
3.3 Poblaciones beneficiarias (n = 215) servidas por los programas relacionados con el VIH, 2000 112
3.4 Costo por beneficiario de los programas para las personas que viven con VIH/SIDA, por tipo de programa, 2000 113
3.5 Costo por beneficiario de los programas para personas que viven con VIH/SIDA, por grupo destinatario, 2000 114

3.6	Porcentaje de mujeres embarazadas a las que se les ofreció pruebas de detección del VIH, 2000	124
3.7	Porcentaje de mujeres embarazadas VIH positivas que recibieron tratamiento profiláctico antirretroviral, 2000	125
3.8	Porcentaje de ONG (n = 84) que señalaron barreras para las pruebas de detección del VIH, 2000	129
3.9	Porcentaje de pacientes que han tenido por lo menos una determinación de la carga viral más un recuento de CD4 o un recuento de CD4 como lo informaron 62 médicos entrevistados, 2000	133
3.10	Grado de cobertura del tratamiento antirretroviral para pacientes VIH positivos, 2000	134
3.11	Fuentes de financiamiento de las ONG, 2000	141

Recuadros

1.1	Seguridad de la sangre	14
1.2	Distribución por sexo de los casos de SIDA notificados	17
1.3	Consideraciones especiales en relación con las poblaciones indígenas	24
1.4	Las relaciones sexuales entre hombres y el VIH/SIDA en América Latina	33
1.5	Epidemias entrelazadas: el uso de drogas inyectables y el VIH	43
3.1	Hacia decisiones más racionales en la asignación de los recursos	118

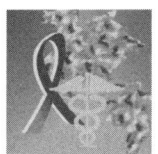

Prólogo a la edición en español

Más de dos millones de personas vivían en 2003 con el virus de la inmunodeficiencia humana (VIH) en América Latina y el Caribe, entre ellas las aproximadamente 200 000 que contrajeron la infección en el año 2002. Cerca de 100 000 personas han muerto en el mismo período, el mayor número de defunciones por SIDA después del correspondiente al África subsahariana.

La epidemia ya está bien instalada en la región, con una prevalencia nacional de VIH de por lo menos 1% en 12 países, todos ellos del Caribe. Los estudios más recientes indican que la prevalencia del VIH entre mujeres embarazadas es de alrededor de 2% o superior en seis de esos países: Bahamas, Belice, Guyana, Haití, la República Dominicana y Trinidad y Tabago. En contraste, la mayoría de los demás países de la región muestran una epidemia concentrada, particularmente en el Cono Sur donde el Brasil alberga el mayor número de personas que viven con VIH/SIDA.

En los países de la región se observan diferentes patrones epidemiológicos. En la mayor parte de ellos están presentes todos los mecanismos de transmisión, así como comportamientos de riesgo tales como la iniciación sexual temprana, el sexo sin protección con múltiples parejas y el uso de drogas inyectables empleando material contaminado.

En casi todos los países de América del Sur, el VIH se transmite principalmente por el uso de drogas inyectables y las relaciones sexuales entre hombres, para luego diseminarse por vía heterosexual.

En América Central, la mayoría de las infecciones parecen contraerse por transmisión sexual, tanto heterosexual como entre hombres. En el Caribe predomina la transmisión heterosexual, en muchas ocasiones asociadas con el comercio del sexo, aunque se debe destacar que en Haití la epidemia ya está bien establecida y afecta a la población general. La excepción es Puerto Rico, donde el uso de drogas inyectables aparece como el principal factor de transmisión.

La epidemia más grave afecta a la isla Hispaniola, dividida entre Haití y la República Dominicana. Con los indicadores de desarrollo y de salud más desfavorables del continente, Haití ha sido duramente golpeado por la epidemia de VIH/SIDA, que cobra unas 30 000 vidas al año y ya ha dejado huérfanos a cerca de 200 000 niños. La prevalencia nacional del VIH/SIDA en Haití ha permanecido en alrededor de 5%-6% desde finales de la década de 1980, con grandes variaciones que van de 13% en el noroeste del país a 2% en la frontera sur con la República Dominicana.

La epidemia no será dominada mientras no haya un mayor reconocimiento y apertura de la población acerca de la existencia del uso de drogas inyectables y de las relaciones sexuales entre hombres. La estigmatización y negación de esos comportamientos solo pueden atizar esta silenciosa epidemia que está en marcha acelerada en la región. La información sobre los grupos vulnerables todavía es muy escasa para poder programar mejor las intervenciones específicas. Es necesario contar con mejores datos epidemiológicos y sobre los patrones de comportamiento, así como intensificar la movilización política y la presión social para que las respuestas e intervenciones estén a la altura de la velocidad del avance de la epidemia.

Muchos países han mejorado sustancialmente los recursos asignados a la lucha contra el VIH/SIDA. Asimismo, las alianzas y los proyectos exitosos con acceso al Fondo Mundial de Lucha contra el SIDA, la Tuberculosis y la Malaria han triplicado los recursos existentes. Sin embargo el estigma, la discriminación y las desigualdades de género que debilitan la capacidad de negociación de las mujeres aún siguen siendo los mayores impedimentos.

En casi todos los países existen servicios de salud, personal capacitado y tecnologías relativamente apropiadas para la acción; los programas nacionales de lucha contra el VIH/SIDA están bien establecidos y cuentan con la experiencia necesaria, y la sociedad civil y las personas que viven con VIH participan activamente, todo lo cual ha permitido grandes avances y éxitos notables. Pero también es cierto que aún quedan muchos desafíos y obstáculos por vencer. Uno de esos desafíos es el empleo efectivo y oportuno de los fondos recibidos del Fondo Mundial.

La vigilancia epidemiológica es información para la acción, pero la carencia de información estratégica, oportuna, relevante y de calidad se traduce en intervenciones poco eficaces o tardías. Varias investigaciones demuestran que el nivel de conocimiento e información es bastante apropiado, pero no se está observando el cambio de comportamiento hacia prácticas sexuales de menor riesgo. A pesar de que las restantes infecciones de transmisión sexual tienen una prevalencia alta y creciente, a la que contribuyen la reaparición de la sífilis congénita y la resistencia microbiana, en muchos países las intervenciones son débiles y discontinuas.

Esta obra, publicada originalmente por el Banco Mundial a fines de 2003, será de gran utilidad para todas las personas que trabajan en la prevención y el control del VIH/SIDA. En ella se brinda un panorama sobre la situación y capacidad de los sistemas de vigilancia, se analizan las respuestas nacionales y se identifican las principales áreas de acción, retos y oportunidades.

La Organización Panamericana de la Salud despliega sus esfuerzos para lograr el fortalecimiento de la capacidad nacional y el máximo aprovechamiento de los recursos y las alianzas. En el marco de los Objetivos de Desarrollo del Milenio y de la recientemente lanzada iniciativa "Tres millones para 2005" (tres millones de personas en tratamiento con medicamentos antirretrovirales para fines de 2005), la OPS trabaja para defender la salud de los habitantes del continente. El SIDA está devastando generaciones en la etapa más productiva del ciclo vital, y amenaza con destruir los importantes logros en expectativa y calidad de vida que se han alcanzado en las últimas décadas. Por eso, los asuntos que se tratan en este libro, como por ejemplo el enfoque de los derechos humanos y las respuestas nacionales para garantizar el acceso a los servicios de salud, la información sanitaria y la atención integral de las personas que viven con VIH, son de crucial importancia para intensificar las acciones destinadas a detener este flagelo y proteger a las poblaciones.

Mirta Roses Periago
Directora

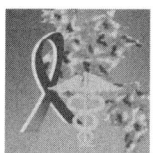
Prefacio

En comparación con la mayoría de los países de África y las islas cercanas del Caribe, muchos países de América Latina no han afrontado una epidemia en gran escala de SIDA. En general, en los países latinoamericanos se calcula en 0,5% la prevalencia del SIDA entre las personas de 15 a 49 años de edad. Durante 2001, alrededor de 130 000 adultos y niños se infectaron con el VIH y murieron 80 000 pacientes con VIH/SIDA. Si bien el SIDA provoca solo una fracción del total de defunciones de adultos en la mayoría de las naciones latinoamericanas, esas muertes se producen en los años más productivos de la vida. Se perciben signos preocupantes: en varios países de la región la enfermedad parece estar evolucionando y ha dejado de afectar virtualmente a solo los grupos de alto riesgo, como los hombres que tienen relaciones sexuales con otros hombres (HSH) y los usuarios de drogas inyectables (UDI), para convertirse en un problema cada vez más generalizado. En toda la región, son comunes muchos comportamientos asociados con la propagación del VIH/SIDA (como tener las primeras relaciones sexuales a una edad temprana, la violencia contra las mujeres, el uso de drogas inyectables) y, con excepción de una pequeña cantidad de países, la respuesta a la amenaza del VIH/SIDA ha sido lenta, en pequeña escala y patrocinada principalmente por organismos externos y programas internacionales. Si se tienen en cuenta estos signos de advertencia y se toman las medidas apropiadas de prevención en un futuro muy cercano, América

Latina tiene la oportunidad de evitar los tristes acontecimientos presenciados en otras partes del mundo.

Las políticas sólidas y oportunas pueden limitar las repercusiones actuales y futuras del VIH/SIDA en los sistemas de atención de salud, las economías y las sociedades de América Latina. Las políticas apropiadas se basan en el conocimiento de las dimensiones y la índole especial del problema del VIH/SIDA y en afrontarlo en una forma tal que se respeten los derechos humanos.

Esta obra pretende presentar información nueva y actualizada sobre la extensión y las tendencias de la epidemia de VIH/SIDA en América Latina; evaluar la capacidad actual de vigilancia en los países; determinar las respuestas nacionales del sector de la salud a la epidemia en cada país; identificar áreas clave en las que se requieren con urgencia intervenciones específicas, y describir los retos futuros.

Con abundante información y sobre la base del análisis de datos secundarios y un conjunto completo de datos recientemente recopilados en los países, este trabajo intenta establecer una base para la discusión dentro de los países de la región, entre ellos y con sus aliados para el desarrollo.

Este estudio se efectuó en 2001 e incluyó a 17 países: Argentina, Bolivia, Brasil, Chile, Colombia, Costa Rica, Ecuador, El Salvador, Guatemala, Honduras, México, Nicaragua, Panamá, Paraguay, Perú, Venezuela y Uruguay.

Valdría la pena que el Banco Mundial, al igual que los países mismos, realizaran una especie de autoevaluación en término de los logros, los obstáculos y los retos futuros; sería muy útil que dispusieran de esta información todos los actores involucrados. En el futuro, este estudio podría convertirse en el punto de partida para comparar los resultados obtenidos en 2001 con otros. Si el informe se pusiera a disposición del público, los países y las instituciones podrán usarlo para sus propias evaluaciones.

Para los propósitos del análisis, se agruparon algunos países en subregiones según las similitudes en nivel socioeconómico, sistema de salud y características epidemiológicas de la enfermedad; proximidad geográfica; intereses económicos, culturales y políticos; raíces culturales, y frecuencia de las migraciones internas. Se analizan tres subregiones: Centroamérica (Costa Rica, El Salvador, Guatemala, Honduras, Nicaragua y Panamá); el Área Andina (Bolivia, Colombia, Ecuador, Perú y Venezuela) y el Cono Sur (Argentina, Chile, Paraguay y Uruguay).

El Brasil y México fueron analizados en forma individual. Ambos países poseen muchos más recursos, sus programas nacionales han alcanzado un alto grado de desarrollo y las características epidemiológicas de la enfermedad presentan algunas peculiaridades observadas en los países industrializados.

El estudio utiliza datos primarios y secundarios. Se reunieron los *datos primarios* empleando cuatro instrumentos de encuesta diseñados específicamente para este estudio. Las encuestas se diseñaron para evaluar los sistemas de vigilancia y las repuestas nacionales del sector de la salud a la epidemia. Antes de ser distribuidos al grupo destinatario de entrevistados, los instrumentos de la encuesta fueron revisados por expertos que trabajan en el campo, con conocimiento de la región latinoamericana.[1]

Se reunieron datos sobre los sistemas de vigilancia mediante un cuestionario semiestructurado y autoadministrado, distribuido a los encargados de dirigir los sistemas de vigilancia del VIH/SIDA en 17 países latinoamericanos (por ejemplo, técnicos del programa nacional de control del SIDA o de los departamentos de epidemiología, según el país). El instrumento de la encuesta incluyó preguntas para evaluar la definición de caso, los procedimientos de notificación, el tipo de vigilancia, las fuentes de información y la retroalimentación de la información de vigilancia. Todos los países incluidos en el estudio devolvieron sus cuestionarios, pero las respuestas no siempre fueron completas.

---

[1] Estos expertos incluyeron a especialistas en VIH/SIDA, un ex coordinador de un programa nacional contra el VIH/SIDA, un especialista en población y salud, un demógrafo, un especialista en salud pública y un epidemiólogo. Los cuestionarios fueron distribuidos al grupo destinatario de entrevistados, precedidos por una carta que presentaba el estudio y explicaba la metodología.

Se reunieron datos acerca de la capacidad institucional para combatir la epidemia usando tres cuestionarios que fueron entregados a los jefes de los programas nacionales de control del VIH/SIDA, informantes clave de organizaciones no gubernamentales (ONG) y médicos que trabajaban sobre el terreno. La mayoría de los cuestionarios para médicos y personal de las ONG fueron administrados directamente por entrevistadores capacitados.

En cada país se entregó un cuestionario al director del programa nacional de control del VIH/SIDA. Se investigaron los siguientes aspectos: 1) descripción del programa; 2) coordinación multisectorial y legislación; 3) intervenciones de sensibilización y prevención orientadas a la población general y a los adolescentes; 4) intervenciones dirigidas a los grupos de alto riesgo; 5) intervenciones para prevenir la transmisión de la madre al hijo; 6) acceso al sistema de salud y los métodos de prevención; 7) financiamiento y relaciones con las ONG; 8) características y cobertura de los servicios de salud y sociales provistos; 9) relaciones con los organismos internacionales, y 10) principales problemas afrontados para controlar la epidemia en el país.

Se seleccionaron las ONG de acuerdo con los siguientes criterios: años de experiencia y grado de integración en los países (dando preferencia a las que tenían una historia más larga en la lucha contra el VIH/SIDA); trabajo comunitario con grupos de alto riesgo o personas que viven con VIH/SIDA (PVIHS), y realización de diversas actividades vinculadas con el VIH/SIDA (prevención, apoyo psicológico, legal y social). Se seleccionaron 84 ONG de un total de más de 900. Entre las ONG incluidas en el estudio, el tiempo medio de experiencia trabajando con pacientes con VIH/SIDA es de ocho años; 60% de esas ONG trabajan a nivel nacional y asisten a más de 500 000 personas en la región. En conjunto, 4000 personas trabajan para las ONG encuestadas (esta cifra abarca a personal de tiempo completo y de tiempo parcial, y voluntarios).

El cuestionario destinado a las ONG se diseñó para cubrir los siguientes aspectos: características de la ONG (grado de integración, recursos, entorno de trabajo, poblaciones beneficiarias, participación en redes y objetivos de la organización); actividades realizadas en el último año concernientes al VIH/SIDA, con especificación de las poblaciones beneficiarias, el presupuesto, el flujo de fondos, y la cobertura y el impacto de las intervenciones; el grado de coordinación con los gobiernos y planes nacionales; estado de la epidemia y de las personas afectadas desde la perspectiva de la ONG, y principales problemas y obstáculos (presentes y futuros) para controlar la epidemia.

Se seleccionó a los médicos de acuerdo con los siguientes criterios: experiencia significativa en el manejo clínico de pacientes con VIH/SIDA y experiencia de trabajo en establecimientos sanitarios grandes.

Se seleccionó a cinco médicos de cada país, que fueron recomendados por los programas nacionales de control del VIH/SIDA y por expertos de la región. Sesenta y cuatro (75,3%) acordaron en aportar información y opiniones para este estudio. Los 64 médicos entrevistados tienen en promedio 13 años de experiencia en el manejo clínico de pacientes con VIH/SIDA y asisten a un total de aproximadamente 50 pacientes por mes. Más de la mitad de estos profesionales (59%) ejercen su profesión tanto en el sector público como en el privado.

El cuestionario para los médicos se concentró en sus antecedentes (años de trabajo en el sector de la salud y grado de experiencia profesional); condiciones en las que ejercen su profesión (protocolos para la práctica adecuada, requisitos para el diagnóstico y el tratamiento de los pacientes); la cobertura de los servicios básicos para el diagnóstico y el tratamiento de los pacientes; los conocimientos de la población acerca del VIH/SIDA, y los principales problemas de infraestructura y recursos de atención de salud para combatir con eficiencia la epidemia.

Los *datos secundarios* se obtuvieron de estadísticas nacionales y fueron complementados con datos publicados por organismos internacionales (OPS/OMS, ONUSIDA y SIDALAC) y datos de estudios realizados en la Región e identificados mediante las bases de datos, así como de planes estratégicos nacionales.

Los sistemas nacionales de vigilancia proporcionaron datos sobre la incidencia y la prevalencia del VIH y el SIDA. De las mismas fuentes, el estudio utilizó información sobre la incidencia y la prevalencia de las ITS y el VIH en diferentes poblaciones centinelas (donantes de sangre, TSC, HSH, UDI y otros grupos).

Ciertos países no se han incluido en algunos cuadros y figuras porque no se dispuso de los datos pertinentes correspondientes.

Este documento se refiere al contexto más amplio en el cual se produce la respuesta al VIH/SIDA en América Latina; no obstante, se concentra más específicamente en cómo es vista la respuesta del sector de la salud por los diferentes actores de los países. Los resultados y las conclusiones obtenidos de este estudio representan los conceptos y opiniones de un grupo de informantes clave seleccionados de los programas nacionales de control del VIH/SIDA, las ONG y los médicos, y fueron complementados con la información proveniente de otras fuentes. Por consiguiente, estas opiniones no pueden ser y no fueron extrapoladas o generalizadas como la respuesta nacional general de un país.

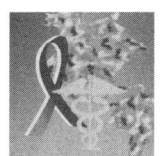

Nota de agradecimiento

Este estudio fue elaborado por Anabela Garcia Abreu (Jefa del Equipo de Trabajo), e Isabel Noguer y Karen Cowgill (consultoras); Girindre Beharry y Ruth Levine (LCSHD), Paloma Cuchí (ONUSIDA/OPS), José Izazola-Licea (SIDALAC) y Nicolás Noriega-Portilla (economista) también hicieron aportes por escrito. Pilar Ramón tabuló los datos reunidos mediante los cuestionarios. Agradecemos especialmente a Marian Kaminskis por su considerable contribución, asistencia editorial y logística, y a Natalia Moncada por su labor de seguimiento en la etapa final. Expresamos además nuestra gratitud a Madalena Cabeçadas por su apoyo técnico.

Julia del Amo, María José Belza, James Cercone, Fiorella Salazar, Laura Altobelli (consultores), Claudia Macías, Magdalena Colmenares, Sandra Cesilini (Banco Mundial) y María Etelvina Barros (ONUSIDA) aplicaron los cuestionarios.

Los revisores del estudio fueron Charles Griffin y Martha Aisworth (Banco Mundial), Fernando Zacarías (OPS), Luis Loures y Enrique Zelaya (ONUSIDA) y Richards Keenlyside (CDC). Los revisores de los cuestionarios fueron: Sandra Rosenhouse, Gerard la Forgia, Michele Gragnolati (Banco Mundial) y José Izazola-Licea (SIDALAC).

Agradecemos en especial a todas las personas que dedicaron su tiempo para completar los cuestionarios. Son ellos quienes en verdad hicieron posible este estudio: los directores de los programas nacionales, las ONG y los médicos (cuyos nombres se mencionan en el Apéndice 2).

El equipo desea extender su gratitud al personal de las sedes y oficinas locales de ONUSIDA y OPS por su ayuda para identificar informantes clave y organizar la logística de la distribución de los cuestionarios, colaborar en la reunión de datos y proporcionar fuentes bibliográficas pertinentes. Agradecemos también a la Agencia Española de Cooperación Internacional por su ayuda en la recolección de datos en los países de América Latina.

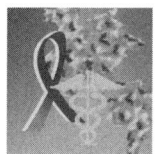

Resumen de orientación

Aunque los comportamientos de riesgo y los marcadores biológicos que favorecen la epidemia están muy difundidos, muchos países latinoamericanos aún no han afrontado una epidemia de SIDA en gran escala. En general, en los países latinoamericanos se calcula que la prevalencia del VIH entre las personas de 15 a 45 años de edad es de 0,5%. Durante 2001, alrededor de 130 000 adultos y niños contrajeron la infección por el VIH y hubo 80 000 defunciones por el SIDA.

El VIH/SIDA en América Latina se caracteriza por su baja endemicidad. En la mayoría de los países la epidemia todavía se concentra en poblaciones de alto riesgo: hombres que tienen relaciones sexuales con otros hombres (HSH), usuarios de drogas inyectables (UDI), trabajadores del sexo comercial (TSC), presidiarios y personas con infecciones de transmisión sexual (ITS). Las excepciones son Honduras y el sudeste del Brasil, donde la epidemia ha llegado a la población general. Las relaciones heterosexuales constituyen el principal modo de transmisión en Centroamérica, mientras que las relaciones sexuales entre hombres predominan en América del Sur, y el uso de drogas inyectables desempeña un papel importante en el Cono Sur. Los entrevistados en la encuesta también identificaron otras poblaciones con creciente vulnerabilidad en las cuales serían esenciales las intervenciones: los jóvenes y las mujeres. Si bien en todos los países el número de hombres que viven con SIDA es superior a la cantidad de mujeres afectadas, se está cerrando la brecha de género y, en algunos países, crece con rapidez el efecto del SIDA en las comunidades rurales.

En los entornos de baja endemicidad, la principal prioridad son los grupos de alto riesgo; las actividades para combatir el VIH/SIDA deben concentrarse en: 1) fortalecer las medidas para prevenir nuevas infecciones en esas poblaciones y 2) formular estrategias de atención y apoyo que, a su vez, creen incentivos para la detección temprana de la infección o de los comportamientos de riesgo.

La vigilancia epidemiológica cumple una función fundamental en el control de la epidemia mediante la medición de la frecuencia, la distribución y la evolución del VIH/SIDA en las poblaciones, la identificación de los grupos de alto riesgo y la evaluación de la eficacia de las actividades de prevención.

En América Latina, la vigilancia epidemiológica del VIH/SIDA a nivel nacional comenzó en la primera mitad de los años ochenta. Desde entonces, ha aumentado continuamente la asignación de recursos y personal, lo cual lleva a sistemas de vigilancia bien establecidos, basados en la notificación de los casos de SIDA. En la actualidad, es obligatoria la notificación de casos de SIDA en todos los países latinoamericanos. Sin embargo, persisten los porcentajes altos de notificación incompleta y los retrasos en la notificación. La epidemia en América Latina probablemente incluya alrededor de 30% más casos de SIDA y 40% más casos de VIH que los calculados actualmente.

Desde fines del decenio de 1980, los países latinoamericanos han demostrado su capacidad para hacer frente a la epidemia de VIH/SIDA y han establecido nuevas estructuras y los cimientos necesarios para las respuestas comunitarias.

En el plano mundial, se ha trabajado continuamente para movilizar el liderazgo político en los niveles más altos de gobierno nacional, regional y mundial. En los países, se ha logrado mucho. Hacia fines de 2001, casi todos los países latinoamericanos habían finalizado o estaban completando sus marcos estratégicos nacionales. En la mayoría de los casos, se elaboraron los planes con la participación de una amplia gama de interesados directos (incluidos diversos ministerios gubernamentales, la sociedad civil, asociaciones de personas que viven con VIH/SIDA, aliados bilaterales y multilaterales) y esos planes sirven ahora como punto común de referencia para la acción. El proceso de planificación estratégica nacional también provocó un claro desplazamiento de la percepción de la epidemia, desde un punto de vista exclusivamente sanitario a un criterio social y de desarrollo más amplio.

América Latina tiene excelentes elementos básicos para efectuar intervenciones eficientes con organismos bilaterales o multilaterales. Existen la infraestructura de recursos y los profesionales necesarios para poner en práctica una serie de intervenciones, evaluar su efecto y sostenerlas en el transcurso del tiempo. No obstante, la capacidad de respuesta se ha visto limitada por problemas políticos, técnicos y sociales. El reto futuro es abordar algunos de los problemas crónicos que afectan la respuesta nacional.

Los resultados de este estudio revelan muchos aspectos de la respuesta del sector de la salud a la epidemia de VIH que podrían ser mejorados y proporcionar soluciones prioritarias viables. El estudio muestra los beneficios resultantes de una respuesta amplia lograda mediante una participación más estrecha de la comunidad y los movimientos sociales que se ocupan del VIH/SIDA.

En relación con el sector de la salud, el estudio identificó varios problemas fundamentales.

Prevención

Problemas fundamentales

En la respuesta nacional, son insuficientes las intervenciones orientadas a grupos de alto riesgo, deficiencia que se agrava por una considerable carencia de información sobre la magnitud y las tendencias de la epidemia. Los grupos de alto riesgo incluyen a los HSH, TSC, UDI y otros grupos, como los presidiarios. Están difundidos los programas de educación para la salud y sexual para los adolescentes y los jóvenes, pero esos programas tal vez no contengan elementos orientados a desarrollar las habilidades para prevenir la infección por el VIH en esos grupos. Los grados de coordinación multisectorial en los países de la región son desiguales. Si bien hay estructuras para promover la coordinación multisectorial en casi todos los países, el grado de auténtica colaboración todavía es bajo y se carece de los recursos y la cobertura adecuada para la realización coordinada de las intervenciones. Al mismo tiempo, la coordinación entre las ONG y los gobiernos en intervenciones para grupos específicos es limitada. Es mucho más probable que las ONG tengan acceso a poblaciones marginales o a grupos que carecen de servicios de salud; sin embargo, los gobiernos y la mayoría de las ONG dedican gran parte de sus esfuerzos a grupos expuestos a un "riesgo variable" de contraer la infección (por ejemplo, la población general, los jóvenes y las mujeres). Es preciso asegurar una participación más amplia y continua de la sociedad civil porque esta puede ser la única forma de expandir la respuesta al SIDA en el futuro cercano.

¿Cómo abordarlos?

- Reforzando los enfoques que se concentran en la movilización social y en el fortalecimiento de las respuestas de la comunidad.
- Mejorando la coordinación intersectorial.
- Intensificando las intervenciones dirigidas a los grupos de alto riesgo, donde la infección por el VIH alcanza los niveles más altos.
- Promoviendo políticas vinculadas con el género que fortalezcan y desarrollen las relaciones equitativas.

Acceso a los servicios de salud y sociales

Problemas fundamentales

En América Latina, una cantidad considerable de personas infectadas con el VIH no tienen acceso a una atención de salud adecuada e integral. Las razones de esto son variadas e incluyen el acceso limitado a los servicios y los estándares de calidad inferiores. La capacitación médica insuficiente es una de las principales deficiencias que afectan la atención de salud, junto con la carencia de pautas apropiadas para el manejo clínico. Por último, el acceso a los nuevos tratamientos antirretrovirales se ve obstaculizado por su costo y por la infraestructura sanitaria.

Existen deficiencias generales, como la necesidad de fortalecer la infraestructura de recursos, en particular la red de laboratorios de diagnóstico del VIH, los laboratorios para determinar las concentraciones de CD4[1] y la carga viral,[2] así como la infraestructura necesaria para el diagnóstico y el seguimiento de infecciones concurrentes y otros procesos patológicos asociados con el VIH. Según los programas nacionales, es insuficiente la red de laboratorios, especialmente en Centroamérica y el Área Andina (si bien esta es una característica de toda América Latina). El acceso a los servicios es restringido por el pago exigido.

Un número considerable de personas no saben que están infectadas por el VIH. Las barreras que impiden una cobertura más amplia y tienen consecuencias para la oferta y la demanda de los servicios (como la discriminación y la confidencialidad), impiden a las personas acudir tempranamente a los servicios. También es preciso prestar más atención a las intervenciones orientadas a disminuir la transmisión del VIH de la madre al hijo en los centros de salud.

¿Cómo abordarlos?

- Mejorando los servicios de salud y sociales mediante la colaboración multisectorial.

---

[1] El recuento de *CD4* se refiere a una medición de linfocitos T "colaboradores", que ayudan a las células a producir anticuerpos. El número de linfocitos CD4 es una medición importante de la capacidad del sistema inmunitario del individuo.
[2] La determinación de la *carga viral* es una medición de la cantidad de partículas de VIH presentes en la sangre, que sirve para establecer hasta qué punto ha progresado la infección.

- Promoviendo la aplicación de las pruebas de detección del VIH, especialmente en las poblaciones de alto riesgo.
- Ofreciendo las pruebas de detección del VIH a todas las mujeres embarazadas.
- Fortaleciendo la infraestructura sanitaria y las redes de laboratorios.
- Capacitando a los médicos y los enfermeros en el manejo clínico y el tratamiento de la infección por el VIH y otras ITS.

Derechos humanos

Problemas fundamentales

La falta de información, la estigmatización, la homofobia y los prejuicios sociales concernientes a la orientación o los comportamientos sexuales impiden el acceso de pacientes a los servicios de prevención y atención clínica en América Latina. Esos son algunos de los obstáculos que afrontan las personas expuestas a un alto riesgo o infectadas cuando intentan recurrir a los servicios. También dificultan el acceso de quienes viven con VIH/SIDA (PVIHS), lo cual no permite un tratamiento justo y equitativo.

¿Cómo abordarlos?

- Luchando contra la ignorancia y promoviendo los derechos humanos.
- Preservando el derecho a la atención de salud, social y psicológica.
- Fomentando programas que aborden el problema de la escolaridad para los niños VIH positivos.
- Promoviendo el derecho a trabajar y la integración o reintegración en la fuerza laboral.
- Haciendo participar a las PVIHS en todas las estrategias de prevención y control de la epidemia.

Capacidad nacional: estructura y manejo

Problemas fundamentales

Los múltiples problemas de salud que afectan a América Latina y las reformas en el sector de la salud son algunas de las circunstancias que han impedido que la región responda en forma más articulada a la epidemia. La mayoría de los países tienen planes multisectoriales con la participación de múltiples aliados; no obstante, la capacidad técnica y política de los programas nacionales y los escasos recursos disponibles para el control del VIH/SIDA se han interpuesto con la funcionalidad y la capacidad reales para una respuesta en colaboración. Es esencial una participación más estrecha de la sociedad civil, las comunidades y las asociaciones de PVIHS en la respuesta al SIDA en toda la región.

Es preciso fortalecer los sistemas en América Latina con el fin de proporcionar datos oportunos y exactos para la adopción de decisiones. En toda la región, es escasa la disponibilidad de información sistematizada sobre la incidencia de casos nuevos de infección por el VIH y la cobertura de la vigilancia centinela (en especial entre los grupos más afectados). Los registros de casos de SIDA con la tradición y permanencia más antiguas revelan altos porcentajes de notificación incompleta en ciertas subregiones, en particular en Centroamérica. En la actualidad, esos sistemas no ofrecen un panorama claro de la magnitud y las tendencias de la epidemia, y tampoco capturan adecuadamente los signos tempranos de alarma dados por la propagación de la epidemia. Esos sistemas deben incluir un componente relacionado con el comportamiento.

¿Cómo abordarlos?

- Consolidando las respuestas multisectoriales a la epidemia y convirtiendo en realidad los planes estratégicos nacionales.
- Fortaleciendo los sistemas de vigilancia epidemiológica.

- Estableciendo pautas para las intervenciones de prevención y consolidando las actividades que han sido más eficientes en función del costo.

- Revisando las políticas de la seguridad de la sangre con el fin de lograr la aplicación universal de pruebas de detección del VIH en la sangre donada y aceptar solo donaciones voluntarias, altruistas, no remuneradas.

- Aumentando continuamente la capacidad de los recursos humanos.

- Incrementando los recursos disponibles.

- Superando factores culturales, sociales y religiosos que obstaculizan las propuestas técnicas adecuadas o las decisiones gubernamentales.

- Fomentando y apoyando las redes de ONG.

- Aumentando la sinergia y la coordinación entre los diferentes actores en la Región.

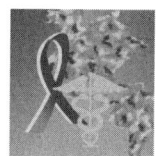

Abreviaturas y siglas

ARV	Antirretrovirales
BIRF	Banco Internacional de Reconstrucción y Fomento
CDC	Centros para el Control y la Prevención de Enfermedades (EUA)
EIF	Ensayo de inmunofluorescencia
HSH	Hombres que tienen relaciones sexuales con otros hombres
INH	Isoniazida
ITS	Infecciones de transmisión sexual
MS	Ministerio de Salud
OMS	Organización Mundial de la Salud
ONG	Organizaciones no gubernamentales
ONUSIDA	Programa Conjunto de las Naciones Unidas sobre el VIH/SIDA
OPS	Organización Panamericana de la Salud
PVIHS	Personas que viven con VIH/SIDA
SIDA	Síndrome de inmunodeficiencia adquirida
TARGA	Terapia antirretroviral de gran actividad
TSC	Trabajadores del sexo comercial
UDI	Usuarios de drogas inyectables
VIH	Virus de la inmunodeficiencia humana
WB	Prueba de inmunoelectrotransferencia (Western blot)

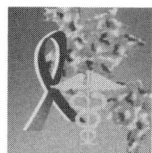

CAPÍTULO 1

Panorama epidemiológico y repercusiones económicas

Resumen

Se carece de cifras exactas acerca del número de personas que viven con VIH/SIDA (PVIHS) en América Latina. Los casos no diagnosticados y la notificación incompleta contribuyen a que las estadísticas concernientes al VIH/SIDA sean inexactas. La mejor estimación del Programa Conjunto de las Naciones Unidas sobre el VIH/SIDA (ONUSIDA), la Organización Panamericana de la Salud (OPS) y la Organización Mundial de la Salud (OMS) acerca del número de personas que vivían con VIH/SIDA en América Latina a fines de 2001 fue de 1,4 millones, o aproximadamente 0,50% de toda la población latinoamericana. En América Latina, 130 000 adultos y niños contrajeron la infección por el VIH en 2001 y hubo 80 000 defunciones provocadas por la enfermedad. La OMS informó que, en 1999, el VIH ocupó el segundo lugar como causa de años de vida ajustados en función de la discapacidad en el mundo.

En su mayor parte, la epidemia de VIH/SIDA en América Latina se concentra en grupos específicos de alto riesgo. Si bien en América Latina la epidemia todavía afecta mayormente a los varones, la llamada feminización de la epidemia se manifiesta en la decreciente razón hombre-mujer entre los pacientes con SIDA. El uso de drogas inyectables es una importante vía de transmisión del VIH en partes de América del Sur, en especial en los países del Cono Sur, el Brasil y Colombia. Los trabajadores del sexo comercial (TSC) también están expuestos a un alto riesgo de adquirir y transmitir el VIH, y los hombres que tienen relaciones sexuales con otros hombres (HSH) generan una proporción considerable de la transmisión del VIH. Los pacientes con infecciones de transmisión sexual (ITS) constituyen otro grupo de alto riesgo, pero la incidencia no está bien documentada en muchos países.

En México, la epidemia todavía se concentra principalmente en los HSH. El SIDA es la tercera causa más frecuente de muerte en los varones y la sexta en las mujeres de 25 a 44 años de edad. Por otra parte, la transmisión del VIH en Centroamérica se produce en una abrumadora mayoría de los casos como resultado de relaciones heterosexuales, lo cual hace a esta subregión más similar al Caribe que a América del Sur o México. La situación en esta subregión es grave y se espera que empeore, ya que se observan infecciones nuevas en la población más joven y los casos aumentan especialmente en las mujeres.

La epidemia de VIH/SIDA es muy heterogénea en el Brasil, donde se ha detectado el VIH en todos los grupos de la población. La cantidad de PVIHS está creciendo a causa de la amplia cobertura de los tratamientos antirretrovirales. Se estimó que, a fines de 1999, el número de PVIHS en el Brasil era de 540 000.

El Área Andina muestra signos de una prevalencia elevada de comportamientos sexuales de riesgo, ya que esta región tiene la incidencia estimada más alta de casos de ITS (15%) en toda América Latina. Más del 40% de los casos notificados de SIDA se atribuyen a las relaciones sexuales entre hombres y un porcentaje casi igual, a las relaciones heterosexuales. El subregistro de casos de VIH/SIDA probablemente sea considerable en esta subregión, donde son escasos los recursos y débiles los sistemas de vigilancia.

En el Cono Sur, la Argentina tiene la prevalencia más alta de infección por el VIH en América del Sur, uno de los porcentajes más elevados de niños infectados y las infecciones por el VIH van en aumento. Entre los casos notificados de SIDA, el uso de drogas inyectables desempeña la función más importante, seguido de cerca por las relaciones sexuales entre hombres. Si bien probablemente exista un alto grado de subregistro, como en las otras regiones, el Cono Sur tiene el porcentaje más bajo de toda la región de casos con un modo de transmisión no conocido o no clasificado.

Existen considerables problemas sociales y sanitarios adicionales causados por el VIH/SIDA. Por ejemplo, la tuberculosis (TB) es un problema importante en América Latina, que ha sido exacerbado por la epidemia de VIH. Se piensa que entre 30% y 50% de los adultos latinoamericanos padecen TB latente, que a menudo aprovecha la oportunidad de la disminución de la resistencia inmunitaria para manifestarse. La epidemia de VIH/SIDA también ha tenido un fuerte impacto macroeconómico a causa de los elevados costos del tratamiento y las vidas perdidas, que desvían los recursos de las inversiones productivas.

Cuantificación de la epidemia

Existen amplias variaciones en cuanto a la disponibilidad y confiabilidad de las pruebas de detección del VIH, la identificación de las personas cuya infección ha avanzado para convertirse en SIDA, el grado de cabalidad y puntualidad de la notificación de casos y la vigilancia epidemiológica en toda la región (véase el capítulo 2). Muchas infecciones por el VIH y muchos casos de SIDA identificados no se comunican a los ministerios de salud a causa de la ineficiencia o la falta de recursos. Además del problema de la notificación incompleta, la mayoría de las PVIHS no han sido sometidas a pruebas y no saben que están infectadas. Algunas evitan someterse a las pruebas por temor al estigma, mientras que otras encuentran barreras para su realización, como el costo elevado, la falta de disponibilidad de las pruebas a nivel local u obstáculos burocráticos (Díez *et. al.* 2000) Algunos individuos simplemente no se dan cuenta de que están en riesgo o no quieren reconocerlo. Se carece de datos concernientes a la magnitud de los casos no diagnosticados, pero estos existen en diversos grados en todos los países.

Los casos no diagnosticados y la notificación incompleta hacen difícil interpretar las estadísticas sobre el VIH/SIDA. Las estadísticas comunicadas por los ministerios de salud y OPS/ONUSIDA/OMS se basan en los informes sobre casos *notificados* y subestiman considerablemente la cantidad real de casos. La interpretación de las estadísticas y las comparaciones entre los países pueden inducir a errores porque varía la cabalidad de la notificación y hay diferencias en las prácticas y protocolos de notificación con el paso del tiempo y en los países. En algunos países se informan al ministerio de salud las personas infectadas con el VIH pero sin síntomas de enfermedad y las personas cuya enfermedad ha avanzado para convertirse en SIDA, mientras que en otros solo se notifican los casos de personas que han avanzado al SIDA. Además, la definición del SIDA puede variar según los países y aun dentro de un mismo país. Algunos países tienen sistemas bien desarrollados de vigilancia epidemiológica y pueden captar la dinámica de la epidemia sometiendo activamente a pruebas a poblaciones centinela, por ejemplo, a las mujeres embarazadas en las visitas para atención prenatal o a grupos de alto riesgo como los TSC, mientras que otros países con menos recursos se basan en informes que se filtran desde las oficinas locales.

En muchos países de América Latina hay datos que provienen de estudios de investigación efectuados por instituciones gubernamentales, no gubernamentales o académicas. Si bien estos estudios tal vez sean válidos para las poblaciones en las que se han realizado las investigaciones, puede ser problemático aplicar los resultados a la población general. Cuando se realizan esos estudios en zonas urbanas y en grupos de alto riesgo de contraer la infección por el VIH, es probable que se sobrestime la cantidad real de casos.

Dadas las dificultades de cuantificar la epidemia de VIH/SIDA a partir de estos datos, la OPS, el ONUSIDA y la OMS han trabajado para estimar el número de personas que viven con VIH/SIDA en América Latina (*HIV and Aids in the Americas* 2001). Estas estimaciones de la prevalencia del VIH y el SIDA por país son valores equidistantes de los valores extremos obtenidos con proyecciones que incorporan suposiciones acerca de la incidencia y el avance de la infección por el VIH. Si bien estas estimaciones no son necesariamente exactas en un sentido absoluto (tienden a sobrestimar la prevalencia real), combinadas con la clasificación del estado de la epidemia proporcionan la mejor medición relativa de la epidemia de VIH/SIDA en cada país. La incertidumbre inherente en las cifras comunicadas aquí no invalida esas cifras. La epidemia de VIH/SIDA evoluciona constantemente y no puede ser cuantificada en términos precisos y estáticos.

El ONUSIDA, la OMS y la OPS han elaborado pautas para caracterizar el estado de la epidemia (UNAIDS 2000n) y han publicado estimaciones de la prevalencia del VIH por país (UNAIDS 2000k)[1]. Las pautas clasifican las epidemias como de escaso grado, concentradas o generalizadas, sobre la base de la prevalencia del VIH en las mujeres embarazadas y en subgrupos de población de alto riesgo, como los usuarios de drogas inyectables (UDI), los HSH y los TSC.

El propósito de este capítulo es describir, dentro de los límites de los datos disponibles para este estudio, el estado actual de la epidemia de VIH/SIDA, los grupos particulares afectados y la adopción de medidas de prevención y tratamiento en 17 países latinoamericanos, la región de América Latina en general y las subregiones de Centroamérica, el Área Andina y el Cono Sur. Este capítulo y las hojas informativas por país que se presentan en el Apéndice 1 se basan mucho en estimaciones generadas por la OPS, el ONUSIDA y la OMS, y en otros documentos de ONUSIDA, los planes estratégicos y evaluaciones de los ministerios de salud, informes publicados en revistas médicas, resúmenes de conferencias y los resultados de una encuesta del Banco Mundial realizada por profesionales clave en cada país. Las cifras mencionadas en este informe deben ser tomadas como indicadores relativos de la magnitud y la severidad de una epidemia dinámica.

El VIH/SIDA en América Latina

La mejor estimación de la OPS, el ONUSIDA y la OMS acerca del número de personas que vivían con VIH/SIDA en América Latina a fines de 2001 fue de 1,4 millones, o aproximadamente 0,50% de la población latinoamericana (PAHO 2001a). En 2001 se infectaron con el VIH 130 000 adultos y niños y hubo 80 000 defunciones por la enfermedad. La OMS informa que el VIH fue la segunda causa principal de años de vida ajustados en función de la discapacidad (AVAD) en el mundo en 1999 (Michaud, Murray y Bloom 2001). Una estimación efectuada en 1990 de la carga de VIH/SIDA en América Latina y el Caribe estableció un total de AVAD de 233 000 en los hombres y de 850 000 en las mujeres (Murray y López 1998). El cuadro 1.1 presenta las estadísticas relacionadas con el VIH/SIDA para 1999, por país. La epidemia de VIH/SIDA en América Latina

Cuadro 1.1. Prevalencia del VIH, incidencia del SIDA y mortalidad por SIDA, por país, 1999

PAÍS	PREVALENCIA ESTIMADA DEL VIH EN EL GRUPO DE 15 A 49 AÑOS DE EDAD (%)	CASOS DE SIDA NOTIFICADOS	INCIDENCIA DE CASOS DE SIDA POR MILLÓN DE HABITANTES	DEFUNCIONES POR SIDA ESTIMADAS	MORTALIDAD POR SIDA ESTIMADA POR MILLÓN DE HABITANTES
México	0,3	4 372	42	4 204	48
Guatemala	1,4	730	66	3 600	325
El Salvador	0,6	425	69	1 300	211
Honduras	1,9	1 136	180	4 200	665
Nicaragua	0,2	36	8	360	73
Costa Rica	0,5	215	58	750	191
Panamá	1,5	534	190	1 200	427
Brasil	0,6	18 288	109	18 000	107
Venezuela	0,5	—	—	2 000	84
Colombia	0,3	547[a]	13	1 473	35
Ecuador	0,3	325	26	1 400	113
Perú	0,4	1 009	40	4 100	163
Bolivia	0,1	21	3[b]	380	47
Argentina	0,7	1 401	38	1 800	49
Paraguay	0,1	49	9	220	41
Uruguay	0,4	172	53	150	45
Chile	0,2	518	34	1 000	67
Total	0,5	29 325	62	46 860	99

— No disponible.
Nota: La prevalencia es el porcentaje de personas infectadas dentro de toda la población en riesgo y la incidencia es la tasa de casos nuevos en una determinada población, en un período definido.
a. Esta cifra equivale a aproximadamente la mitad de la comunicada en años anteriores.
b. Esta cifra es 6, según el informe del país.
Fuente: UNAIDS 2000k, PAHO 2001k y datos originales de la encuesta.

se concentra principalmente en grupos específicos de alto riesgo. Son excepciones Honduras y el sudeste del Brasil, donde la epidemia ha llegado a la población en general.[1] Las relaciones heterosexuales son el principal modo de transmisión en Centroamérica, mientras que en América del Sur predominan como modo de transmisión las relaciones sexuales entre hombres y el uso de drogas inyectables desempeña una función importante en el Cono Sur. El número de hombres que vive con SIDA supera a la cantidad de mujeres afectadas por la infección en todos los países, pero se está cerrando la brecha entre ambos sexos.

La llamada feminización de la epidemia se manifiesta en la decreciente razón hombre-mujer entre las personas con SIDA y las tasas crecientes de infección por el VIH en las mujeres embarazadas y los niños. El número cada vez mayor de casos de SIDA e infección por el VIH identificados entre las mujeres de 20 a 29 años de edad indica que las adolescentes están expuestas a un alto riesgo. La mayoría de los muchachos y las niñas informan que han tenido sus primeras relaciones sexuales antes de los 20 años o, en algunos casos, antes de los 13 años. Los muchachos corren un riesgo menor de infección con esta actividad sexual temprana porque tienden a tener compañeras sexuales de su misma edad, que es menos probable que estén infectadas con el VIH. Informes alentadores indican que es cada vez mayor la probabilidad de que los jóvenes de algunos países de la región hayan usado un condón durante su primera relación sexual (*HIV and AIDS in the Americas* 2001). Sin embargo, casi la mitad de las muchachas y una cuarta parte de los varones en una muestra de 600 adolescentes y adultos jóvenes en Lima informaron que habían sido forzados a tener relaciones sexuales. Aquellos que habían sido forzados en su primera relación sexual tenían más probabilidades de contraer una infección de transmisión sexual (ITS) y habían sido más jóvenes en el momento de su iniciación sexual (Cáceres, Vanoss, Marín y Sid Hudes 2000).

Un subgrupo de jóvenes particularmente vulnerables a la infección por el VIH son los niños de la calle (Inciardi y Surratt 1998). Se estima que 40 millones de niños, en su mayoría varones, viven en las calles de América Latina; tanto los muchachos como las niñas con frecuencia sobreviven mediante el trabajo sexual y es elevado el consumo de drogas en este grupo de población. No tienen acceso o no utilizan los servicios de salud ordinarios, se concentran en la supervivencia a corto plazo, y los peligros del VIH/SIDA les parecen remotos y abstractos. A menudo son perseguidos por grupos de vigilancia ciudadana, pandillas y la policía (Inciardi y Surratt 1998). Los proyectos que han logrado la reducción de comportamientos de riesgo entre los niños de la calle exigen esfuerzos intensos durante mucho tiempo para alcanzar los resultados (Adams 2000) y se requiere una gran labor adicional en esta área.

El uso de drogas inyectables, en particular la cocaína, es una importante vía de transmisión del VIH en partes de América del Sur, especialmente en el Cono Sur, el Brasil y Colombia. Es limitado el acceso a agujas y jeringas limpias y a menudo se comparten los instrumentos usados para inyectar drogas. Además del riesgo de transmisión del VIH asociado con el consumo de drogas inyectables, los UDI pueden ofrecer relaciones sexuales a cambio de drogas o dinero, lo cual los expone al riesgo de contraer el VIH por vía sexual.

Los TSC también están expuestos a un alto riesgo de contraer y transmitir el VIH. Sus clientes con frecuencia no usan condones y los trabajadores sexuales no suelen insistir para que los empleen, ya sea porque subestiman el riesgo de infección, no tienen acceso a los condones o pueden ganar más dinero ofreciendo relaciones sexuales sin protección (Celantono et. al. 2000; Grande 2000). En algunos países se exige a los trabajadores sexuales registrarse y someterse periódicamente a pruebas para detectar el VIH. No obstante, esta no es una estrategia eficaz de prevención ya que tiende a inducir a los trabajadores sexuales a exponerse a un mayor riesgo en forma clandestina; es preciso realizar estudios centinela, poner en práctica la vigilancia de las ITS y efectuar estudios acerca del uso del condón para esclarecer la situación de este grupo marginado (Ecuador 2000). Los clientes de los TSC actúan como un puente entre los grupos de alto riesgo y la población general. Esto se aplica en particular a los hombres que tienen relaciones sexuales con trabajadores masculinos del sexo comercial y están casados o mantienen relaciones íntimas con mujeres.

El comportamiento homosexual es frecuente en América Latina y origina una cantidad sustancial de transmisión del VIH. Los países donde se ha concentrado el VIH/SIDA principalmente entre los HSH son México, Costa Rica y muchos de los países sudamericanos. El sexo anal entre hombres y mujeres también es común en América Latina, pero rara vez se mencionan específicamente las relaciones heterosexuales anales como un comportamiento que implica un alto riesgo de transmisión del VIH. Muchas personas no saben que se puede transmitir el VIH en esta forma y los informes acerca del uso de condones durante las relaciones heterosexuales anales señalan sistemáticamente cifras de uso más bajas que durante las relaciones sexuales vaginales (Halperin 1998, 1999).

En algunos países se documentan tasas elevadas de ITS y en otros se sospecha que existen esas tasas elevadas. La incidencia anual estimada de ITS entre individuos de 15 a 49 años de edad en América Latina es de alrededor de 13% (PAHO 2001b). El cuadro 1.2 presenta las estadísticas relacionadas con las ITS, por país o subregión. La persona que sufre una ITS está expuesta a un mayor riesgo de infección por el VIH, bien por su comportamiento sexual bien desde el punto de vista biológico. Como el VIH es un virus de transmisión sexual, las prácticas sexuales arriesgadas que causaron una ITS podrían permitir la infección por el VIH y la ITS en sí podría provocar cambios en el tracto urogenital que faciliten el ingreso del VIH en las células.

La tuberculosis (TB) es un problema importante en América Latina y la epidemia de VIH lo ha exacerbado. Se piensa que entre 30% y 50% de los adultos en América Latina tienen TB latente (Zacarías *et. al.* 1994), que a menudo aprovecha la oportunidad de la menor capacidad inmunitaria para reavivarse. Entre 3% y 5% de todos los casos de TB activa en América Latina se atribuyen a la infección por el VIH y se piensa que 20% de las PVIHS tienen TB activa (Zacarías *et. al.* 1994). En consecuencia, es crucial realizar más actividades de detección, prevención y tratamiento (*HIV and AIDS in the Americas* 2001; Zacarías *et. al.* 1994).

Los medicamentos pueden reducir los efectos de infecciones oportunistas en las PVIHS. Medicamentos de precio asequible y fácil obtención, como los antibióticos, pueden prevenir la infección por

Cuadro 1.2. Incidencia de las infecciones de transmisión sexual curables, prevalencia del VIH/SIDA e incidencia del SIDA, por país o subregión, 1997 y 1999

INDICADOR	MÉXICO	CENTROAMÉRICA	BRASIL	ÁREA ANDINA	CONO SUR
Número estimado de casos curables de ITS, 1997	6 948 000	2 248 000	12 239 000	8 895 000	3 834 000
Sífilis	538 000	173 000	948 000	795 000	165 000
Gonorrea	1 399 000	435 000	2 465 000	1 487 000	800 000
Clamidiasis	1 681 000	550 000	2 961 000	2 212 000	962 000
Incidencia estimada en el grupo de 15 a 49 años de edad, 1997 (por 1000)	134	130	131	152	126
Número estimado de personas que vivían con VIH/SIDA, 1999	150 000	196 900	540 000	204 200	154 000
Prevalencia estimada del VIH/SIDA en el grupo de 15 a 49 años de edad	0,3%	1,1%	0,6%	0,3%	0,5%
Casos nuevos de SIDA notificados, 1999	4 372	3 166	18 288	1 727	2 140
Incidencia de casos de SIDA notificados en el grupo de 15 a 49 años de edad, 1999 (por millón)	84	183	195	30	70

Nota: ITS = infecciones de transmisión sexual.
Fuente: PAHO 2001a.

microorganismos patógenos comunes. El Perú informa que el suministro de esos fármacos ha reducido considerablemente la morbilidad y la mortalidad por infecciones oportunistas (Perú 2001). El tratamiento antirretroviral, que inhibe directamente la proliferación del VIH, puede fortalecer el sistema inmunitario, prolongar la vida y mejorar mucho la calidad de la vida. Además de la TB y las infecciones oportunistas que son frecuentes en las PVIHS en los países desarrollados, también son un problema serio las enfermedades tropicales causadas por parásitos endémicos en la región (Cahn *et. al.* 2000).

Varios países latinoamericanos, en particular el Brasil, han comenzado a proporcionar medicamentos antirretrovirales a las PVIHS sin costo para los pacientes y sin reducir las actividades de prevención. Sin embargo, los resultados preliminares de un estudio patrocinado por la Iniciativa Regional sobre el SIDA para América Latina y el Caribe indican que la mayoría de los presupuestos destinados a combatir el VIH/SIDA en América Latina están destinados a servicios curativos y descuidan las actividades de prevención (Izazola-Licea *et. al.* 1998). El tratamiento antirretroviral representa la mayor parte de esos gastos, a pesar de que actualmente llega a solo una fracción de la población que lo necesita. En lugar de desviar fondos de la prevención, se deberían asignar fondos adicionales para el tratamiento. Si se administra el régimen adecuado de tratamiento antirretroviral según el esquema apropiado, se pueden reducir las concentraciones de VIH en la sangre de la persona infectada a tal punto que sea menos probable que transmita el virus, aun durante las relaciones sexuales sin protección. Además, podrían ser considerables los beneficios potenciales en cuanto a la disminución de la morbilidad y la mortalidad, una mayor productividad económica y la procreación de hijos.

México

En México, la tendencia de la incidencia del SIDA recientemente se ha estabilizado en parte, con un desplazamiento de las poblaciones afectadas hacia los UDI y las mujeres. Sin embargo, la epidemia todavía se concentra en gran medida en los HSH (figura 1.1). Entre

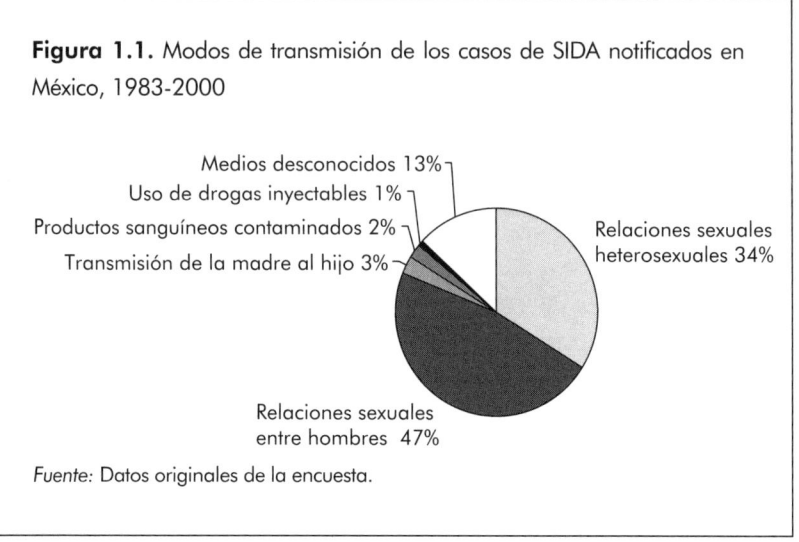

Figura 1.1. Modos de transmisión de los casos de SIDA notificados en México, 1983-2000

- Medios desconocidos 13%
- Uso de drogas inyectables 1%
- Productos sanguíneos contaminados 2%
- Transmisión de la madre al hijo 3%
- Relaciones sexuales heterosexuales 34%
- Relaciones sexuales entre hombres 47%

Fuente: Datos originales de la encuesta.

las personas de 25 a 44 años de edad, el SIDA es la tercera causa más frecuente de muerte en los varones y la séptima en las mujeres (*HIV and AIDS in the Americas* 2001).

Un estudio de más de 7500 HSH efectuado entre 1991 y 1997 encontró que más de 15% de los sujetos dieron resultados positivos para el VIH (*HIV and AIDS in the Americas* 2001; UNAIDS 2000p). Ochenta y cinco por ciento de los mexicanos varones bisexuales nunca usaban condones durante las relaciones sexuales anales con sus compañeras y 69% nunca los usaban durante el sexo vaginal.

En 1994, 0,6% de las mujeres embarazadas tuvieron resultados positivos con respecto al VIH (UNAIDS 2000p), pero un estudio realizado entre 1996 y 1998 encontró solo 0,09% de mujeres embarazadas infectadas (*HIV and AIDS in the Americas* 2001). Es difícil establecer si esto representa una disminución real. Inicialmente, las mujeres se infectaban con más frecuencia por el empleo de productos sanguíneos contaminados,[2] pero este modo de transmisión ha disminuido y está aumentando la transmisión sexual (Volkow *et. al.* 1998; del Rio Zolezzi *et. al.* 1995). Si bien se informa que se somete a pruebas el 100% de la sangre donada, se ha atribuido 7% de los casos notificados de SIDA a la transmisión del VIH por conducto de sangre o productos sanguíneos contaminados (Sepúlveda Amor *et. al.* 1995). En el recuadro 1.1 se consideran temas relacionados con la seguridad de la sangre en América Latina.

Junto con la feminización común a muchos países latinoamericanos, en México hay un fenómeno de "ruralización" de la epidemia. La epidemia crece con rapidez en las poblaciones rurales que viven en condiciones precarias. Los trabajadores agrícolas migratorios que contraen el VIH en los Estados Unidos pueden infectar a sus compañeras cuando regresan a sus comunidades de origen (Organista *et. al.* 1997). A mediados de 1994, 25% de los casos rurales de SIDA tenían antecedentes de emigración temporal a los Estados Unidos, en contraste con 6% de los casos urbanos (Magis-Rodríguez *et. al.* 1995). Solo 14% de los casos de SIDA en las zonas urbanas corresponden a mujeres, pero, en las zonas rurales, las mujeres constituyen 21% de los casos (Magis-Rodríguez *et. al.* 1995).

Los estudios de mujeres TSC han señalado una prevalencia baja del VIH, inferior o equivalente a 1,0% (Sepúlveda Amor *et. al.* 1995; Uribe Zúñiga *et. al.* 1995), mientras que un estudio de hombres TSC encontró que 4,4% de ellos estaban infectados y varios estudios realizados por el programa nacional entre 1988 y 1997 informaron una prevalencia de 12,0% entre los TSC varones. En otro estudio se encontró una disparidad mayor en la prevalencia del VIH en hombres y mujeres trabajadores del sexo comercial: 12% de 104 hombres y 0,35% de 2340 mujeres dieron resultados positivos con respecto al VIH (Loo Méndez, Hernández Tepichini y Terán Toledo 2000). Las tasas de sífilis fueron similares entre ambos grupos, lo cual indica que compartían factores de riesgo relacionados con el comportamiento. Las tasas elevadas de sífilis y otras ITS en las mujeres trabajadoras sexuales indican tasas bajas de uso del condón y un gran potencial de propagación del VIH entre estas trabajadoras y sus clientes (*HIV and AIDS in the Americas* 2001). El uso del condón entre las TSC mexicanas se asocia con una mayor educación, más experiencia en el trabajo sexual y menor edad (Loo Méndez, Hernández Tepichini y Terán Toledo 2000).

Recuadro 1.1. Seguridad de la sangre

Una de las medidas fundamentales en la prevención del VIH es garantizar un suministro de sangre y productos sanguíneos seguros para uso médico. En un informe de la OPS, se subraya la importancia de la calidad de los donantes como uno de los primeros pasos para lograr la seguridad de la sangre (PAHO 2000b). En comparación con los donantes remunerados, es menos probable que los donantes voluntarios que no reciben un pago estén infectados por agentes patógenos transmitidos por la sangre, incluido el VIH. No obstante, las donaciones de voluntarios no remunerados son raras en América Latina. En cambio, la sangre se obtiene de un amigo o un miembro de la familia del paciente que "repone" la sangre administrada al paciente en el hospital, o mediante donantes remunerados.

Los gobiernos latinoamericanos han reconocido que prefieren indudablemente las donaciones voluntarias no remuneradas, pero la administración de los servicios de bancos de sangre se ha quedado atrás en este reconocimiento. La mayoría de los países latinoamericanos tienen entre 30 y 300 bancos de sangre, excepto el Brasil (1928 bancos), México (597) y la Argentina (551) (PAHO 2000b). Los bancos de sangre no dependen de una administración central y la calidad de sus servicios tal vez varíe mucho, aun dentro de un mismo país. Algunos son administrados por el gobierno, otros por la Cruz Roja u otras organizaciones no gubernamentales (ONG) y otros, por empresas privadas.

Los países han reconocido la necesidad de abordar el problema de la seguridad de la sangre creando políticas públicas coherentes a nivel nacional. En 1999, la OPS estimó que 99% de toda la sangre donada era sometida a pruebas para detectar el VIH. Esto equivale a aproximadamente 50 000 unidades de sangre no sometidas a pruebas al año (PAHO 2000b). Un estudio de 12 países latinoamericanos efectuado a comienzos de los años noventa informó que 100% de la sangre donada era sometida a pruebas para detectar el VIH en nueve países, lo cual hacía que la probabilidad de que el VIH fuera transmitido en una transfusión equivaliera casi a cero en esos países (Schmunis *et. al.* 1998). En Colombia, 98,8% de la sangre donada era investigada y se estimó que la probabilidad de la transmisión del VIH mediante una transfusión era de 0,3 por 10 000. En el Ecuador, 89,5% de la sangre donada era sometida a pruebas para detectar el VIH, con una probabilidad de la transmisión del virus mediante una transfusión equivalente a 1 por 10 000, mientras que en Bolivia, solo 36,2% de la sangre donada era examinada y la probabilidad de la transmisión de la infección por el VIH mediante una transfusión era de 0,6 por 10 000. Bolivia continúa informando que solo alrededor de 40% de la sangre donada se examina para detectar el VIH (Schmunis *et. al.* 1998).

En el sur del Brasil, el riesgo de la transmisión del VIH por una transfusión disminuyó de 1 por 5000 en 1991-1994 a 1 por 48 777 en 1997-1999 (Kupek 2001). Sin embargo, a pesar de que se ha reducido a casi una décima parte, el riesgo sigue siendo 10 veces más alto que en los países desarrollados. Aún resta mucho por hacer para garantizar el suministro de sangre segura en América Latina.

Un estudio de adolescentes que ingresaban a la escuela secundaria y a la universidad encontró que, entre los que eran sexualmente activos, 42% de los varones y 36% de las mujeres habían usado condones en su primera relación sexual. Estos estudiantes tuvieron en su primera relación una edad mayor que la informada por otros adolescentes de la ciudad de México (*HIV and AIDS in the Americas* 2001). Un estudio en esta ciudad reveló que era limitado el acceso a los condones en las clínicas de salud y que los trabajadores sanitarios no promovían el uso del condón para prevenir el VIH y las ITS, salvo como contraceptivos (Ortiz-Mondragen *et. al.*).

El uso de drogas inyectables casi con seguridad desempeña una función más importante que la reflejada en los informes oficiales, si bien en la población de usuarios, las relaciones sexuales entre hombres se vinculan con un riesgo más elevado que el que implica el uso de drogas inyectables por sí solo (PAHO 2000a). Entre los UDI varones, era tres veces más probable que fueran VIH positivos aquellos que señalaron que habían tenido relaciones sexuales con otros hombres que los que informaron que solo habían tenido relaciones sexuales con mujeres (Organista *et. al.* 1997). Entre los UDI de 16 ciudades mexicanas, hasta 6% de los varones y 2% de las mujeres estaban infectados por el VIH y 70% de los UDI compartían instrumentos (UNAIDS 2000u).

A comienzos de los años noventa, hasta 2% de los pacientes con TB de 17 estados eran VIH positivos (Zwarenstein 2001). Las tasas elevadas de infección TB latente en algunas partes de México indican que el número de infecciones TB activas se disparará cuando el VIH llegue a esos pacientes (García-García *et. al.* 2000). Un estudio efectuado en una comunidad suburbana al sur de México encontró que casi una cuarta parte de los casos de TB eran resistentes a los fármacos y que, entre las personas con TB, era 31 veces más probable que murieran las que estaban infectadas con el VIH (García-García *et. al.* 2000).

Centroamérica

La transmisión del VIH en Centroamérica es, en una abrumadora mayoría de los casos, resultado de las relaciones heterosexuales, lo cual hace a esta subregión más similar a los países del Caribe que a América del Sur o México (recuadro 1.2). La excepción es Costa Rica, donde las relaciones sexuales entre hombres son el principal modo de transmisión (figura 1.2). Los tres países con la prevalencia informada más elevada de VIH en América Latina (Honduras, Panamá y Guatemala) están en Centroamérica. La situación en esta subregión es sombría y resulta inadecuada la capacidad de los servicios nacionales de salud para afrontarla. Costa Rica es la excepción notable, como se examinará más adelante. En la mayoría de los países centroamericanos, como en el resto de América Latina, la asistencia a los casos de VIH/SIDA está restringida principalmente a las ciudades capitales y unas cuantas zonas urbanas importantes y compite por los escasos recursos con otras urgentes necesidades de salud.

Recuadro 1.2. Distribución por sexo de los casos de SIDA notificados

La epidemia de VIH/SIDA en América Latina se inició básicamente en hombres que tenían relaciones sexuales con otros hombres (HSH) y, en los primeros años, los casos de SIDA notificados eran abrumadoramente masculinos. Sin embargo, hay una tendencia general en América Latina hacia la "feminización" de la epidemia de VIH/SIDA, a medida que más mujeres se infectan, se someten a pruebas y se comunican como casos de SIDA. Si bien es probable que no se diagnostiquen y no se comuniquen todos los casos de SIDA y los casos de SIDA sintomáticos informados están retrasados hasta en 10 años con respecto a las infecciones asintomáticas por el VIH, las modificaciones de la razón entre casos masculinos y femeninos de SIDA con el paso del tiempo dan un indicio del curso de la epidemia.

El cuadro 1.3 muestra la razón entre los casos masculinos de SIDA notificados y los casos de SIDA en mujeres en cada uno de los países latinoamericanos en 1994 y 2000 (o 1999, cuando no se dispuso de datos para 2000). Es notable que, en todos los países donde se contó con información, excepto en Chile, se está acortando la diferencia entre los casos masculinos y femeninos de SIDA notificados. (De hecho, la razón actual hombre-mujer en Chile probablemente fluctúe entre 6 y 8, sobre la base de los datos de años anteriores; en el momento en que se estimó la razón correspondiente a 1999, solo se había notificado aproximadamente un tercio de los totales de los años anteriores).

En Centroamérica, donde la transmisión de la epidemia es predominantemente heterosexual, las razones hombre-mujer para 2000 son bajas, y se acercan a 1:1 en el caso de Honduras. La excepción es Costa Rica, donde, como en México, el principal modo de transmisión de la epidemia son las relaciones sexuales entre hombres.

En el Área Andina y el Cono Sur, si bien las razones han bajado, todavía hay una razón hombre-mujer más alta que en Centroamérica. Esto refleja la mayor importancia de las relaciones sexuales entre hombres en la epidemia de VIH/SIDA en América del Sur y también una posible tendencia entre los hombres a usar más drogas inyectables.

(Continúa en la página siguiente)

Recuadro 1.2. (continuación)

Cuadro 1.3. Razón entre casos masculinos y casos femeninos de SIDA notificados, 1994 y 2000

PAÍS	1994	2000
México	6,4	5,6
Centroamérica	2,3	1,8
Guatemala	2,4	1,9
El Salvador	2,8	2,4[a]
Honduras	1,7	1,2
Nicaragua	11,7	1,8
Costa Rica	8,6	4,1
Panamá	3,3	2,2
Brasil	3,3	1,9
Región Andina	6,5	3,2
Venezuela	7,1	—
Ecuador	4,3	4,2
Colombia	11,7	5,3
Perú	4,6	2,7
Bolivia	3,5	—
Cono Sur	4,1	4,1
Argentina	3,8	3,0
Paraguay	5,8	2,6[a]
Uruguay	3,4	2,9[a]
Chile	9,6	10,9[b]

— No disponible.
a. datos de 1999.
b. 5,82 en 1999.
Fuente: Datos de diciembre de 2000, tomados de PAHO 2001a.

Los factores culturales sin duda desempeñan una función en la feminización de la epidemia de VIH/SIDA en América Latina. Por ejemplo, las mujeres no tienen relativamente capacidad de decisión para negociar si tendrán relaciones sexuales y cuándo y cómo lo harán y, por consiguiente, son más vulnerables a la infección por prácticas sexuales arriesgadas involuntarias. En comparación con las mujeres, es más probable que los hombres tengan múltiples compañeros de ambos sexos y, si resultan infectados, transmitan el VIH a numerosas compañeras íntimas. En general, las mujeres son también menos educadas que los hombres y pueden tener menos acceso a información sobre el SIDA y a los mensajes de prevención. Las adolescentes corren un riesgo especialmente alto porque, en comparación con sus coetáneos varones, es más probable que se involucren con compañeros íntimos de más edad que pueden transmitirles el VIH. El equilibrio de poder en esas relaciones favorece a los varones; la juventud, la inexperiencia y las desigualdades económicas se complican debido a los tradicionales valores *machistas* que hacen a las mujeres más vulnerables a la explotación sexual y a comportamientos que las exponen a un mayor riesgo de contraer SIDA y otras ITS. Por fortuna, han tenido cierto éxito los programas de educación y habilitación de las mujeres para cambiar las actitudes y las prácticas tanto de los hombres como de las mujeres, si bien pasarán años antes de que se difundan los cambios sociales.

Figura 1.2. Modos de transmisión de los casos de SIDA notificados en Centroamérica, 1983-2000

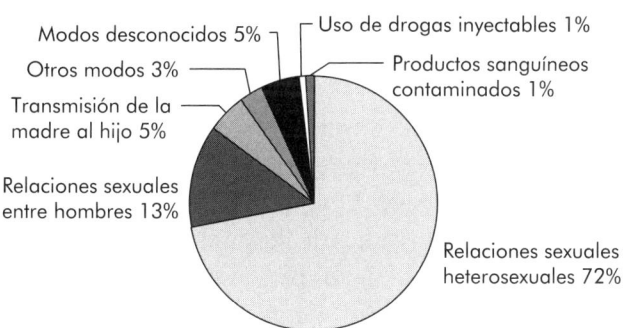

Fuente: Datos originales de la encuesta.

Guatemala

En Guatemala parece estar creciendo con rapidez la epidemia de VIH/SIDA. Esta se concentra en las zonas urbanas, especialmente las situadas a lo largo de las carreteras Panamericana e Internacional del Pacífico (Guatemala 1999, 2000). El porcentaje de casos provocados por la transmisión heterosexual es insólitamente elevado, aun en comparación con otros países centroamericanos. En ausencia de estudios centinela de la prevalencia del VIH en HSH o UDI guatemaltecos, es difícil determinar si ese porcentaje es exacto o si refleja la notificación incompleta del comportamiento homosexual.

Se han informado tasas de infección por el VIH superiores a 1% en mujeres embarazadas de zonas urbanas de las tierras bajas (UNAIDS 2000m), si bien un solo estudio realizado en las tierras altas indica que el VIH todavía no se había presentado entre las mujeres embarazadas y los TSC en 1999 (PAHO 2001; UNAIDS 2000m). Los TSC de la ciudad de Guatemala y Puerto Barrios tenían porcentajes elevados de infección por el VIH, de 5% y 11%, respectivamente (*HIV and AIDS in the Americas* 2001; UNAIDS 2000m).

Solo 8% de las mujeres incluidas en una encuesta demográfica y sanitaria efectuada en 1997 señalaron que alguna vez habían usado un condón, pero otro estudio encontró que 15% de las mujeres indicaron que usaban condones con sus compañeros habituales y 26% los usaron con otros compañeros (UNAIDS 2000m). En este estudio, los hombres informaron un mayor empleo del condón: 35% de ellos indicaron que los usaban con compañeras tanto habituales como ocasionales.

Los pacientes con SIDA representan alrededor de 5% de las hospitalizaciones en Guatemala (UNAIDS 2000m) y la mitad de ellos no saben que están infectados antes de llegar al hospital. En 1998 y 1999, aproximadamente la mitad de los pacientes con SIDA que se encontraban en un hospital estaban coinfectados con otras ITS, lo cual indica que el comportamiento sexual de alto riesgo continuó después de la infección con el VIH (UNAIDS 2000m) y el comienzo del SIDA y que es necesaria la educación acerca de las relaciones sexuales sin riesgo.

Una clínica en la ciudad de Guatemala, que realiza 60% de las pruebas de detección del VIH en Guatemala, encontró que era menos probable que volvieran para conocer los resultados las personas que vivían más lejos de la clínica. Solo 60% de los individuos que se sometieron a prueba regresaron para informarse de los resultados; la adopción de un protocolo rápido para las pruebas mejoró la tasa de regreso (Samayoa *et. al.* 2000).

En un hospital guatemalteco, el porcentaje de personas hospitalizadas por tuberculosis que también dieron resultados positivos en las pruebas para detectar el VIH se elevó de 1% en 1991 a 9,3% en 1998 (UNAIDS 2000m). Se ha aprobado una ley que impone la obligatoriedad de efectuar pruebas a la sangre donada, pero todavía no ha sido aplicada cabalmente (UNAIDS 2000m).

El Salvador

Como en Guatemala, en El Salvador continúa aumentando el número de personas que viven con VIH/SIDA. Se estimó que la cantidad total de personas infectadas desde el comienzo de la epidemia hasta fines de 1999 era de entre 25 000 y 50 000 (El Salvador 2001). En 2000, se informaron 3481 casos; 80% de los casos notificados son urbanos y 75% de ellos corresponden a San Salvador (UNAIDS 2000j).

Los datos de la vigilancia en El Salvador son bastante escasos. Los TSC en San Salvador presentaban tasas de infección por el VIH de 2% a 7%, y un estudio comunicó que 6% de los pacientes de clínicas para ITS estaban infectados con el VIH. En contraste, menos de 2% de los UDI sometidos a pruebas eran VIH positivos (UNAIDS 2000j). El porcentaje de mujeres embarazadas seropositivas fluctuó entre 0% y 1%, y 0,15% de los donantes de sangre sometidos a pruebas en 1996 y 1997 estaban infectados por el VIH (UNAIDS 2000j). El gobierno estima que el promedio del lapso entre la infección por el VIH y el comienzo del SIDA es de cinco a siete años, y que se pierden 23 años de vida productiva con cada infección (UNAIDS 2000j). Se dispone de poca información acerca de los comportamientos preventivos, si bien se estima que por lo menos 20% de los adolescentes son sexualmente activos. Alrededor de 3% de todos los pacientes salvadoreños con tuberculosis son VIH positivos.

Honduras

Honduras presenta la prevalencia de VIH más elevada en toda América Latina, con exclusión del Caribe. Si bien tiene solo 17% de la población de Centroamérica, Honduras ha comunicado más de 11 000 casos, o 60% del total de casos de VIH/SIDA en Centroamérica. Las tasas elevadas pueden ser en parte resultado de una mejor vigilancia. El VIH/SIDA es la segunda causa principal de hospitalización y muerte en Honduras, después de las lesiones provocadas por la violencia. El SIDA ha sido la principal causa de muerte en las mujeres en edad fértil desde 1997. Si bien tiene el ingreso per cápita más bajo de todos los países de Centroamérica, Honduras fue el primer país que implantó la vigilancia nacional y proporcionó a todas las personas pruebas de detección del VIH en forma gratuita (Honduras 1999).

La prevalencia del VIH es más alta en las ciudades de San Pedro Sula y Tegucigalpa, entre los garífunas afrocaribeños del litoral del Caribe y en el corredor central entre Tegucigalpa y la costa. Se sospecha que hay una "ruralización" de la epidemia, pero no se cuenta con datos que documenten este fenómeno (UNAIDS 2000o).

Honduras tiene la razón hombre-mujer más baja entre las personas que viven con VIH/SIDA en toda América Latina, razón que se aproxima a 1:1. En todo el país, 1,4% de las mujeres embarazadas estaban infectadas con el VIH entre 1990 y 1998 (Cáceres, Vanoss Marín y Sid Hudes 2000); de 2% a 5% de las pacientes de las clínicas de atención prenatal de San Pedro Sula estaban infectadas (UNAIDS 2000w).

En 1997 se informó que los reclutas tenían una prevalencia de infección por el VIH de 6,8%, no muy inferior a la observada entre los HSH (8%) (*HIV and AIDS in the Americas* 2001). Se ha encontrado que hasta 21% de los TSC eran VIH positivos (*HIV and AIDS in the Americas* 2001; UNAIDS 2000w), pero un estudio efectuado en 1998 indica que la tasa real entre los TSC urbanos es de aproximadamente 10% (UNAIDS 2000o). Los resultados preliminares de una investigación sobre mujeres TSC de Tegucigalpa y San Pedro Sula reveló que 7,7% eran VIH positivas y que aparecían casos nuevos con una tasa de 3,2% al año en Tegucigalpa y 0,8% al año en San Pedro Sula (Soto *et. al.* 2000).

Aproximadamente 7% de una población de presidiarios en su mayoría varones eran VIH positivos, en comparación con 0,5% de una muestra de varones que se asemejaban más a la población en general. El comportamiento sexual de alto riesgo era frecuente entre conductores de camiones estudiados en cuatro ciudades, pero aquellos que tenían relaciones sexuales con otros hombres estaban expuestos a un riesgo de infección por el VIH seis veces mayor que quienes informaron que tenían relaciones sexuales solo con mujeres (UNAIDS 2000w). Cuarenta por ciento de estos camioneros dijeron que nunca usaban un condón con un TSC, y más de 60% no los usaron nunca cuando tuvieron relaciones sexuales con trabajadoras domésticas. Estas trabajadoras parecen estar expuestas a un riesgo particular de tener relaciones sexuales no deseadas sin protección: alrededor de 70% de los integrantes de una muestra de serenos hondureños señalaron que tenían relaciones sexuales con trabajadoras domésticas y solo 4% usaba un condón en esta situación (*HIV and AIDS in the Americas* 2001). En Honduras, es escaso el uso de drogas inyectables informado (UNAIDS 2000o).

Las infecciones de transmisión sexual (ITS) son comunes en Honduras y es variable el uso del condón en las relaciones sexuales arriesgadas. Los garífunas tienen tasas de infección por VIH seis veces más altas que el promedio nacional: 8,2% de los hombres y 8,5% de las mujeres estaban infectados. Dieciséis por ciento de los garífunas de 20 a 29 años de edad eran VIH positivos, a pesar del alto grado de conocimiento de la transmisión por el VIH y su prevención (véase el recuadro 1.3).

Alrededor de 3% de los pacientes hondureños con tuberculosis están coinfectados por el VIH y aproximadamente 23% de los pacientes con SIDA tiene TB (UNAIDS 2000o).

Recuadro 1.3. Consideraciones especiales en relación con las poblaciones indígenas

La población y la cultura latinoamericanas son sorprendentemente diversas y abarcan numerosos grupos indígenas y algunas poblaciones afrocaribeñas, así como a la predominante población *mestiza* o *criolla*. En muchos de estos grupos no se ha estudiado adecuadamente el riesgo y la prevalencia del VIH/SIDA y los conocimientos acerca de esas enfermedades. En general, las poblaciones indígenas sufren una mayor morbilidad y mortalidad, relacionadas con la pobreza. Por ejemplo, más de 70% de 179 indígenas entrevistados en la Amazonia peruana no tenían acceso a un médico y era escaso el uso de servicios prenatales en este grupo. En Chiapas, México, los indígenas se incluían en el grupo con más probabilidades de concurrir a los servicios con TB ya avanzada o no buscar tratamiento para esa enfermedad (Sánchez Pérez y Halperin Frisch 1997).

Hasta el momento, muchas poblaciones indígenas se han visto libres del VIH/SIDA a causa de su aislamiento geográfico y cultural, pero los datos disponibles sobre las ITS tradicionales y otras infecciones virales y retrovirales humanas hacen evidente que en esas poblaciones existen factores del comportamiento que implican riesgos de transmisión del VIH. En consecuencia, se necesitan servicios apropiados para combatir el VIH/SIDA que se orienten a estos grupos.

En algunos casos, las poblaciones indígenas o minoritarias tienen tasas más altas de infección por el VIH que la población en general. Por ejemplo, los garífunas del litoral atlántico de Honduras presentan tasas de infección por el VIH seis veces más altas que la observada en la población hondureña en general, a pesar de que tienen muchos conocimientos acerca de los factores de riesgo de contraer el VIH y las medidas preventivas. Un estudio efectuado en El Salvador señala que muchas personas pueden identificar correctamente los riesgos del VIH cuando se les pregunta acerca de ellos, pero también suelen tener ideas equivocadas acerca del riesgo del VIH. Si se da a las ideas erróneas la misma importancia que a las correctas, tal vez no sean apropiadas la percepción del riesgo personal y la adopción de comportamientos preventivos. Esto tal vez explique algunas de las discrepancias entre los conocimientos y la práctica (London y Robles 2000).

En su mayoría, los pueblos indígenas de las sierras altas centroamericanas y andinas tienen tasas muy bajas de infección por el VIH. Guatemala es un ejemplo: la infección por el VIH en las mujeres embarazadas supera 1% en algunas zonas urbanas de tierras bajas, pero está virtualmente ausente en las tierras altas, pobladas predominantemente por indígenas mayas. Un estudio encontró que solo 47% de 210 mujeres mayas de zonas rurales habían oído hablar del SIDA; 81% de ellas sabían que las mujeres podían resultar infectadas y 79% no sabían dónde comprar condones. Una ONG guatemalteca trabaja para aumentar indirectamente los conocimientos sobre el VIH/SIDA en estas comunidades proporcionando educación acerca de ellos a los hombres jóvenes, muchos de ellos mayas, durante su servicio militar obligatorio (Cano Flores y Chávez Espina 2000).

El HTLV-1 y el HTLV-2, retrovirus humanos relacionados con el VIH, son endémicos en grupos indígenas de América del Sur (Medeot et. al. 1999). La presencia y la transmisión de estos virus, que se propagan por las mismas vías que el VIH, indican el potencial de propagación del VIH si fuera introducido en esas comunidades. El registro arqueológico indica que el HTLV-1 y el HTLV-2 han estado presentes en esas poblaciones durante milenios y que probablemente fueron traídos desde Asia por los primeros colonizadores de las Américas (Cartier, Araya et. al. 1993; Cartier, Tajima et. al. 1993). Asimismo, los virus de la hepatitis B y la hepatitis D son endémicos y han causado brotes entre indígenas de la parte norte de América del Sur y de la cuenca del Amazonas (Echevarría, Blitz-Dorfman y Pujot 1996; León et. al. 1999; Manoch et. al. 2000; Sonoda et. al. 2000). Un estudio de más de mil miembros de 18 tribus indígenas diferentes de Colombia no encontró infecciones por el VIH, si bien se detectaron otros retrovirus en este grupo (Duenas-Barajas et. al. 1993). Entre 276 mujeres y 94 varones quechuas de Cuzco y Quillabamba, Perú, solo uno

(Continúa en la página siguiente)

> **Recuadro 1.3.** *(continuación)*
>
> era VIH positivo, pero 5% estaban infectados con el HTLV-1 (Zurita et. al. 1997). La única persona infectada con el VIH era un hombre que tenía relaciones sexuales con otros hombres y probablemente se infectó fuera de la comunidad. El VIH no había sido introducido en la población heterosexual, pero la infección por el HTLV-1 se asociaba con comportamientos sexuales arriesgados y antecedentes de ITS. En un estudio realizado en Manaos, en el nordeste del Brasil, 31 indígenas estaban infectados con una cepa del VIH vinculada con la epidemia urbana de VIH en el sudeste del Brasil (Vicente et. al. 2000). El tráfico de cocaína en regiones remotas y el consiguiente aumento de la infección por el VIH relacionada con las drogas indica que todos los grupos, salvo los más aislados, tal vez estén muy pronto expuestos al riesgo de la infección por el VIH.

Nicaragua

Nicaragua estuvo protegida en los primeros años de la epidemia de VIH/SIDA a causa de la guerra de los contras en los años ochenta, el embargo encabezado por Estados Unidos, las bajas tasas de uso de drogas inyectables y la ausencia de importación de productos sanguíneos antes del derrocamiento de los sandinistas en 1990 (Low *et. al.* 1993). En septiembre de 1999 se habían identificado en Nicaragua 476 casos de VIH/SIDA, de los cuales 209 padecían SIDA (Nicaragua 2000). Más de la mitad de los casos notificados en Nicaragua se concentran en Managua. No se cuenta con datos de la vigilancia acerca de los porcentajes de infección por VIH en las mujeres embarazadas. Un estudio de los HSH de Managua encontró que 2% eran VIH positivos, y otra investigación de los TSC de Managua realizada entre 1990 y 1991 señaló una seroprevalencia de 1% (UNAIDS 2000q). Los donantes de sangre tenían tasas de prevalencia del VIH de 0,05% a 0,07%.

Se ha informado que las ITS, en particular la gonorrea y la sífilis, están "fuera de control" en Nicaragua, pero no se dispone de datos específicos sobre su prevalencia. Es escaso el conocimiento del uso apropiado de condones. Una intervención que se llevó a cabo en Managua logró aumentar algo el uso del condón: de 9% a 16% entre las mujeres y de 31% a 41% entre los hombres (Paw *et. al.* 1996). En un estudio de hoteles de Managua usados para encuentros de sexo comercial y no comercial, el uso de condones en las relaciones sexuales comerciales fue de 60%, y en las no comerciales, de 20% (Egger *et. al.* 2000).

Los mensajes de prevención se difunden principalmente en español y están dirigidos a la población mestiza, descuidando a la población indígena de habla inglesa que habita el litoral atlántico. No obstante, el uso de condón se duplicó de 35% a 71% entre 1991 y 1997 entre los hombres de la costa atlántica que tuvieron relaciones sexuales con más de una compañera en el año anterior a la encuesta (*HIV and AIDS in the Americas* 2001).

Costa Rica

Costa Rica es un caso excepcional entre los países centroamericanos en cuanto al predominio de HSH entre las personas que viven con VIH/SIDA. Se ha informado que la prevalencia del VIH en los HSH es de entre 10% y 16% (UNAIDS 2000w). Estudios de mujeres embarazadas en Costa Rica efectuados en 1997 encontraron VIH en 0,5% o menos de ellas (UNAIDS 2000h). Entre 1% y 4% de los pacientes con ITS clínicas de San José estaban infectados con el VIH entre 1990 y 1994 y la seropositividad en los TSC sometidos a pruebas entre 1989 y 1997 varió de 0,1% a 2,0% (UNAIDS 2000h). Las infecciones por VIH/SIDA están concentradas en las zonas urbanas.

Costa Rica también es excepcional por el hecho de que su sistema de seguridad social cubre a todos los ciudadanos y proporciona asistencia integral a los pacientes con VIH/SIDA. Se dispone de recuentos de células CD4, determinaciones de la carga viral, medicamentos para tratar la tuberculosis y otras enfermedades oportunistas, y medicamentos antirretrovirales (Wheeler *et. al.* 2001). Se ha comunicado una disminución en la progresión al SIDA y las defunciones provocadas por este síndrome entre los costarricenses que reciben tratamiento antirretroviral.

La alfabetización es en extremo elevada en Costa Rica y la población está bien informada acerca de la prevención del VIH/SIDA (UNAIDS 2000h). En 1995, la OMS estimó que 96% de las personas tenían acceso a los condones y la OPS informó que en 2000 aproximadamente 75% de los varones de 15 a 19 años de edad, 55% de los de 20 a 29 años, 47% de los de 30 a 39 años y 37% de los de 40 a 49 años usaban condones con sus compañeras ocasionales (*HIV and AIDS in the Americas* 2001). En otro estudio, 55% de los varones y 42% de las mujeres indicaron que habían usado un condón para su última relación sexual arriesgada (UNAIDS 2000h).

Panamá

Panamá tiene la segunda tasa más elevada de VIH/SIDA en Centroamérica, después de Honduras. Se dispone de muy pocos datos sobre la prevalencia del VIH en grupos específicos de alto riesgo en Panamá. Se ha comunicado que la prevalencia del VIH en las mujeres embarazadas y los TSC llega a 0,9% en las principales zonas urbanas (*HIV and AIDS in the Americas*; UNAIDS 2000r). No se cuenta con información sobre el VIH entre los HSH o los UDI. Un estudio realizado en 1991 puede dar una visión más exacta de la verdadera penetración del VIH en la población panameña, ya que indica que 5,8% de los reclutas estaban infectados por el VIH (Panamá 1999). Hay indicios de que en Panamá están aumentando tanto la infección por el VIH como las ITS tradicionales, por ejemplo la gonorrea (Panamá 1999).

Brasil

La OPS, el ONUSIDA y la OMS estiman que el número de personas que vivían con VIH/SIDA en el Brasil en 1999 era de 540 000 (*HIV and AIDS in the Americas* 2001). El extraordinario y ambicioso programa del gobierno de proporcionar tratamiento asequible con antirretrovirales de producción local implica que esta cantidad continuará aumentando a medida que vivan más las personas con SIDA, a pesar de la estabilización de los casos nuevos. Una clínica en São Paulo informó una reducción de la mortalidad vinculada con el SIDA de 42,2 por 100 en 1996, cuando se introdujo el tratamiento antirretroviral, a 15,9 por 100en 1999 (Kalichman *et. al.* 2000). El aspecto negativo del empleo difundido de antirretrovirales es que la resistencia a estos fármacos está apareciendo en algunas personas infectadas por el VIH, lo cual significa que ya no son eficaces para combatir el virus. Casi una quinta parte de todos los casos de SIDA notificados en el Brasil no se asignan a una categoría específica de exposición; el resto se divide casi por igual entre las relaciones homosexuales entre hombres y las relaciones heterosexuales, mientras que el uso de drogas inyectables es responsable de casi 20% del total de casos de SIDA (UNAIDS 2000d, véase la figura 1.3).

La epidemia de VIH/SIDA es más grave en las ciudades del sur y el sudeste. Sesenta por ciento de los brasileños que viven con VIH/SIDA

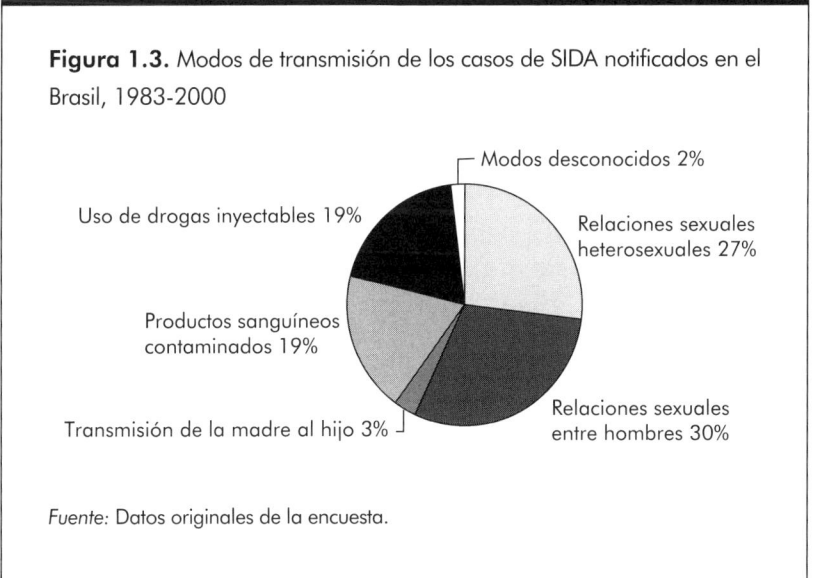

Figura 1.3. Modos de transmisión de los casos de SIDA notificados en el Brasil, 1983-2000

- Modos desconocidos 2%
- Relaciones sexuales heterosexuales 27%
- Relaciones sexuales entre hombres 30%
- Transmisión de la madre al hijo 3%
- Productos sanguíneos contaminados 19%
- Uso de drogas inyectables 19%

Fuente: Datos originales de la encuesta.

están en Rio de Janeiro y São Paulo. Si bien inicialmente las relaciones sexuales entre hombres fueron el principal modo de transmisión, la transmisión heterosexual ha sido el modo predominante desde mediados de los años noventa. Esto puede obedecer en parte a la relativa popularidad de las relaciones anales entre los heterosexuales. Entre 50% y 60% de las mujeres incluidas en las encuestas generales y 32% a 41% de las compañeras VIH negativas de hombres VIH positivos informaron que practicaban el coito anal. El uso comunicado del condón en las relaciones sexuales anales es sistemáticamente menor que en las relaciones sexuales vaginales (Halperin 1998, 1999).

Al mismo tiempo, en general se ha incrementado el uso del condón en el Brasil y las ventas de esos dispositivos se han más que cuadruplicado entre 1993 y 1999 (UNAIDS 2000w). En Rio de Janeiro, los hombres que tenían relaciones sexuales anales con hombres aumentaron el uso del condón de 34% en 1989 a 69% en 1995 (UNAIDS 2000w), Un estudio de jóvenes de 16 a 25 años de edad señaló que 87% de ellos usaban condones con compañeros ocasionales, mientras que otro estudio realizado en 1999 encontró que cerca de la mitad de los varones jóvenes informaban que habían usado un condón para su primera relación sexual y el uso del condón era más frecuente entre los más educados (UNAIDS 2000w; Kerr-Pontes *et. al.* 1999). El uso del condón no es universal; en las zonas donde apenas se está propagando la epidemia de VIH, como en Fortaleza, en el nordeste, es menos frecuente (UNAIDS 2000w; Kerr-Pontes *et. al.* 1999). Los investigadores que visitaron centros de salud en São Paulo encontraron que eran inadecuadas las provisiones de condón (Barboza *et. al.* 2000), posiblemente como consecuencia de la concentración de recursos en el tratamiento antes que en la prevención.

En el nordeste del Brasil, la infección por el VIH ha seguido concentrada en los HSH, si bien un número creciente de mujeres se infectan al tener relaciones sexuales con esos hombres. En todo el país, se estima que el número de infecciones por VIH en los HSH está aumentando entre 1,5% y 3% al año (Cáceres y Chequer 2000).

La prevalencia del VIH entre las mujeres embarazadas de 13 a 24 años de edad en el país en general era de 0,4% en 1998, pero la prevalencia en ese mismo grupo de edad en el sudeste era de 1,7% en

1997. Entre las mujeres que tuvieron hijos en una instalación para embarazos de alto riesgo en São Paulo, 1,5% eran VIH positivas. En Vitória, 0,6% de 600 mujeres embarazadas eran VIH positivas (Miranda, Alves *et. al.* 2000), pero la prevalencia más elevada entre las mujeres embarazadas se encontró en la ciudad de Porto Alegre, Rio Grande do Sul, donde la prevalencia del VIH en 1996 y 1997 fue de 2,6% a 3,3% (Bergenstrom y Scherr 2000). Esta cantidad puede haber sido algo exagerada porque algunos prestadores de servicios informaron que hacían pruebas para detectar el VIH en forma selectiva, a pesar de la política que establece que las pruebas para detectar el VIH deben ser ofrecidas a *todas* las mujeres embarazadas.

El VIH/SIDA afecta a los sectores más jóvenes y más pobres de la población del Brasil, pero la epidemia no se limita a los jóvenes. Un estudio del SIDA en el estado de Rio de Janeiro encontró que 3% de las personas que vivían con VIH/SIDA tenían más de 60 años de edad (Sanches *et. al.* 2000). A medida que aumenta la supervivencia gracias al tratamiento con medicamentos antirretrovirales, se puede esperar que más personas con SIDA vivan más tiempo.

El uso de drogas inyectables ha surgido como un factor importante en la epidemia de VIH/SIDA en el Brasil. Los UDI en Santos informaron que su comportamiento de riesgo relacionado con el consumo de drogas estaba disminuyendo con más rapidez que su comportamiento de riesgo vinculado con las relaciones sexuales (Bueno *et. al.* 2000). Asimismo, una tercera parte de los UDI en Rio señalaron que compartían las agujas, pero un porcentaje dos veces mayor (63%) dijeron que nunca usaron condones con compañeros sexuales casuales y una tercera parte habían intercambiado relaciones sexuales por drogas (UNAIDS 2000w). Los UDI con SIDA estaban expuestos a un riesgo mayor de contraer tuberculosis que los HSH con SIDA (Belo *et. al.* 2000). Un pequeño estudio de UDI en Porto Alegre y Rio encontró una prevalencia del VIH más elevada en Porto Alegre, donde los ingresos más altos permitían a los UDI inyectarse con más frecuencia (Surratt 2000). Recientemente se han aprobado en el Brasil programas de intercambio de agujas (UNAIDS 2000w), que se espera que aumentarán el acceso a agujas limpias y disminuirán la transmisión entre los UDI.

El Brasil tiene de siete a ocho millones de niños de la calle de entre 5 y 18 años de edad, que están expuestos a un alto riesgo de contraer el VIH mediante el uso de drogas y las relaciones sexuales sin protección (Inciardi y Surratt 1998). La mayoría de las drogas usadas por estos niños se fuman o se inhalan, pero en un estudio realizado en Belo Horizonte 10% de los sujetos admitieron que se inyectaban drogas. Otro estudio efectuado por una ONG que ha trabajado con niños de la calle en Belo Horizonte durante 10 años encontró que comportamientos tales como intercambiar relaciones sexuales por dinero, no usar condones, inyectarse drogas y fumar cocaína cristalizada (*crack*) se asociaban con la infección por el VIH (Adams 2000).

Los jóvenes encarcelados, una población que se traslapa con los niños de la calle, también están expuestos a un alto riesgo de contraer la infección por el VIH. La prevalencia del VIH en la población general de presidiarios en el Brasil es de 12% a 17%. Entre 121 presidiarias adultas en Vitória, 10% eran VIH positivas y muchas tenían otras ITS (Miranda, Vargas *et. al.* 2000). Un estudio realizado en 1998 encontró que 18% de los TSC en São Paulo estaban infectados y que 3,7% de los hombres y 1,2% de las mujeres que asistían a las clínicas para ITS eran VIH positivos (UNAIDS 2000d).

Área Andina

Hay signos de que está avanzando la epidemia en el Área Andina. Hay claros indicios de que el comportamiento sexual es arriesgado, ya que esta región tiene la incidencia estimada más alta de ITS (15%) en toda América Latina (PAHO 2001b), lo cual indica que la epidemia de VIH/SIDA puede ser peor de lo que detectan los sistemas de vigilancia epidemiológica. Más de 40% de los casos notificados de SIDA se atribuyen a las relaciones sexuales entre hombres (recuadro 1.4) y una cantidad casi igual se achaca a las relaciones heterosexuales. El uso de drogas inyectables hace un aporte insignificante: alrededor de 15% de los casos cuyas fuentes de exposición no se conocen tal vez estén asociados con el uso de drogas inyectables (figura 1.4).

Recuadro 1.4. Las relaciones sexuales entre hombres y el VIH/SIDA en América Latina

Hacia fines de 2000, las relaciones sexuales entre hombres representaban el modo de transmisión de un tercio de todos los casos de SIDA notificados en América Latina. A causa de la particular vulnerabilidad al VIH de los hombres que tienen relaciones sexuales con otros hombres (HSH) como resultado de comportamientos tales como el sexo anal sin protección, las relaciones sexuales con múltiples compañeros y el trabajo sexual, es importante comprender la dinámica del comportamiento en este grupo heterogéneo.

El comportamiento homosexual masculino generalmente es clandestino y se realiza en sitios marginales, por ejemplo, tarde en la noche en discotecas o bares, fuera de las actividades habituales. Las comunidades independientes identificadas como homosexuales, como las que se encuentran en San Francisco o Nueva York en los Estados Unidos de América, virtualmente son desconocidas en América Latina. En tanto que no se lo analiza en forma explícita, el comportamiento homosexual es aceptado tácitamente o ignorado por los miembros de la familia y las personas en relación social. Por ejemplo, en Nicaragua los HSH están integrados en la vida familiar y del vecindario y se dice que "se sabe de ellos", no que "se los reconoce" (Adam 1993). Los HSH que tienen una identidad homosexual más pública frecuentemente son víctimas de hostilidad y violencia y el estigma cultural y social sigue asociado con la homosexualidad. Hombres identificados como homosexuales en la ciudad de Guatemala señalan que están profundamente marginados; se sienten privados de todo derecho y no tienen ningún recurso cuando se los maltrata (Rodríguez et. al. 2000).

El silencio y la marginación que sufren los HSH en América Latina contribuyen a su sensibilidad a la infección por el VIH. Como existe muy poco sentimiento de comunidad entre los HSH y son escasos los grupos activistas, es difícil difundir entre ellos mensajes de prevención contra el SIDA y crear una cultura de la práctica del sexo sin riesgo. En Lima, Perú, HSH señalaron que tenían insuficiente información acerca del SIDA y que el sexo sin

(Continúa en la página siguiente)

Recuadro 1.4 *(continuación)*

riesgo era practicado en forma irregular, especialmente entre los trabajadores del sexo comercial (Zuloaga Posada, Soto Vélez y Jaramillo Vélez 1995). Del mismo modo, entre HSH de Fortaleza, Brasil, 43% no tenían la información fundamental necesaria para protegerse contra el VIH. Solo la mitad de ellos se habían sometido alguna vez a pruebas de detección y 44% indicaron que tenían relaciones sexuales anales sin protección. Esta situación difiere de la observada entre HSH del sur del Brasil, donde las normas culturales y sexuales son más flexibles y se describe la cultura homosexual como "públicamente reconocida para siempre" (Klein 1999).

Para controlar la epidemia de VIH/SIDA en América Latina, especialmente en los países donde las relaciones sexuales entre hombres es el modo predominante de transmisión (como en México, Costa Rica y gran parte de América del Sur), es imprescindible proporcionar mensajes de prevención y atención de salud a los HSH en contextos seguros y respetuosos. Si bien las sociedades latinoamericanas tienen aún un largo camino que recorrer antes de otorgar reconocimiento y derechos básicos a los HSH, se están logrando avances.

Figura 1.4. Modos de transmisión de los casos de SIDA notificados en el Área Andina, 1983-2000

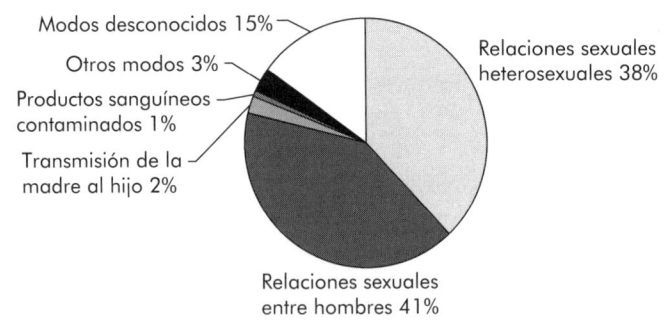

Fuente: Datos originales de la encuesta.

Es limitada la información proveniente de la vigilancia centinela y de estudios de la seroprevalencia y el comportamiento. Probablemente sea considerable en esta región el subregistro de casos de VIH/SIDA, debido a los escasos recursos y los débiles sistemas de vigilancia existentes en Venezuela, el Ecuador y Bolivia.

Venezuela

Venezuela tiene la prevalencia estimada de VIH más alta en el Área Andina, pero, sin datos sobre los grupos de alto riesgo, se clasifica la epidemia como de escaso grado. El Ministerio de Salud y Desarrollo Social registró más de 8000 casos de SIDA (Venezuela 2001) y la OPS, el ONUSIDA y la OMS estiman que alrededor de 62 000 personas vivían con VIH/SIDA a fines de 1999. En 1996, el SIDA era la sexta causa más frecuente de muerte en las personas de 25 a 44 años de edad. Las tasas de VIH son más altas en la isla Margarita y otras islas venezolanas del Caribe que en el continente. Entre los residentes de las comunidades mineras, la prevalencia fue de 1% (*HIV and AIDS in the Americas* 2001). Se dispone de muy poca información acerca de la epidemia de VIH/SIDA en Venezuela, pero parece estar aumentando en las zonas turísticas, industriales y mineras (Venezuela 2001).

Las encuestas entre mujeres embarazadas en Venezuela realizadas en 1996 no encontraron ninguna infección por el VIH (UNAIDS 2000z) y la prevalencia en los TSC de Caracas ha fluctuado entre 0% y 6% (*19*). De 400 presidiarios sometidos a prueba en 1996, 2,5% tuvieron resultados positivos para el VIH (*HIV and AIDS in the Americas* 2001). Estos datos indican que la epidemia de VIH en Venezuela está más avanzada de lo que indican las estadísticas oficiales.

Colombia

En Colombia, las relaciones sexuales entre hombres constituyen el principal modo de transmisión en las tierras altas y la transmisión heterosexual desempeña una función más importante en el litoral atlántico, la región del Orinoco y la región amazónica.

Los estudios de TSC colombianos han encontrado una prevalencia del VIH del orden de 0,2% a 0,9%, pero en una muestra de más de 100 trabajadores sexuales adolescentes varones y mujeres 11% eran VIH positivos. Casi 20% del grupo también tenía sífilis. Una encuesta realizada en 1991 entre estudiantes universitarios encontró que 17% de los varones y 3% de las mujeres tenían antecedentes de una ITS (Zuloaga Posada, Soto Vélez y Jaramillo Vélez, 1995) y un estudio de pacientes varones y mujeres en una clínica para ITS efectuado en 1999 reveló que 1,1% eran VIH positivos (*HIV and AIDS in the Americas* 2001); cuatro de 12 departamentos informaron tasas de prevalencia de 2% o más entre los pacientes de clínicas para ITS. Se ha informado que dieron resultados positivos para el VIH entre 0,1% y 0,7% de las mujeres embarazadas en Colombia (*HIV and AIDS in the Americas* 2001).

Los HSH son el grupo con la prevalencia informada de VIH más alta en Colombia: 18% de los HSH sometidos a pruebas en Bogotá en 1999 dieron resultados positivos para el virus (*HIV and AIDS in the Americas* 2001). Es interesante señalar que un estudio efectuado en Bogotá y publicado en 2001 informó que era significativamente más probable que practicaran comportamientos sexuales arriesgados los heterosexuales, en comparación con los homosexuales. Solo 2% de 553 hombres incluidos en el estudio conocían sus resultados serológicos con respecto al VIH y solo 20% de los que practicaban el coito anal y 5% de los que tenían relaciones sexuales con mujeres durante sus períodos menstruales señalaron que usaban sistemáticamente condones (*HIV and AIDS in the Americas* 2001).

En contraste con el estudio de 2001, una investigación anterior comunicó un uso más elevado del condón: 55% de los hombres entrevistados afirmaron que siempre usaban un condón para el coito anal con compañeros sexuales ocasionales y, en otra encuesta en hombres que no tenían un compañero permanente, 75% dijeron que habían usado un condón en su última relación sexual. El uso del condón entre las mujeres era mucho menos frecuente: la Encuesta Demográfica y de Salud de 2000 informó que solo 19% de las mujeres entrevistadas habían usado alguna vez un condón (UNAIDS 2000f). En Cúcuta, una región donde predomina la transmisión heterosexual, una intervención para modificar el comportamiento de 93 mujeres aumentó el uso del condón, especialmente durante el coito anal (García *et. al.* 2000). En otro estudio, solo 6% de 700 mujeres representativas de la población en general, pero 67% de 412 mujeres TSC, informaron que usaban sistemáticamente condones. Más de la mitad de las entrevistadas en ambos grupos no estaban conscientes del mayor riesgo de transmisión del VIH asociado con las relaciones sexuales durante el período menstrual (Miguez-Burbano *et. al.* 2000). Entre 6% y 9% de los pacientes con tuberculosis sometidos a pruebas a mediados de los años noventa eran VIH positivos (*HIV and AIDS in the Americas* 2001).

El uso de drogas inyectables, si bien no está incluido en las estadísticas oficiales actuales, probablemente representa una proporción considerable de los casos de SIDA; hace ocho años, las estadísticas oficiales indicaban una prevalencia de UDI de 0,1%.

Ecuador

Los datos sobre la situación actual de la epidemia de VIH/SIDA en el Ecuador son muy escasos. Un documento de elaboración interna señala un total de 2668 casos de VIH/SIDA desde 1984 a 1999, de los cuales 1457 habían avanzado al SIDA en el momento del informe (Ecuador 2000). Tres cuartas partes de los casos de SIDA notificados en Ecuador corresponden a la provincia de Guayas, básicamente porque Guayas es el sitio donde se encuentra el hospital de enfermedades infecciosas donde se diagnostican muchos casos de SIDA después de que los pacientes llegan allí para el tratamiento (Ecuador 2000).

La proporción de mujeres infectadas con VIH está aumentando en el Ecuador, si bien se señaló que la prevalencia del VIH entre las mujeres embarazadas en 2001 era de solo 0,05%. Un estudio anterior en Guayaquil informó que 0,3% de las mujeres embarazadas eran VIH positivas (UNAIDS 2000i). No se encontraron estimaciones de la prevalencia del VIH entre los HSH, UDI o TSC. Una encuesta en este último grupo encontró que 80% tenían una ITS y se ha observado un brusco aumento de las ITS entre los jóvenes de 14 a 19 años de edad. Los estudios de pacientes de clínicas para ITS en Quito en 1992 encontraron que 0,5% eran VIH positivos y un estudio realizado en Guayaquil en 1993 reveló una seropositividad para el VIH de 3,5% (*HIV and AIDS in the Americas* 2001). En 2000, estaban infectados 0,26% de los donantes de sangre (Ecuador 2000).

En un estudio de 870 estudiantes de cuatro escuelas secundarias de Quito y cuatro escuelas secundarias de la región amazónica, 41% de los entrevistados de zonas urbanas y 52% de los de zonas rurales señalaron que tenían actividad sexual. De los sexualmente activos, 50% no usaban nunca condones y 70% no habían usado un condón en su última relación sexual arriesgada (Park *et. al.* 2000). Se ha señalado que son escasas las provisiones de condones. Una evaluación del sistema de vigilancia epidemiológica ecuatoriano concluyó que las actividades de vigilancia y prevención del VIH/SIDA han disminuido en relación con un aumento de las actividades para controlar el dengue y la malaria, después de una subvención otorgada por el Banco Mundial para combatir estas enfermedades transmitidas por mosquitos (Ecuador 2000).

Perú

Hasta diciembre de 2000 se habían notificado más de 11 000 casos de VIH/SIDA en el Perú. Se piensa que hay otros 75 000 sujetos VIH positivos, pero estos no han sido sometidos a pruebas. En el Perú, la infección por el VIH se concentra en los grupos pobres de las ciudades costeras: dos tercios de los casos informados corresponden a Lima y a la zona vecina de El Callao (Perú 2001). Las tasas más altas de infección comunicadas pertenecen a los HSH, si bien está aumentando la proporción de mujeres. La prevalencia del VIH varía mucho por región: en un estudio, 14% de los HSH de Lima y 5% de los HSH de las provincias dieron resultados positivos para el VIH (UNAIDS 2000w). En otro estudio de aproximadamente 5000 HSH realizado en 1998, se detectó el VIH en 12,2% de los HSH de Lima, 14,5% de los de Iquitos y 7,5% de los de Pucallpa (estas dos últimas ciudades están en la región amazónica); 2,7% a 5,3% de los HSH de las ciudades costeras y 1,4% de los de la ciudad andina de Cuzco. En toda la muestra, solo 12% señalaron que usaban sistemáticamente el condón y 46% también dijeron que tenían relaciones sexuales con mujeres. Entre los travestis incluidos en esta muestra, la prevalencia del VIH fue de 35% (Jorge *et. al.* 2000). Un estudio de HSH en Lima estimó que se producían casos nuevos según una tasa de 3,3 por 1000 al año (Sánchez *et. al.* 2000). Otras zonas con tasas crecientes de incidencia del VIH son la ciudad costera norteña de Chiclayo y la ciudad amazónica de Iquitos, donde el turismo homosexual contribuye a la epidemia (Cáceres y Rosasco 1999).

Otras poblaciones de alto riesgo tenían una prevalencia menor del VIH. En todo el país, 0,6% a 2,0% de los TSC son seropositivos para el VIH, si bien se han informado porcentajes de hasta 5% en las zonas urbanas y, entre 1986 y 1990, 10% de los TSC sin licencia eran VIH positivos. Entre 100 mujeres TSC de Lima, 87% señalaron que usaban sistemáticamente el condón, si bien solo 29% de las que tenían un compañero habitual usaban condones con él (Celantono *et. al.* 2000). De los pacientes con ITS sometidos a pruebas en 1995, 7% eran VIH positivos (Perú 2001).

Las tasas de VIH en las mujeres embarazadas están todavía muy por debajo de 1% en Lima y son todavía más bajas en las provincias (Perú 2001). La vigilancia centinela de las jóvenes de 15 a 24 años de edad en hospitales de maternidad de Lima entre 1996 y 1999 encontró que 0,23% a 0,58% eran VIH positivas (*HIV and AIDS in the Americas* 2001). Los casos de SIDA están aumentando en las jóvenes de 20 a 24 años de edad, lo cual indica que se produce la infección del VIH en la adolescencia (Perú 2001).

La función del uso de drogas inyectables en la epidemia de VIH en el Perú es difícil de evaluar porque no se cuenta con datos sobre la prevalencia del VIH entre UDI posteriores a 1990. Una encuesta serológica efectuada en todo el país entre 1986 y 1990 señaló que 13% de los UDI eran VIH positivos (McCarthy *et. al.* 1996). En 1998, 0,23% de los donantes de sangre en Perú estaban infectados por el VIH (*HIV and AIDS in the Americas* 2001).

Las ITS son comunes en el Perú, si bien es difícil determinar sus frecuencias exactas. En una encuesta de adultos jóvenes, más del 10% tenían una ITS; en otra encuesta de varones de 20 a 29 años de edad,

12% a 16% informaron que habían tenido síntomas de ITS en el año anterior, pero dos tercios de ellos no buscaron tratamiento (*VIH and AIDS in the Americas* 2001). Los resultados serológicos positivos para la sífilis entre mujeres embarazadas de 15 a 24 años de edad en Lima variaron de 8% a 17% entre 1996 y 1998 (UNAIDS 2000t). En la encuesta serológica efectuada entre 1986 y 1990, 10% de los pacientes de clínicas para ITS eran VIH positivos.

Desde 1995, el gobierno proporciona fármacos para prevenir algunas infecciones oportunistas asociadas con el VIH/SIDA, lo cual ha producido una disminución de esas infecciones (Perú 2001).

Bolivia

Los factores de riesgo en Bolivia son similares a los encontrados en los países vecinos. Las estimaciones de la OPS, el ONUSIDA y la OMS indican que alrededor de 4200 personas vivían con VIH/SIDA a fines de 1999 (*VIH and AIDS in the Americas* 2001). Hasta marzo de 2000 se habían notificado 498 casos de VIH/SIDA, de los cuales casi la mitad ya presentaban SIDA en el momento del informe (UNAIDS 2000c). Solo 3% de los pacientes con SIDA identificados sobreviven más de tres años (Bolivia 2000a), porcentaje que es un testimonio de la falta de acceso a las pruebas y el tratamiento o de la renuencia de las personas a buscar esos procedimientos hasta que la enfermedad ya está avanzada. Virtualmente todos las notificaciones de VIH y SIDA en Bolivia provienen de zonas urbanas, básicamente del corredor central de La Paz, Cochabamba y Santa Cruz, donde hay mucho tránsito y tienden a asentarse los emigrantes internos (Bolivia 2000b).

En Bolivia se carece de datos acerca de la prevalencia del VIH entre los HSH y los UDI, pero hay buenos datos provenientes de la vigilancia de las ITS. La sífilis, detectada principalmente en programas de tamizaje prenatal, ha aumentado en el último decenio, al igual que la sífilis congénita. Las tasas de gonorrea, detectada en la mayoría de los casos en varones de 20 a 29 años de edad, se duplicaron entre 1984 y 1998 (Bolivia 2000a, ONUSIDA 2000a). A pesar de las tasas elevadas de ITS tradicionales en las mujeres embarazadas, entre 1990 y 1997 no se detectaron infecciones por VIH en el tamizaje prenatal efectuado en dos ciudades bolivianas. No obstante, en 1997, 0,5% de las mujeres embarazadas que se sometieron a prueba en Cochabamba eran VIH positivas (UNAIDS 2000c). Se piensa que las mujeres representan la tercera parte de las personas que viven con VIH/SIDA en Bolivia (Bolivia 2000a).

Entre los pacientes con signos clínicos de ITS examinados en 2000, 0,03% dieron resultados positivos para el VIH. Se obtuvo una estimación de una prevalencia del VIH de 0,3% entre TSC en un estudio realizado en 1998, en el cual los TSC ofrecieron someterse voluntariamente a las pruebas, pero es probable que se haya subestimado la prevalencia real ya que las personas expuestas a mayor riesgo posiblemente no hayan aceptado someterse a las pruebas. La prevalencia estimada real en los TSC es de 0,5%. Un proyecto de prevención del VIH orientado a trabajadoras del sexo comercial de La Paz aumentó el uso informado del condón en este grupo de 36% en 1992 a 73% en 1995, con disminuciones concomitantes de las ITS diagnosticadas. En 1995, la seroprevalencia del VIH en este grupo de alrededor de 500 mujeres TSC fue de 0,1% (Levine *et. al.* 1998).

En una encuesta efectuada en 1998, 46% de las mujeres en edad fértil pensaban que usar un condón previene el SIDA y 3% de las mujeres y 19% de los hombres indicaron que comenzaron a usar condones como método para prevenir el SIDA. En otra encuesta, 65% de los hombres y 33% de las mujeres señalaron que habían usado un condón durante su último acto sexual arriesgado.

Cono Sur

En el Cono Sur, la epidemia está creciendo de manera persistente en las poblaciones marginadas y se extiende a la población en general. Argentina tiene la prevalencia más alta de infección por el VIH en América del Sur, uno de los porcentajes más elevados de niños infectados y van en aumento las infecciones por VIH. Entre los casos de SIDA notificados, el uso de drogas inyectables desempeña la función más importante, seguido de cerca por las relaciones sexuales entre hombres (UNAIDS 2000b). Si bien probablemente exista un alto grado de subnotificación, como en las otras regiones, el Cono Sur tiene el porcentaje más bajo de casos con un modo de transmisión desconocido o no clasificado (figura 1.5).

La infección por el VIH resultante del uso de drogas inyectables es particularmente elevada en la Argentina y el Uruguay, pero mucho menos frecuente en Chile, donde las relaciones sexuales entre hombres constituyen el modo primario de transmisión. Se han notificado muy pocos casos en el Paraguay y la mayoría de ellos se adquirieron mediante relaciones heterosexuales. Sin embargo, otros datos indican que el uso de drogas inyectables puede cumplir una función en la transmisión del VIH en el Paraguay (recuadro 1.5).

Argentina

En la Argentina, 90% de los casos de SIDA se notifican en las zonas urbanas y Buenos Aires acumula 36% de ellos, seguido por ciudades de las regiones meridional y occidental (Argentina 2000). En Rosario,

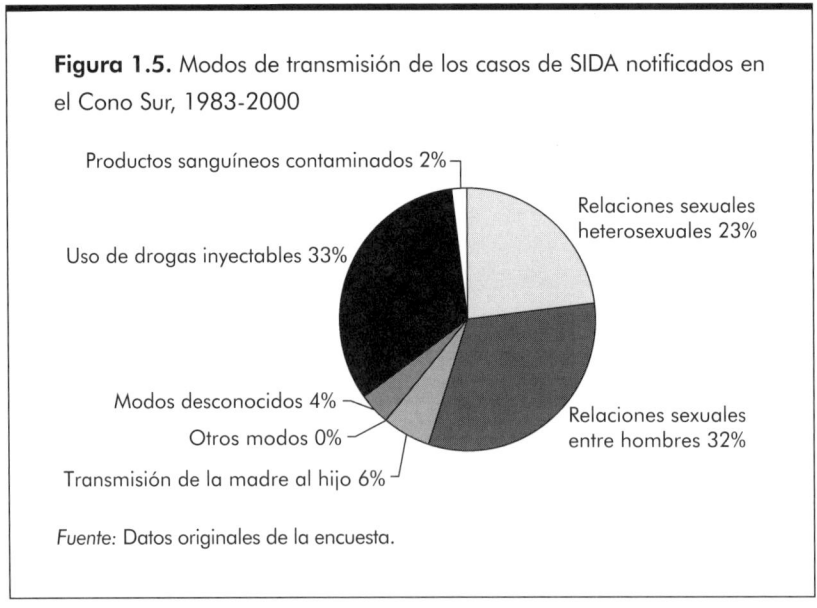

Figura 1.5. Modos de transmisión de los casos de SIDA notificados en el Cono Sur, 1983-2000

Productos sanguíneos contaminados 2%
Uso de drogas inyectables 33%
Modos desconocidos 4%
Otros modos 0%
Transmisión de la madre al hijo 6%
Relaciones sexuales heterosexuales 23%
Relaciones sexuales entre hombres 32%

Fuente: Datos originales de la encuesta.

Recuadro 1.5. Epidemias entrelazadas: el uso de drogas inyectables y el VIH

El uso de drogas inyectables es especialmente elevado en Brasil, Argentina, Uruguay y México, y constituye un problema creciente en países productores de cocaína como Bolivia, Perú y Colombia. La inyección de drogas aumenta el riesgo de infección por el VIH en varias formas: (1) al utilizar una aguja previamente usada por alguien infectado por el VIH; (2) al intercambiar relaciones sexuales, a menudo sin protección, por drogas o dinero para comprarlas, y (3) al practicar comportamientos de alto riesgo bajo la influencia de las drogas.

La droga preferida por los usuarios de drogas inyectables (UDI) en América Latina es la cocaína; el uso de heroína es menos frecuente, especialmente en América del Sur (Libonatti et. al. 1993; Lima et. al. 1994). Las personas a menudo comienzan inhalando o fumando cocaína y luego pasan a inyectarse la droga. En 1996 y 1997, un estudio de casi 300 usuarios brasileños de cocaína encontró que 87% comenzaron inhalando la droga; 68% pasaron después a fumar la cocaína y 20% a inyectársela. Las prácticas de fumar y de inyectarse la droga se asociaban con una mayor dependencia que la provocada por la inhalación. Era menos probable que se inyectaran la droga los usuarios más jóvenes y los que comenzaron a consumir cocaína después de 1990 (Dunn y Laranjeira 1999).

El uso de cocaína representa un mayor riesgo de infección por el VIH que la heroína porque la cocaína a menudo se inyecta varias veces al día. La elevada frecuencia de inyección puede llevar a los consumidores de cocaína a descuidar técnicas más seguras; la cocaína también puede ser un estimulante sexual y, por consiguiente, es más probable que los usuarios tengan comportamientos sexuales arriesgados. Ya en 1986 y 1987, 47% de 99 UDI de Buenos Aires que tenían hepatitis se infectaron también con el VIH (Diaz Lestrem et. al. 1989) y, para 1991, más de la cuarta parte de todos los casos de SIDA notificados en el Brasil y la Argentina se vincularon con el uso de drogas inyectables. Los mayores riesgos de infección por el VIH entre quienes se inyectan cocaína son la práctica de

(*Continúa en la página siguiente*)

Recuadro 1.5. *(continuación)*

inyectarse más de cinco veces al día, no adoptar comportamientos de prevención del VIH y las relaciones sexuales entre hombres (Barbosa de Carvalho et. al. 1996).

Las principales rutas del tráfico desde los países productores de coca atraviesan el Brasil y las ciudades situadas a lo largo de esas rutas tienen el doble de casos de SIDA que otras ciudades brasileñas y cuatro veces más casos de SIDA entre los UDI. En Santos, Brasil, el puerto más grande en América Latina, aproximadamente 2% de los habitantes son UDI (Barbosa de Carvalho et. al. 1996).

La cocaína cristalizada (crack) fue introducida en el Brasil en 1989 y estudios efectuados en la zona metropolitana de Santos revelaron que la práctica de fumar crack aumentó de 11% en 1991-1992 a 67% en 1999 (Ferri y Gossop 1999), mientras que la prevalencia de la práctica de inyectarse cocaína más de cinco veces al día disminuyó de 42% a 15% en el mismo período (Surratt 2000; Mesquita et. al. 2001). La prevalencia del VIH también se redujo de 63% a 42% en ese período, sin que hubiera ninguna intervención importante de salud pública (Ferri y Gossop 1999).

No obstante, la epidemia de VIH asociada con la inyección de drogas no muestra ningún signo de disminución en el Brasil. El VIH está pasando a grupos de menor edad y más pobres, y a zonas más rurales del país (Surratt et. al. 2000). Es interesante señalar que el VIH no es la única infección transmitida por la sangre que se propaga mediante la inyección de drogas; la malaria se está propagando a las zonas urbanas al mismo tiempo que el VIH/SIDA ingresa en zonas maláricas rurales situadas a lo largo de las rutas del tráfico de drogas. A pesar del enorme problema que representa el uso de drogas inyectables, en el Brasil hay poco acceso al tratamiento. El tratamiento farmacológico solo es posible en centros privados o religiosos y es demasiado costoso para la mayoría de los usuarios de drogas.

Sin opciones efectivas de tratamiento, los UDI con frecuencia son relegados al sistema de justicia penal. El entorno carcelario ha sido descrito como "selectivamente enriquecido" con UDI, ya que muchos UDI tienen antecedentes criminales vinculados con el uso ilícito de drogas o delitos relacionados con estas. De hecho, el uso de drogas inyectables y el encarcelamiento están estrechamente vinculados: en 1993-1994, 22% de los presos de una prisión brasileña informaron que se inyectaban drogas; en total, 16% eran VIH positivos y 18% tenían sífilis (Burattini et. al. 2000; Massad et. al. 1999). Existen datos similares en la Argentina: en Buenos Aires, entre 1992 y 1995 casi 5% de los adolescentes encarcelados eran VIH positivos y, en Rosario, 26% de los jóvenes detenidos por la policía se inyectaban drogas (Maidagan et. al. 2000). El riesgo de infección por el VIH aumenta con la duración del encarcelamiento, ya que el uso de drogas inyectables continúa en la prisión (Burattini et. al. 2000; Massad et. al. 1999).

Existe una necesidad apremiante de abordar el uso de drogas inyectables en América Latina desde el punto de vista médico, más que policial y judicial. Los usuarios de drogas provienen de todos los sectores de la sociedad y pueden constituir un puente a través del cual el VIH puede pasar a la población en general. La falta de datos de los países salvo el Brasil y, en menor medida, la Argentina y México, no implica que otros países estén libres del uso de drogas inyectables. Más bien, la índole clandestina del consumo de drogas ilícitas, la marginación de los usuarios y la renuencia a afrontar este problema han obstaculizado la recolección de datos básicos sobre este grupo de población expuesto a un alto riesgo de infección por el VIH.

0,5% de 11 000 voluntarios eran VIH positivos y la prevalencia más elevada correspondió a los sujetos de 30 a 40 años de edad (Ludo *et. al.* 2000). En todo el país, se estima que la prevalencia del VIH en las mujeres embarazadas es de entre 0,6% y 0,7%, pero en las principales zonas urbanas las tasas pueden llegar a 2% (UNAIDS 2000b). La edad media y el nivel educativo de las mujeres con SIDA eran considerablemente inferiores a las correspondientes a los hombres y una tercera parte de las mujeres con SIDA adquirieron la enfermedad mediante el uso de drogas inyectables (Argentina 2000).

Entre 130 pacientes de servicios de maternidad en Buenos Aires, el uso de drogas inyectables, el uso irregular del condón y las relaciones heterosexuales mediante el coito anal se asociaron con el VIH (Pando *et. al.* 2000).

Se han informado tasas muy altas de infección por el VIH en UDI; se estimó que el 46% de ellos eran VIH positivos en 2000 (Argentina 2000). Tres cuartas partes de los UDI de Buenos Aires señalaron que compartían los instrumentos para inyectarse y en la Conferencia sobre SIDA efectuada en 2000 se comunicó que se habían realizado esfuerzos por abordar este problema mejorando el acceso a agujas limpias en las farmacias (Cymerman *et. al* 2000). Los UDI que viven con SIDA son más jóvenes, menos educados y están más concentrados en Buenos Aires, Rosario y Córdoba, que los pacientes que contrajeron el SIDA por otras vías (Argentina 2000). Hasta una tercera parte de ellos han intercambiado relaciones sexuales por drogas (UNAIDS 2000w).

Entre 111 detenidos en comisarías de Rosario, 9% eran VIH positivos y 84% no usaban condones, a pesar de que sabían que los condones previenen el SIDA. Veintiséis por ciento eran UDI. Asimismo, entre los adolescentes internados en establecimientos correccionales en Buenos Aires entre 1992 y 1995, 4,6% eran seropositivos y la infección por el VIH estaba estrechamente asociada con el uso de drogas inyectables (Ávila *et. al.* 1996).

No se dispuso para este estudio de datos sobre la prevalencia del VIH entre los HSH de la Argentina. De 3% a 8% de los TSC sometidos a pruebas a comienzos de los años noventa estaban infectados (Zapiola *et. al.* 1996). Quince por ciento de 200 TSC de Buenos Aires eran VIH positivos en una muestra y las tasas eran más altas entre los que trabajaban en casas de saunas o masajes, en comparación con quienes lo hacían en hoteles o en las calles.

En una muestra de 33 TSC de Rosario, 82% no sabían cómo se transmite el VIH y 73% nunca usaba un condón con sus compañeros. Casi 100% de los estudiantes de escuelas secundarias públicas de Venado Tuerto eran sexualmente activos, pero solo 20% informaron que usaban sistemáticamente condones (Pedrola *et. al.* 2000).

Una estimación efectuada en 2000 estableció un porcentaje de pacientes con signos clínicos de ITS infectados por el VIH equivalente a 4,2%. Las tasas entre los donantes de sangre son más bajas que el promedio nacional, de 0,13% (Argentina 2000).

La tuberculosis es un problema serio en la Argentina, donde se observaron tasas elevadas de TB en los presidiarios infectados con el VIH entre 1985 y 1991 (Di Lonardo *et. al.* 1995). En un hospital de Buenos Aires, 10% de los pacientes VIH positivos tenían TB entre 1987 y 1999 (Nasiff *et. al.* 2000). Más de la mitad de ellos eran UDI. Solo 7% habían recibido tratamiento preventivo con INH, a pesar de que el promedio del tiempo transcurrido entre el diagnóstico de su infección con VIH y la hospitalización por TB era de 30 meses. La supervivencia en este grupo aumentó después de la introducción del tratamiento antirretroviral de gran actividad (TARGA).

Paraguay

Pocas fuentes ofrecen información acerca de la epidemia de VIH/SIDA en el Paraguay. Las pruebas prenatales efectuadas a mujeres embarazadas en Asunción en 1992 no identificaron mujeres VIH positivas (UNAIDS 2000s). En 2001, la prevalencia en las mujeres embarazadas era inferior a 1%. Los estudios de TSC en Asunción entre 1987 y 1990 encontraron que 0,1% estaban infectados con el VIH (UNAIDS 2000s) y en una encuesta inédita realizada en 2001 se informó que 0,17% de los donantes de sangre estaban infectados (encuesta del Banco Mundial). Esta misma encuesta señaló que 1% de los soldados reclutas y 15% de los UDI que se sometieron voluntariamente a las pruebas eran VIH positivos. Estas cifras indican que la epidemia es más seria de lo que se ha reconocido y que está concentrada en los UDI, más que en la población heterosexual general y los HSH, como señalan las estadísticas oficiales.

Paradójicamente, mientras que solo 15% de los individuos de 15 a 49 años de edad definieron correctamente dos o más formas de prevenir la infección por el VIH, casi 80% de las mujeres en este grupo de edad señalaron que habían usado un condón durante sus relaciones sexuales arriesgadas más recientes (UNAIDS 2000s).

Uruguay

El uso de drogas inyectables es cada vez más importante en la epidemia de VIH/SIDA en Uruguay. Cuarenta por ciento de los bebés nacidos con VIH eran hijos de madres que se inyectaban drogas (*VIH and AIDS in the Americas* 2001; UNAIDS 2000w). Entre 1994 y 1997, 15% a 24% de los UDI en Montevideo dieron resultados positivos en las pruebas de detección del VIH (UNAIDS 2000y). Se han informado tasas similares en travestis y hombres TSC en Montevideo en 2000 (*HIV and AIDS in the Americas* 2001); 3,3% de los 200 TSC travestis entrevistados admitieron que se inyectaban drogas e informaron un uso no sistemático o ningún uso de condones con 22% de los clientes (Serra *et. al.* 2000). El gobierno comunicó que 2% de las mujeres TSC y 9% de los hombres TSC de 15 a 34 años de edad eran VIH positivos.

Dos estudios de 12 000 trabajadores realizados en 1997 y 2000 encontraron que 0,23% y 0,26% estaban infectados (*HIV and AIDS in the Americas* 2001) y, entre las mujeres embarazadas examinadas en 2000, 0,23% eran VIH positivas (*HIV and AIDS in the Americas* 2001). En los donantes de sangre, la tasa informada fue más de dos veces más alta, con 0,6% de personas infectadas (datos de la encuesta). Afortunadamente, 100% de la sangre donada en Uruguay es sometida a pruebas para detectar el VIH (datos de la encuesta). En 1993, se comunicó que 6% de los reclutas estaban infectados (datos de la encuesta) y 6% de los pacientes tuberculosos en Uruguay tienen SIDA (*HIV and AIDS in the Americas* 2001). En cuanto a la población de presidiarios, una ONG local informó que los presos con SIDA sufrían numerosas violaciones de los derechos humanos, incluida la suspensión del acceso al tratamiento ARV, después de ser encarcelados (Viana, Gerschuni y Dos Santos 2000).

Chile

A diferencia de otros países del Cono Sur, el uso de drogas inyectables no parece desempeñar un papel importante en la transmisión del VIH en Chile. La transmisión heterosexual está aumentando en los hombres y en las mujeres y se asocia especialmente con la pobreza de estas últimas (Chile 2000). La razón hombre-mujer en los casos de SIDA en 1997 fue de 8,4:1, pero se espera que esta razón disminuya a medida que se reduzca la prevalencia de casos entre los HSH. La cantidad más elevada de casos de SIDA notificados han correspondido a la ciudad de Santiago, seguida de lejos por Valparaíso y Villa del Mar. Se estima que la seroprevalencia en varones identificados como homosexuales en Santiago es de entre 20% y 25% (Frasca *et. al.* 2000). Se carece de datos acerca de la prevalencia del VIH en UDI y TSC. Los pacientes con ITS clínicas sometidos a pruebas en 1999 tenían tasas de hasta 3%, y las más altas correspondían a Santiago. La prevalencia del SIDA en las mujeres embarazadas y los donantes de sangre es inferior a 0,1% (UNAIDS 2000e).

Se informa que los conocimientos acerca de la prevención del VIH son casi universales entre los habitantes de zonas urbanas de 15 a 49 años de edad y, según una fuente, en este grupo el uso del condón durante las relaciones sexuales de alto riesgo es de alrededor de 33% (UNAIDS 2000c). El ONUSIDA, la OMS y la OPS informan que aproximadamente 38% de los hombres de 15 a 19 años de edad, 43% de los de 20 a 29 años, 35% de los de 30 a 39 años y 33% de los de 40 a 49 años usaban condones con sus parejas ocasionales (*HIV and AIDS in the Americas* 2001).

Las repercusiones económicas del VIH/SIDA en América Latina

Las repercusiones económicas del VIH/SIDA en América Latina se manifiestan en varias formas diferentes, que incluyen:

- Los costos directos para el sistema gubernamental de atención de salud.
- Los costos de oportunidad de actividades no realizadas por los sistemas gubernamentales de atención de salud para dar preferencia a gastos relacionados con el VIH/SIDA.
- Los costos directos de atención de salud para las PVIHS.
- Los salarios perdidos por las PVIHS.
- Los salarios perdidos por quienes cuidan a PVIHS.
- Los costos indirectos para la sociedad.

Los costos directos para el sistema gubernamental de atención de salud incluyen los costos de tratar a las PVIHS. Estos costos pueden ser altos sobre una base porcentual a causa de la intensidad del tratamiento requerido para algunas infecciones oportunistas y otros trastornos asociados con el VIH/SIDA, así como el costo relativamente alto de los agentes ARV prescritos a los pacientes infectados por el VIH. No obstante, como la prevalencia del VIH/SIDA no es muy alta en la mayoría de los países, las demandas generales de recursos del presupuesto público relacionadas con el VIH/SIDA han sido relativamente bajas hasta el momento (solo alrededor de 0,5% a 2,6% de los gastos totales en salud en varios de los países estudiados).

Hay costos de oportunidad de actividades no realizadas por los sistemas gubernamentales de atención de salud para dar preferencia a gastos relacionados con el VIH/SIDA. Las demandas adicionales de recursos asociadas con el VIH y otros problemas sanitarios emergentes en general no han inducido un mayor gasto general en atención de salud sino, más bien, han llevado a un aumento de la competencia de las prioridades en el sector de la salud. Para realizar una evaluación económica cabal, es preciso tener en cuenta las necesidades no satisfechas vinculadas con el gasto asignado al VIH/SIDA.

Los costos directos de atención de salud para las PVIHS incluyen los gastos de los individuos en servicios de salud privados (y a veces públicos) y los costos pagados por las aseguradoras.

Los salarios perdidos por las PVIHS, que tienen menos oportunidades en el mercado laboral porque no pueden trabajar o a causa de la discriminación, se suman a las recaudaciones impositivas perdidas como consecuencia de la disminución de la productividad. Dado que el VIH/SIDA por lo general afecta a las personas en sus años económicamente más activos, es probable que los salarios perdidos constituyan una gran proporción de las repercusiones económicas totales de la enfermedad.

Los salarios perdidos por quienes cuidan a PVIHS (a menudo miembros de la familia) tienen por causa la demanda adicional de tiempo que distraen de su trabajo.

Los costos indirectos para la sociedad incluyen las primas más altas de los seguros en grandes grupos de población y los ingresos nacionales perdidos por el turismo en las zonas donde la prevalencia elevada del VIH/SIDA hace los lugares menos atractivos para los visitantes.

Se han realizado pocos esfuerzos para estimar las repercusiones económicas totales del VIH/SIDA en América Latina; esto sigue siendo parte del temario para futuras investigaciones sobre las políticas.[3] No obstante, varios análisis extensos han examinado las repercusiones directas del VIH/SIDA en los sistemas de salud; en la sección siguiente se sintetizan los resultados de esos análisis. Las estimaciones preliminares del financiamiento y los gastos en ocho países latinoamericanos en 2000 muestran que el gasto en el VIH/SIDA en Argentina, Bolivia, Brasil, Chile, Costa Rica, México, Perú y Uruguay fue de US$ 1130 millones, con un mínimo de US$ 408 000 en Bolivia y un máximo de US$ 579 millones en el Brasil (Fundación Mexicana de la Salud, SIDALAC, ONUSIDA y Comisión Europea 2002). El promedio estimado del gasto per cápita destinado a la atención en Bolivia fue de 18%, pero en otros países fue superior a 64% (el promedio es 78%). Ninguno de los países, excepto Bolivia, dependió mucho de la cooperación internacional externa; 25% del gasto en salud en Bolivia correspondió a gastos pagados por los mismos pacientes, 64% provino de fuentes externas y solo una pequeña fracción fue cubierta con el financiamiento directo del gobierno.

En los siete países donde se proporciona el tratamiento con antirretrovirales, la mayor parte del financiamiento proviene de recursos gubernamentales por conducto de sistemas universales de salud (por ejemplo, el Brasil) o instituciones del seguro social.

América Latina gasta grandes proporciones en el tratamiento: entre 60% y 80% de los gastos totales generados por el VIH/SIDA. La mayoría de los países, como el Brasil, la Argentina, Chile, el Uruguay y México asignan considerables recursos a los medicamentos antirretrovirales, mientras que destinan solo 10% a 30% del gasto total a la prevención (cuadro 1.4).

La gran mayoría de los gastos generados por el VIH/SIDA son financiados por fuentes públicas. Esto incluye a varias dependencias gubernamentales (ministerios de salud) o contribuciones del seguro social, como sucede en la Argentina, el Brasil y Costa Rica. En

México, Chile, el Perú y el Uruguay, el sector privado contribuye más a los gastos del VIH/SIDA, básicamente mediante gastos de menudeo (cuadro 1.5).

En cuanto a la prevención, el hecho de que una gran parte de los gastos en condones son financiados en forma individual (por ejemplo, en el Uruguay), implica que las intervenciones de prevención efectuadas por el gobierno podrían tener éxito ya que está demostrado que las personas están dispuestas a invertir en métodos prioritarios de prevención. A la inversa, los gastos individuales para servicios personales de atención de salud demuestran la falta de capacidad o disposición de los gobiernos para financiar servicios destinados a personas que sufren una enfermedad en potencia devastadora desde el punto de vista económico, sin mencionar la falta de atención a una de las principales causas de morbilidad y de mortalidad prematura.

Notas

1. No se incluyen en este estudio los países del Caribe, pero en muchos de ellos se ha generalizado la epidemia.

2. En 1985, en México se sancionó una ley que garantiza la seguridad de la sangre, después de lo cual disminuyó notablemente la incidencia de casos provocados por sangre contaminada.

3. Hay estudios que han examinado las repercusiones macroeconómicas del SIDA en África. Sin embargo, las diferencias epidemiológicas, demográficas y socioeconómicas entre África y América Latina impiden toda extrapolación de los resultados.

Cuadro 1. 4. Indicadores básicos del contexto y gastos en países seleccionados, 1999

INDICADORES DEL CONTEXTO	ARGENTINA	BOLIVIA	BRASIL	CHILE	COSTA RICA	MÉXICO	PERÚ	URUGUAY
PIB (en miles de millones de US$)	283,2	8,3	751,5	67,5	15,1	483,7	51,9	20,8
PIB (en miles de millones de US$) (PPA)	449,1	19,2	1 182	129,9	31,8	801,3	116,6	29,4
PIB per cápita en US$ (PPA)	12 277	2 355	7 037	8 652	8 860	8 297	4 622	8 879
Población (millones de habitantes)	36,6	8,1	168,2	15	3,9	97,4	25,2	3,3
Gasto total en VIH/SIDA (en millones de US$)	219,9	0,4	579,3	52,4	10,2	207,2	42,9	19,8
Indicadores estructurales y ponderación de los gastos (%)								
Gasto nacional en salud/PIB (%)	9,1	4,65	7,6	5,8	6,7	5,6	3,1	10,7
Gasto público en salud/Gasto nacional en salud (%)	21,7	81,3	42,1	46,6	77,6	45,0	40,0	46,3
Gasto total en SIDA/Gasto nacional en salud (%)	0,8	0,92	1,4	1,27	—	0,5	2,6	0,87
Gasto público en SIDA/Gasto público en salud (%)	2,2	0,02	2,5	0,7	—	0,96	1,5	0,64
Gasto público en Sida/Gasto total en SIDA (%)	57,5	2,09	79,3	28,4	67,7	86,01	22,2	34,03
Gasto familiar en SIDA/Gasto total en SIDA (%)	—	22,64	15,0	66,9	0,6	11,52	74,9	45,13
Gasto per cápita en condones (en US$ PPA)	1,91	0,03	0,05	0,08	1,23	0,13	0,16	2,69
Gasto en antirretrovirales (en US$ PPA)	4,12	0,0	2,73	4,93	2,36	2,22	0,13	3,32
Composición del gasto (%)								
Personal de salud	77,9	18,0	72,0	88,5	67,6	83,0	91,9	64,4
Salud pública y prevención	22,1	53,3	28,0	11,5	32,4	17,0	8,1	35,6

— No disponible.
Nota: PBI = producto interno bruto; PPA = (ajustes realizados para tener en cuenta la) paridad del poder adquisitivo.
Fuente: Fundación Mexicana de la Salud, SIDALAC, ONUSIDA y Comisión Europea 2002.

Cuadro 1.5. Fondos para financiar los gastos generados por el SIDA en países seleccionados, clasificados según la fuente (en US$ ajustados por PPA)

FONDOS SEGÚN LA FUENTE	ARGENTINA	BOLIVIA	BRASIL	CHILE	COSTA RICA	MÉXICO	PERÚ	URUGUAY
Fondos públicos	200 524	8	706 205	28 655	14 520	22 347	20 088	9 442
Fondos del gobierno	200 524	8	706 205	15 857	211	35 755	10 193	9 268
Fondos del seguro social	n.a.	n.a.	n.a.	12 798	14 309	186 612	9 895	174
Fondos privados	148 121	282	197 523	71 993	6 941	28 928	74 960	18 580
Seguro social privado	58 368	n.a.	n.a.	n.a.	n.a.	n.a.	n.a.	5 633
Seguro privado	19 328	0	—	5 962	n.a.	0	n.a.	n.a.

— No disponible.
Nota: n.a. = no aplicable; PPA = (ajustes realizados para tener en cuenta la) paridad del poder adquisitivo.
Fuente: Fundación Mexicana de la Salud, SIDALAC, ONUSIDA y Comisión Europea 2002.

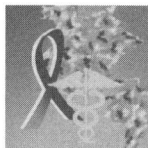

CAPÍTULO 2

Vigilancia epidemiológica

Resumen

En este capítulo se evalúa el desempeño de los sistemas de vigilancia epidemiológica mediante nuestra encuesta efectuada a informantes de 17 países latinoamericanos. La información sobre los procedimientos y la metodología fue proporcionada por los técnicos a cargo de la vigilancia epidemiológica a nivel nacional. En América Latina, se notifican ampliamente los casos de VIH y SIDA, si bien la definición de casos varía de un país a otro o, incluso, dentro de un mismo país. En general, los médicos son los responsables de notificar los casos de VIH/SIDA a las autoridades sanitarias, pero en algunos países también intervienen otros profesionales o entidades.

El formulario más común de identificación del caso se basa en el nombre, seguido de diversos tipos de códigos. Los entrevistados de cada país confirmaron que tienen leyes que protegen el acceso a esa información, pero la legislación existente muestra una ausencia de leyes o disposiciones concernientes a la propiedad de los datos de la vigilancia, la seguridad de la información y los derechos de los ciudadanos.

El subregistro y los retrasos en la notificación comprometen la calidad y la validez de la información disponible. La epidemia en América Latina probablemente incluya alrededor de 30% más de casos de SIDA y 40% más casos de infección por el VIH de los actualmente estimados. En general, en la mayoría de los países no se pone en práctica una vigilancia activa.

La vigilancia centinela es un instrumento indispensable para diseñar, aplicar y evaluar intervenciones de prevención orientadas a toda la población. A pesar de que están difundidos los sistemas de vigilancia centinela en América Latina, no se generan datos homogéneos y comparables en toda la región. Las políticas para promover las pruebas gratuitas y anónimas de detección del VIH y asegurar la disponibilidad de las pruebas y el acceso a ellas son condiciones básicas para expandir y mejorar las estrategias de prevención y los planes de vigilancia.

En cuanto a los sistemas de información actualmente existentes, es preciso mejorar los sistemas para la notificación de casos, en particular en lo concerniente a la validez y la amplitud. La notificación incompleta es uno de los problemas más frecuentes en América Latina. La mayoría de los problemas de la vigilancia centinela se relacionan con la necesidad de sistematizar los sistemas de información e incorporar subgrupos nuevos de población. La vigilancia de segunda generación es un reto para los responsables de los sistemas de vigilancia, dada la actual falta de aplicación y desarrollo de la vigilancia. La vigilancia de segunda generación es el monitoreo de las tendencias del VIH y los comportamientos de alto riesgo con el transcurso del tiempo para enriquecer la creación de intervenciones y evaluar su efecto. Ello ayuda a los investigadores a entender mejor los comportamientos que determinan la epidemia en un país, en particular, en poblaciones expuestas a riesgo alto de infección. Los objetivos primarios para mejorar la vigilancia del VIH/SIDA en América Latina son contar con más recursos, personal técnicamente capacitado y el apoyo político en relación con las políticas.

Introducción

En América Latina, la vigilancia epidemiológica del VIH/SIDA a nivel nacional comenzó al mismo tiempo que aparecieron los primeros casos de SIDA: en la primera mitad de los años ochenta. Como en el resto del mundo, los primeros sistemas de vigilancia registraban los casos de SIDA y luego fueron ampliados para incluir el VIH. Durante los años noventa, se incorporó en diversos grados la vigilancia centinela de comportamientos de alto riesgo.

La vigilancia epidemiológica del VIH/SIDA es fundamental para el control de la epidemia. Mediante la vigilancia, es posible medir la frecuencia y la distribución del VIH/SIDA en las poblaciones y entre ellas, analizar su evolución y evaluar la eficacia de las actividades de prevención. Los sistemas de vigilancia del VIH/SIDA constituyen un imperativo ya que se trata de una enfermedad infecciosa con serias implicaciones para la salud pública; si bien está distribuida en forma heterogénea en las poblaciones, también es prevenible y se vincula con tipos de comportamientos. Como en otras regiones del mundo, la epidemia de VIH/SIDA en América Latina tiene una historia, perfil y distribución diferentes según los países y aun en un mismo país (*HIV and AIDS in the Américas* 2001). En consecuencia, se requieren información de gran calidad y un conocimiento de las tendencias y las poblaciones más afectadas para preparar la prevención y las actividades de tratamiento y concentrarlas en objetivos específicos.

En este capítulo se evalúan sistemas de vigilancia epidemiológica del VIH/SIDA en América Latina, incluyendo su capacidad de recolectar, analizar, interpretar y difundir la información necesaria para controlar la epidemia. Se obtuvo información por medio de cuestionarios semiestructurados y autoadministrados, en relación con los recursos, las características y las actividades de los sistemas nacionales de vigilancia, así como de la vigilancia específica del VIH/SIDA. Se entregaron los cuestionarios a los encargados de dirigir los sistemas nacionales de vigilancia del VIH/SIDA en 17 países latinoamericanos, al programa nacional de control del SIDA o a los departamentos de epidemiología, según los países. Todos los entrevistados devolvieron los cuestionarios, pero fue variable el grado de llenado y esto hizo imposible realizar un análisis homogéneo de América Latina o establecer parámetros para comparaciones entre países o entre un país y la región. No obstante, siempre que sea posible, se presentan en este capítulo posibles subregiones (Centroamérica, el Área Andina, el Cono Sur) para el análisis en conjunto. La información reunida se incluye en secciones que abordan los recursos, las actividades, las políticas y la percepción de las necesidades.

Recursos para la vigilancia del VIH/SIDA

Los recursos y el personal asignados a la vigilancia han aumentado continuamente desde los años ochenta. Según las respuestas a la encuesta del Banco Mundial, en 2000, la cantidad media de personal de tiempo completo dedicado a la vigilancia del VIH/SIDA por país era de 2,5 en todos los países, excepto Paraguay, Panamá, Guatemala y El Salvador (véase el cuadro 2.1). En general, uno de cada cuatro países tiene

Cuadro 2.1. Personal para la vigilancia del VIH/SIDA en América Latina, 2000

PAÍS O SUBREGIÓN	PERSONAL DE TIEMPO COMPLETO PARA LA VIGILANCIA DEL VIH/SIDA (No.)	PERSONAL CON CAPACITACIÓN PARA LA VIGILANCIA DEL VIH/SIDA (%)
México	5	100
Centroamérica	2	83
Guatemala	0	0
El Salvador	0	0
Honduras	—	—
Nicaragua	20[a]	—
Costa Rica	2	—
Panamá	0	0
Brasil	15	—
Área Andina	9	20
Venezuela	—	—
Colombia	1	—
Ecuador	3	—
Perú	2	—
Bolivia	3	—
Cono Sur	4	75
Argentina	1	—
Chile	1	—
Uruguay	2	—
Paraguay	0	0
América Latina	35	63

— No disponible.
a. No se usaron los datos proporcionados por Nicaragua para calcular los valores totales.
Fuente: Datos originales de la encuesta.

personal de tiempo completo para la vigilancia del VIH/SIDA. Con excepción de Guatemala, Paraguay, Colombia, Ecuador, Perú y Bolivia, todos los países exigen que los profesionales de la vigilancia reciban capacitación específica en la vigilancia del VIH/SIDA.

En América Latina, se notifican ampliamente los casos de VIH y de SIDA. En todos los países es obligatorio notificar los casos de SIDA y en 94% de los países también se deben notificar los casos de infección por el VIH.

Definición de caso

La definición de un caso de SIDA varía en toda la región, tanto de un país a otro como en un mismo país. Las definiciones usadas con más frecuencia (en 47% de los países) son la definición de 1993 de los Centros para el Control y la Prevención de Enfermedades (CDC 1992), la versión europea de esta definición (European Centre for the Epidemiological Monitoring of AIDS 1993) o una combinación de ambas definiciones (por ejemplo, CDC 1987b; la definición de "Caracas" en Organización Panamericana de la Salud [OPS] 1990. Alrededor de 33% de los países usan definiciones muy sensibles basadas en complejos criterios clínicos (por ejemplo, Caracas; World Health Organization [WHO] 1986; véase el cuadro 2.2).

El empleo de la definición de 1993 de los CDC exige una infraestructura sanitaria bien desarrollada y métodos complejos para el diagnóstico apropiado e idóneo (CDC 1992). Posiblemente por esta razón, muchos países usan esta definición en combinación con otras que encuentran más adaptables y apropiadas para los recursos sanitarios locales. La coexistencia de distintas definiciones de caso puede crear problemas en relación con la sensibilidad (la proporción de casos diagnosticados y captados por el sistema) y el valor predictivo (la proporción de casos notificados que realmente satisfacen los criterios para ser considerados como un caso) (German 2000). Las definiciones de caso de VIH a menudo se basan en la detección serológica de anticuerpos contra el VIH, pero las definiciones usadas en muchos casos son imprecisas, no específicas y poco concluyentes desde el punto de vista clínico (véase el cuadro 2.3).

Cuadro 2.2. Definiciones de caso de SIDA utilizadas para la notificación en América Latina, 2000

PAÍS O SUBREGIÓN	CDC93[a] (INCLUYE LA VERSIÓN EUROPEA)[b]	CDC93 + CDC87[c] + CARACAS[d]	CARACAS	OTRA
México	0	0	0	1
Centroamérica	1	2	1	1
Guatemala	—	—	—	—
El Salvador		✓		
Honduras				OMS[e]
Nicaragua			✓	
Costa Rica	✓			
Panamá		✓		
Brasil				CDC87 + Caracas + CDC87 modificada
Área Andina	1	1	4	0
Venezuela			✓	
Colombia	✓		✓	
Ecuador		✓		
Perú			✓	
Bolivia			✓	
Cono Sur	1	1	0	1
Argentina				CDC87 + OMS
Paraguay	—	—	—	—
Uruguay	✓			
Chile		✓		
América Latina	3	4	5	4

— No disponible.
a. *CDC93* se refiere a la definición del SIDA de los Centros para el Control y la prevención de Enfermedades (CDC 1992).
b. *La versión europea* se refiere a la definición del SIDA del Centro Europeo para la Vigilancia Epidemiológica del SIDA (European Center for the Epidemiological Monitoring of AIDS 1993).
c. *CDC87* se refiere a la definición del SIDA de los CDC (1987b).
d. *Caracas* se refiere a la definición del SIDA de la OPS (OPS 1990).
e. *OMS* se refiere a la definición del SIDA de la OMS (WHO 1986).
Fuente: Datos originales de la encuesta.

Notificación de caso

Según los datos de la encuesta del Banco Mundial, los médicos son con más frecuencia los encargados de notificar los casos de VIH/SIDA a las autoridades sanitarias, si bien en algunos países la responsabilidad de la notificación también recae en otros profesionales o entidades. Por

Cuadro 2.3. Definiciones de caso de VIH por país, 2000

PAÍS	DEFINICIÓN DE CASO DE VIH
México	Persona infectada por el VIH o con diagnóstico de SIDA que puede infectar a otras personas
Guatemala	—
El Salvador	Doble prueba positiva con diferentes tipos de pruebas reactivas para el VIH y prueba WB positiva
Honduras	Resultados serológicos positivos para el VIH y con al menos un síntoma importante característico del SIDA o asociado con él
Nicaragua	Prueba ELISA reactiva, confirmada con la prueba WB, no necesariamente con síntomas de SIDA
Costa Rica	Pruebas ELISA y WB reactivas
Panamá	Prueba de detección del VIH positiva, confirmada
Brasil	Dos ELISA reactivas de diferentes fuentes y una prueba confirmatoria (WB, EIF)
Venezuela	—
Colombia	Dos pruebas ELISA reactivas, una WB o EIF
Ecuador	Adolescentes y adultos: dos ELISA reactivas confirmadas con EIF o WB, o cualquier prueba que detecte anticuerpos contra el VIH, antígeno del VIH o datos genéticos probatorios Niños menores de 18 meses: resultados positivos para el VIH en dos pruebas (cultivo de VIH, antígeno 24 en la PCR)
Perú	—
Bolivia	—
Argentina	Definición de los Centros para el Control y la Prevención de Enfermedades (CDC 1993)
Paraguay	Adultos y niños mayores de 18 meses: pruebas serológicas positivas (ELISA, confirmada con la WB) con o sin signos o síntomas de SIDA. Niños menores de 18 meses: reacción en cadena de la polimerasa (PCR) (actualmente no se usa)
Uruguay	—
Chile	Definición de los Centros para el Control y la Prevención de Enfermedades (CDC 1987); algoritmo diagnóstico establecido en Chile.

— No disponible.
Nota: EIF = ensayo de inmunofluorescencia; ELISA = ensayo de inmunoabsorción enzimática; RCP = reacción en cadena de la polimerasa; WB = Western Blot.
Para la definición de caso de los CDC, véase:
http://www.cdc.gov/epo/dphsi/casedef/acquired_immunodeficiency_syndrome_current.htm
Para la definición de caso de la OMS, véase:
http://www.who.int/emc-documents/surveillance/docs/whocdscsrisr992.html/01Aids.htm
Para la definición europea de caso, véase: http://ceses.org
Para la definición de caso de SIDA de Caracas, véase: http://lac-hiv-epinet.org
Fuente: Datos originales de la encuesta.

ejemplo, las organizaciones no gubernamentales (ONG) en El Salvador también notifican casos y, en Honduras, los enfermeros, los trabajadores sociales y los psicólogos también deben notificar los casos. En Bolivia, los laboratorios de diagnóstico notifican los casos de VIH/SIDA, lo cual limita la información clínica y sociodemográfica documentada acerca de los pacientes. En Panamá, la responsabilidad de la notificación se delega en personas tales como médicos, administradores de trabajadores del sexo comercial (TSC), personal responsable de asistir a los pacientes, trabajadores de laboratorio o todo ciudadano que conozca o "sospeche" la existencia de infección o enfermedad por el VIH/SIDA. En todos los países, se notifican los casos al ministerio nacional de salud ya sea directamente o por conducto de oficinas estatales o regionales (figura 2.1).

Vigilancia activa y vigilancia pasiva

La *vigilancia activa* implica que los servicios de vigilancia buscan casos en los entornos pertinentes, mientras que en la *vigilancia pasiva* los servicios reciben y procesan los datos comunicados desde otros sitios. La vigilancia activa permite un registro más integral de los casos de VIH/SIDA, pero es muy costosa ya que los equipos de profesionales deben trasladarse a los sitios para la recolección de datos. En las zonas de incidencia elevada del VIH/SIDA, la vigilancia activa genera datos más sensibles (Thacker *et. al.* 1986). La vigilancia activa se usa solo en siete países (México, El Salvador, Costa Rica, Perú, Brasil, Venezuela y Uruguay) en grados variables.

Según los datos recolectados, Costa Rica y el Perú son los países con una vigilancia activa más extensa de los casos de VIH/SIDA. La cantidad de países con vigilancia activa tal vez sea en realidad inferior a la presentada aquí, ya que en ciertos casos hubo confusión entre la vigilancia centinela y la vigilancia activa.

Formularios para la notificación

Los informes estandarizados de los casos ayudan a los profesionales de la salud a mantenerse informados acerca de los datos clínicos, epidemiológicos y sociodemográficos necesarios para caracterizar los

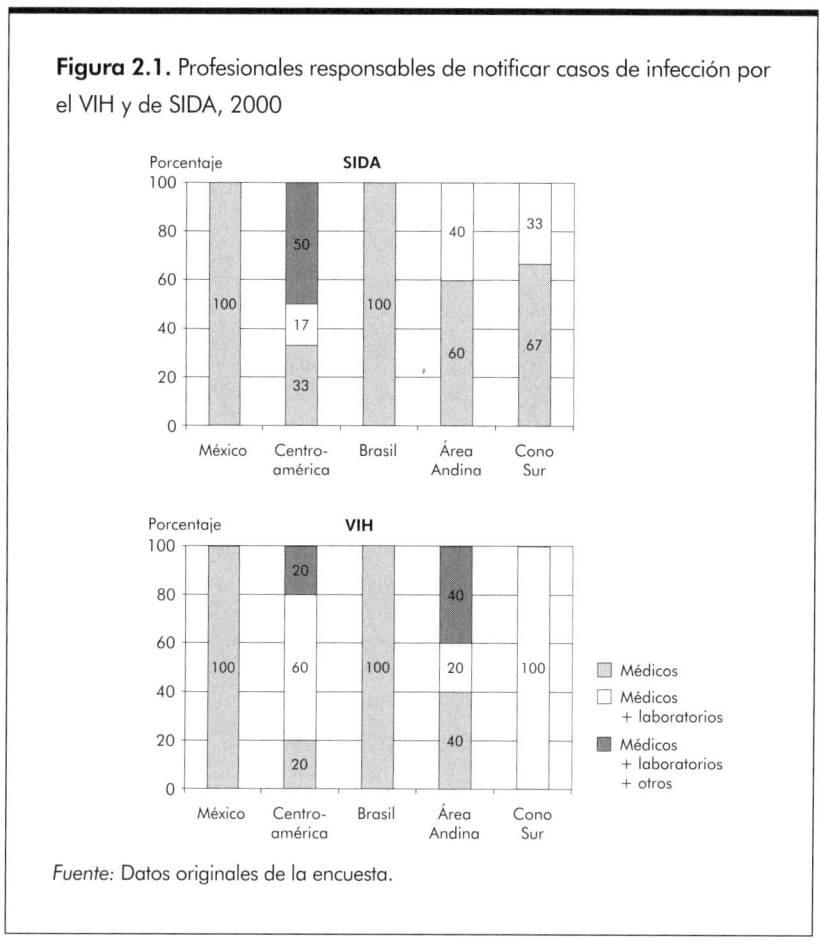

Figura 2.1. Profesionales responsables de notificar casos de infección por el VIH y de SIDA, 2000

Fuente: Datos originales de la encuesta.

casos. En la mayoría de los países, existen formularios estandarizados para la notificación de casos de VIH/SIDA, si bien esos formularios se usan más para notificar casos de SIDA que para comunicar casos de infección por el VIH (véase el cuadro 2.4).

Identificación de los casos

El propósito de la identificación de los casos es eliminar o reducir la duplicación de casos de VIH/SIDA que se notifican. Un método

Cuadro 2.4. Países y subregiones que cuentan con formularios para la notificación de casos, 2000

PAÍS O SUBREGIÓN	FORMULARIO PARA LA NOTIFICACIÓN DE CASOS DE SIDA	FORMULARIO PARA LA NOTIFICACIÓN DE CASOS DE INFECCIÓN POR EL VIH
México	✓	✓
Centroamérica	6	4
Guatemala	✓	
El Salvador	✓	✓
Honduras	✓	✓
Nicaragua	✓	✓
Costa Rica	✓	
Panamá	✓	✓
Brasil	✓	✓
Área Andina	5	1
Venezuela	✓	
Colombia	✓	
Ecuador	✓	
Perú	✓	✓
Bolivia	✓	
Cono Sur	4	1
Argentina	✓	
Paraguay	✓	✓
Uruguay	✓	
Chile	✓	
América Latina	17 (100%)	8 (41,1%)

Nota: la mayoría de los países tienen el mismo formulario de notificación para incluir los datos de casos de infección por el VIH y de SIDA.
Fuente: Datos originales de la encuesta.

común para identificar los casos es el empleo de indicadores personales muy detallados (es decir, el nombre, la fecha de nacimiento, números o códigos de identificación personal, etc.), así como otros elementos que tienen menor capacidad para discriminatoria (Joint United Nations Programme on HIV/AIDS [UNAIDS] 2000x; Osmond *et. al.* 1999; CDC 1999a).

En la mayoría de los países (nueve de los 17) se controla la duplicación mediante la identificación de caso por el nombre y el apellido del paciente. En seis países, el código más usado para la identificación consta de las iniciales (del nombre y el apellido) y la fecha de nacimiento de la persona. En Colombia, se usan como identificadores de caso los números de identificación personal, mientras que en el Cono Sur y Centroamérica se emplean con mayor frecuencia las iniciales (cuadro 2.5).

Como todos los sistemas de vigilancia, los diseñados para el VIH/SIDA necesitan un mecanismo de identificación de caso para prevenir la duplicación de la notificación, pero se puede plantear el problema de la confidencialidad de la identidad del paciente. Los sistemas de información que contienen datos personales (nombres, códigos o de otro tipo) tal vez sean en última instancia lo suficientemente sensibles para identificar a personas específicas, pero, para realizar las actividades de salud pública y asistencia, los administradores de salud con frecuencia necesitan tener acceso a esa información personal. Esto indica con claridad la necesidad de contar con

Cuadro 2.5. Elementos para identificar los casos de VIH y de SIDA, 2000

PAÍS O SUBREGIÓN	ELEMENTOS PARA IDENTIFICAR LOS CASOS DE VIH/SIDA
México	Nombre
Centroamérica	Nombre (50%), Código (50%)
Guatemala	Código
El Salvador	Nombre
Honduras	Nombre
Nicaragua	Código
Costa Rica	Código
Panamá	Nombre
Brasil	Nombre
Área Andina	Nombre (60%), Código (40%)
Venezuela	Nombre
Colombia	Número de identificación personal
Ecuador	Nombre
Perú	Código
Bolivia	Nombre
Cono Sur	Nombre (25%), Código (75%)
Argentina	Código
Paraguay	Código
Uruguay	Nombre
Chile	Código
América Latina	Nombre (53%), Código (47%)

Fuente: Datos originales de la encuesta.

sistemas de información seguros y bien protegidos que garanticen los derechos de los pacientes a la confidencialidad y la privacidad.

Todos los países incluidos en la encuesta confirmaron que tienen leyes para proteger el acceso a esa información. En algunos países, esas leyes se relacionan directamente con los casos de VIH/SIDA, mientras que en otros están incorporadas en disposiciones para las actividades de salud pública y normas para la conducta profesional. En algunos países, las leyes están dispersas en la constitución o la legislación, sin vincularse específicamente con el campo de la salud (véase el cuadro 2.6). Al revisar la legislación existente, es interesante observar la escasez de leyes concernientes a la propiedad de los datos de la vigilancia, la seguridad de la información y los derechos de los ciudadanos.

Cuadro 2.6. Legislación pertinente a asuntos de confidencialidad

PAÍS	LEGISLACIÓN SOBRE CONFIDENCIALIDAD
México	NOM 10 y NOM 17
Guatemala	
El Salvador	Ley sobre ética profesional
Honduras	Ley especial para el VIH/SIDA, artículos 58, 60 y 61
Nicaragua	Legislación no específica
Costa Rica	Ley General sobre el SIDA
Panamá	Ley 3 del 5 de enero de 2000
Brasil	Ley de protección de la información; no específica
Venezuela	Resolución para respetar los derechos de confidencialidad
Colombia	Decreto 1543 de junio de 1997
Ecuador	Ley sobre estadísticas
Perú	Ley de protección de la información; Ley 26626 Contra el SIDA
Bolivia	Ninguna ley para proteger la información
Argentina	Ley 23.798/90-Artículo 2 (a)
Paraguay	Ley #102 (en revisión)
Uruguay	Ninguna ley específica; derechos reconocidos en la Constitución. La información personal está protegida por la ley del ministerio de salud pública
Chile	Decreto para la notificación obligatoria de enfermedades infecciosas (#712, artículo 4, de noviembre de 1999) Ley de protección de la información; no específica

NOM = Normas Oficiales Mexicanas.
Nota: la información de este cuadro refleja las respuestas al cuestionario.
Fuente: Datos originales de la encuesta.

Notificación incompleta y demoras en la notificación

Tanto el subregistro de casos (es decir, la existencia de casos diagnosticados pero no notificados a los registros nacionales o locales) como las demoras en la notificación comprometen la calidad y la validez de la información disponible. Es posible hacer predicciones matemáticas para compensar las demoras en la notificación, pero la notificación incompleta sigue siendo un serio factor limitante, que da como resultado la subestimación de las dimensiones reales de la epidemia de VIH/SIDA.

El período transcurrido entre el diagnóstico de un caso y su notificación a los registros nacionales o locales varía. Según las respuestas en los cuestionarios, en la mayoría de los países el tiempo requerido para que se complete el proceso de notificación es de tres a seis meses, excepto en Chile y Panamá, donde normalmente transcurren más de seis meses, y México y Colombia, donde se encontró el retraso mayor, con un lapso de más de un año entre el diagnóstico y la aparición del caso en el sistema de vigilancia (cuadro 2.7).

El subregistro de casos es elevado en América Latina, con un porcentaje de 54,8% de los casos de VIH y de 43,5% de los casos de SIDA sin notificar, según los resultados de la encuesta. Los porcentajes más bajos de subregistro se encontraron en Brasil, Uruguay, Chile y Argentina, mientras que los más altos correspondieron a Colombia, Guatemala y Honduras. A nivel regional, Centroamérica y el Área Andina presentan los porcentajes más altos de subregistro. No todos los países estiman el número de casos no notificados (por ejemplo, Ecuador, Perú, Venezuela y Paraguay) y la subnotificación de casos de VIH recibe menos atención que la subnotificación de casos de SIDA. Sobre la base de los datos reunidos para este estudio, es probable que la epidemia en América Latina incluya alrededor de 30% más casos de SIDA y 40% más casos de infección por el VIH que los actualmente estimados.

Todos los países de América Latina difunden boletines periódicos acerca de la distribución y evolución de la epidemia de VIH/SIDA. La información sobre el SIDA está más sistematizada que la relacionada con el VIH. Los boletines por lo general se distribuyen trimestral o semestralmente, si bien Colombia publica boletines más

Cuadro 2.7. Notificación incompleta y retrasos en la notificación, 2000

PAÍS O SUBREGIÓN	RETRASOS EN LA NOTIFICACIÓN DEL VIH			RETRASOS EN LA NOTIFICACIÓN DEL SIDA			NOTIFICACIÓN INCOMPLETA DEL VIH	NOTIFICACIÓN INCOMPLETA DEL SIDA
	<6 MESES	6 MESES-1 AÑO	>1 AÑO	<6 MESES	6 MESES-1 AÑO	>1 AÑO		
México	✓			✓			91,2%ᵃ	18,5%ᵃ
Centroamérica	50,0%	17,0%	33,0%	83,0%	17,0%	0,0%	43,3%	33,2%
Guatemala	✓			✓			—	50,0%
El Salvador	✓			✓			40,0%	40,0%
Honduras	✓			✓			—	47,0%
Nicaragua					✓		60,0%	—
Costa Rica			✓				30,0%	30,0%
Panamá					✓		—	32,0%
Brasil	✓			✓			—	7,0%
Área Andina	80,0%	20,0%		80,0%		20,0%	70,0%	55,0%
Venezuela							s/r	s/r
Colombia	✓		✓	✓		✓	80,0%	80,0%
Ecuador	✓			✓			—	—
Perú	✓			✓			—	—
Bolivia	✓			✓			60,0%	30,0%
Cono Sur	50,0%		50,0%	75,0%	25,0%		15,0%	14,0%
Argentina			✓	✓			—	20,0%
Paraguay	✓			✓			—	—
Uruguay	✓				✓		15,0%	10,0%
Chile			✓		✓		—	14,0%
América Latina	59,0%	6,0%	12,0%	76,0%	12,0%	12,0%	54,8%	43,6%

— No disponible.
a. Últimas estimaciones de México 2002.
Fuente: Datos originales de la encuesta.

frecuentes sobre la propagación del VIH/SIDA y el Brasil hace lo mismo con respecto al VIH. La mayoría de los países distribuyen información acerca del VIH y el SIDA, pero hay algunos que solo proveen información sobre el SIDA (Guatemala, el Paraguay y Panamá) y, parece que en Costa Rica no se difunde para nada esa información epidemiológica, según las respuestas al cuestionario.

En la mayoría de los países, los datos sobre el VIH/SIDA se envían a los organismos sanitarios pertinentes, los profesionales de atención de salud, las universidades, ONG, investigadores y los medios generales de comunicación (cuadro 2.8). Solo en el Paraguay y El Salvador los entrevistados dijeron que no se proporciona información

Cuadro 2.8. Profesionales y organismos que reciben información epidemiológica sobre el VIH/SIDA, 2000

PROFESIONAL U ORGANISMO	RECIBE SOLO INFORMACIÓN SOBRE EL SIDA	RECIBE INFORMACIÓN SOBRE EL VIH/SIDA	NO RECIBE INFORMACIÓN
Administradores	Guatemala, Panamá, Venezuela	México, El Salvador, Honduras, Nicaragua, Colombia, Ecuador, Perú, Brasil, Argentina, Uruguay, Chile	
Médicos	Guatemala, Panamá, Venezuela	México, El Salvador, Honduras, Brasil, Colombia, Ecuador, Perú, Argentina, Uruguay, Chile	Paraguay
Enfermeros	Guatemala, Panamá	México, El Salvador, Honduras, Brasil, Colombia, Chile	Paraguay
Universidades	Guatemala, Panamá	Honduras, Nicaragua, Brasil, Colombia, Perú, Argentina, Chile	El Salvador, Paraguay
Organizaciones no gubernamentales	Guatemala, Panamá, Venezuela	México, El Salvador, Honduras, Nicaragua, Brasil, Colombia, Ecuador, Perú, Argentina, Uruguay, Chile	
Investigadores	Guatemala, Panamá	México, Honduras, Nicaragua, Brasil, Colombia, Ecuador, Bolivia, Argentina, Chile	El Salvador, Paraguay
Prensa y medios de difusión	Guatemala, Panamá	México, El Salvador, Honduras, Nicaragua, Brasil, Colombia, Bolivia, Ecuador, Argentina, Uruguay, Chile	

Fuente: Datos originales de la encuesta.

concerniente al VIH/SIDA a los profesionales o los investigadores. En general, los países consideran que la distribución amplia es útil ya que los trabajadores de salud están mejor informados del perfil de la epidemia, hay una mayor colaboración entre las autoridades sanitarias y se planean más intervenciones como resultado de la información contenida en los boletines e informes. La mayoría de los países mantienen a nivel nacional (ministerios de salud) datos relacionados con el VIH y el SIDA, pero se dispone de menos información de ese tipo a nivel local o regional. Este vacío es especialmente notable en el Cono Sur (véase el cuadro 2.9). La mayoría de los entrevistados consideraron que la distribución de la información epidemiológica sobre el VIH/SIDA al gobierno nacional fue muy valiosa para la toma

Cuadro 2.9. Sistematización de los registros de VIH y SIDA, 2000

PAÍS O SUBREGIÓN	SISTEMATIZACIÓN DE LOS DATOS SOBRE EL VIH		SISTEMATIZACIÓN DE LOS DATOS SOBRE EL SIDA	
	MINISTERIO NACIONAL DE SALUD	LOCAL	MINISTERIO NACIONAL DE SALUD	LOCAL
México	✓	✓	✓	✓
Centroamérica	5 (83%)	4 (67%)	6 (100%)	4 (67%)
Guatemala	—		✓	
El Salvador	✓	✓	✓	✓
Honduras	✓	✓	✓	✓
Nicaragua	✓		✓	
Costa Rica	✓	✓	✓	✓
Panamá	✓	✓	✓	✓
Brasil	✓	✓	✓	✓
Área Andina	5 (100%)	3 (60%)	5 (100%)	3 (60%)
Venezuela	✓	✓	✓	✓
Colombia	✓	✓	✓	✓
Ecuador	✓		✓	
Perú	✓		✓	
Bolivia	✓	✓	✓	✓
Cono Sur	4 (100%)	1 (25%)	4 (100%)	1 (25%)
Argentina	✓	✓	✓	✓
Paraguay	✓		✓	
Uruguay	✓		✓	
Chile	✓		✓	
América Latina	16 (94%)	10 (59%)	17 (100%)	10 (59%)

— No disponible.
Fuente: Datos originales de la encuesta.

de decisiones, en particular las concernientes al diseño, la puesta en práctica y la expansión de programas de prevención, y el aumento de los recursos asignados a la lucha contra la epidemia.

Actividades de vigilancia

Evaluación de los sistemas de vigilancia

Según las respuestas al cuestionario, 65% de los países habían efectuado evaluaciones de sus sistemas de vigilancia epidemiológica, al igual que de los registros de casos de SIDA y VIH. Las respuestas indicaron que, en algunos países, esas evaluaciones se realizaban periódicamente (Honduras, Nicaragua, México, Perú, Bolivia y Brasil), mientras que en otros países no se habían llevado a cabo evaluaciones (El Salvador, Costa Rica, Panamá, Venezuela, Colombia y Paraguay). En el proceso de realizar las encuestas y reunir los datos, parece existir cierta confusión entre las evaluaciones reales de los sistemas de vigilancia y los informes sobre el balance y las tendencias de la epidemia del VIH. Quienes respondieron al cuestionario indicaron que los resultados de las evaluaciones efectuadas sistemáticamente en algunos países no estaban siempre bien fundamentados y, en algunos casos, las evaluaciones no eran exactamente estudios de evaluación sino, más bien, informes sobre la situación y la evolución de la epidemia en el país.

Vigilancia centinela

Los sistemas de vigilancia centinela del VIH/SIDA proporcionan información más detallada sobre las dimensiones de la epidemia y su evolución en diversos grupos de población. Por esta razón, la vigilancia centinela es un instrumento indispensable en el diseño, la puesta en práctica y la evaluación de intervenciones de prevención orientadas a grupos de población expuestos a un alto riesgo o a riesgos variables (Pappaioanou *et. al.* 1990; Onorato, Jones y Forrester 1990; WHO y UNAIDS 2000). La mayoría de los países de la encuesta (14 de los 17) tenían sistemas estructurados para la vigilancia centinela del VIH/SIDA integrados en el sistema global de información sobre el VIH/SIDA; las excepciones eran Venezuela, Costa Rica y Panamá. La vigilancia centinela dio prioridad y benefició a los siguientes grupos de población, mencionados según el orden de frecuencia de la actividad: TSC, mujeres embarazadas, HSH y pacientes con infecciones de transmisión sexual (ITS). Si bien existen sistemas estructurados en la mayoría de los países, solo la Argentina, el Ecuador, México, el Brasil y el Uruguay tenían información sobre los grupos de población prioritarios, de alto riesgo. La explicación más lógica de esta deficiencia es que muchos de los demás países instauraron recientemente la vigilancia centinela, por lo que es de esperar que dispongan de la información en un futuro cercano. En la mayoría de los países se calculó la prevalencia del VIH/SIDA reuniendo los resultados de pruebas voluntarias efectuadas en diversos centros de prueba y diagnóstico. Comúnmente se usan pruebas anónimas sin vinculación para la sangre recolectada con propósitos de diagnóstico.

Nuestra encuesta encontró que, a pesar de que están difundidos los sistemas de vigilancia centinela en América Latina, se carece de datos homogéneos. Sin embargo, la mayoría de los cálculos de la prevalencia del VIH/SIDA se basan en resultados de estudios realizados en diversos momentos, en distintas zonas y por diferentes instituciones. En el cuadro 2.10 se muestran en detalle estas estimaciones, a menudo dispares, generadas por la vigilancia centinela de la prevalencia del VIH.

La información de alta calidad sobre la prevalencia del VIH/SIDA en América Latina es difícil de obtener y suele ser engañosa o contradictoria. En esta encuesta se encontró que existen grandes diferencias en las estimaciones disponibles en los países, que podrían ser resultado de los variados métodos o procedimientos usados por el país y los organismos internacionales (ONUSIDA, OPS y OMS) para obtener los cálculos (UNAIDS 2000w; PAHO 2000c).

En general, se puede decir que existe una prevalencia elevada del VIH en la mayoría de los grupos de población latinoamericanos de alto riesgo. Las tasas más altas entre los TSC estaban en Honduras (10% de los TSC), mientras que se encontraron tasas mucho más bajas en el Perú (1,6%), la Argentina (1,9%) y el Paraguay (menos de 2%). Es alarmante la prevalencia entre los travestis observada en el Uruguay (21%).

Cuadro 2.10. Resultados de los estudios de vigilancia centinela del VIH

PAÍS O SUBREGIÓN	POBLACIÓN	MÉTODO	TAMAÑO DE LA POBLACIÓN	PREVALENCIA ESTIMADA (%)	FECHA DE INICIO
México	Población de hospitales	PV	19 286	0,35	1992
	Presidiarios (hombres)	PV	5 751	1,4	1985
	Presidiarios (hombres)	PV	798	3,1	1991
	Mujeres embarazadas	PV	12 068	0,09	1990
	Usuarios de drogas IV (UDI)	PV	1 816	4,13	1987
	TSC (mujeres)	PV	38 347	0,59	1987
	TSC (hombres)	PV	15 784	4,41	1987
	Donantes de sangre	PO	992 586	0,007	1986
El Salvador	—	—	—	—	—
Guatemala	—	—	—	—	—
Honduras	Mujeres embarazadas	PAV/PV	3 248	1,4	1998
	Presidiarios	PAV/PV	2 095	6,8	1997
	TSC	PAV/PV	699	9,9	1998
	Serenos	PAV/PV	200	0,5	1998
	Población garífuna	PAV/PV	310	8,4	1998
	HSH	PAV/PV	422	8,0	1998
	Camioneros	PAV/PV	458	1,1	1998
Nicaragua	TSC	PAV	400	0,02	1998
	Donantes de sangre	PV	1 500	0,07	—
	Pacientes con TB	PAV	760	0,52	—
	Pacientes con ITS	PAV	—	—	1999
	Mujeres embarazadas	PV	—	—	2001
	TSC	PAV	—	—	2001
	Donantes de sangre	PV	—	—	—
Costa Rica	—	—	—	—	—
Panamá	Mujeres embarazadas	PAV			
	Madres de recién nacidos	PAV			
	Presidiarios	PV	879	5,8	1991
	Donantes de sangre	PO	—	—	—
	TSC	PO	—	—	—
Brasil	Pacientes con ITS	PAV	2 748	4,7	1999
	Mujeres embarazadas	PAV	15 226	0,6	2000
	Presidiarios	PAV	—	—	—
	TSC	PAV	—	—	—
	Donantes de sangre	PO	—	—	—
Venezuela	Mujeres embarazadas	PV	—	—	1999
	Donantes de sangre				
Colombia	HSH	—	—	18	1999
	Pacientes con ITS	PAV	4 375	< 2	1999
	Mujeres embarazadas	PAV	8 690	< 1	1999
	Pacientes de medicina general	PAV	9 004	< 1	1999

(Continúa en la página siguiente)

Cuadro 2.10. (Continuación)

PAÍS O SUBREGIÓN	POBLACIÓN	MÉTODO	TAMAÑO DE LA POBLACIÓN	PREVALENCIA ESTIMADA (%)	FECHA DE INICIO
Ecuador	TSC	PV	100 por año	—	1999
	HSH	PV	100 por año	—	1999
	Mujeres embarazadas	PV	5 000	0,05	2001
Perú	Pacientes con ITS	PAV	—	7	1997
	Mujeres embarazadas	PAV	—	0,3	2000
	Donantes de sangre	PO	—	0,01	2000
	TSC	PAV	—	1,6	1999
	Prisioneros	*PAV*	—	—	—
	Mujeres embarazadas	*PAV*	—	—	—
Bolivia	Población de hospitales	PAV	784	0,02	2000
	Pacientes con ITS	PAV	784	0,03	2000
	Mujeres embarazadas	PAV	784	—	2000
	TSC	PAV	784	0,03	2000
Argentina	*Pacientes con ITS*	*PV*	*320*	*4,16*	*2000*
	Mujeres embarazadas	PV	96 011	0,66	2000
	Presidiarios	*PV*	*2 017*	*17,55*	*2000*
	UDI	*PV*	*157*	*45,8*	*2000*
	Voluntarios del ejército	*PV*	*27 011*	*3,23*	*2000*
	TSC			1,9	
Paraguay	Mujeres embarazadas	PAV	—	< 1	—
	Presidiarios	PV	—	1	—
	TSC	PV	—	< 2	—
	Donantes de sangre	PO	—	0,17	—
	UDI	PV	—	15	—
	Trabajadores de atención de salud	PV	—	0	—
Uruguay	Mujeres embarazadas	PV	2 000	0,23	2000
	Presidiarios	PV		6	1993
	TSC	PV	500	0,45	1995
	TSC	PV	300	0,35	2000
	Travestis	PV	200	21	2000
	Población empleada	*PAV*	*12 000*	*0,23*	*1996*
	Mujeres embarazadas	PV	2 000 por año	0,23	1991
	Donantes de sangre	PO	120 000	0,6	1988
Chile	Pacientes con ITS	PAV	—	—	—
	Mujeres embarazadas	PAV	—	—	—
	TSC	PV	—	—	—
	Pacientes con TB	PV	—	—	—
	Mujeres embarazadas	*PAV*	—	—	—

— No disponible.

Nota: los datos del sistema de vigilancia epidemiológica están en cursiva para establecer la comparación con otras encuestas diferentes. HSH = hombres que tienen relaciones sexuales con otros hombres; ITS = infecciones de transmisión sexual; PAV = pruebas anónimas sin vinculación; PO = pruebas obligatorias; PV = pruebas voluntarias; TB = tuberculosis; TSC = trabajadores del sexo comercial; UDI = usuarios de drogas inyectables.

Hay muy poca información sobre los pacientes con ITS en América Latina. Este es un problema importante si se considera la elevada prevalencia de esas infecciones en todos los países y el hecho de que las ITS constituyen un factor clave de riesgo de contraer la infección por el VIH. Se encontraron tasas altas de prevalencia en el Perú (7%) y la Argentina (4,16%), mientras las tasas en Colombia (<2%) y Bolivia (0,03%) eran más bajas. No se dispone de datos correspondientes a Centroamérica, pero actualmente diferentes organismos proyectan efectuar un estudio multicéntrico y pronto se dispondrá de información.

Los presidiarios muestran tasas elevadas de prevalencia en Centroamérica (Honduras y Panamá) y el Cono Sur (la Argentina y el Uruguay), posiblemente debido a que hay cantidades elevadas de usuarios de drogas inyectables (UDI) en prisión. Si bien se los considera uno de los grupos de más alto riesgo para la transmisión, hay muy pocos estudios centinela de los UDI encarcelados. Las estimaciones de la prevalencia en poblaciones de UDI de la Argentina (46%) y el Paraguay (15%) demuestran el elevado riesgo que implica el uso de drogas inyectables y la necesidad urgente de vigilancia.

Los hombres que tienen relaciones sexuales con otros hombres (HSH) son uno de los grupos de población menos estudiados en América Latina, a pesar de que en la mayoría de los países constituyen la mayor parte de los casos de SIDA y se los considera un grupo prioritario para la vigilancia centinela del VIH. Honduras tiene datos sobre esta población, pero, aun en este país, los datos son cuestionables (la estimación de una tasa de prevalencia de 8% entre los HSH en Honduras podría ser demasiado baja). En Colombia, se estima que la prevalencia del VIH entre los HSH es de 18% (datos de 1999-2000).

Estas poblaciones de alto riesgo actúan como un reservorio de la epidemia y son actores fundamentales en la propagación de la infección, pero todavía no han sido objeto de estudios periódicos sistemáticos (World Bank 1997). A causa de la escasez de datos, es difícil efectuar un análisis de la situación actual de la epidemia y sus tendencias geográficas y en el transcurso del tiempo. Por consiguiente, es una tarea complicada establecer intervenciones apropiadas para el país o la región.

Los estudios centinela de grupos con riesgo variable (camioneros, poblaciones de los hospitales, etc.) y otros expuestos al mismo riesgo de la población en general (empleados, mujeres embarazadas, etc.) son sorprendentemente frecuentes en América Latina. En algunos países, los estudios de poblaciones expuestas a riesgos variables son más numerosos y extensos que los que se ocupan de grupos de población de alto riesgo, en los cuales la vigilancia de la distribución de la infección podría tener más repercusiones en la prevención del control. Como las poblaciones de riesgo variable tienen tasas de prevalencia relativamente bajas, los estudios para esos grupos a menudo son más amplios y más costosos.

Las tasas de prevalencia más altas entre grupos de riesgo variable se encuentran en Honduras (1,1% en los camioneros, 8,4% en los garífunas y 1,4% en las mujeres embarazadas). Las tasas de prevalencia entre las mujeres embarazadas varían de 0,05% en el Ecuador a menos de 1% en Colombia y el Paraguay. La prevalencia de 3,23% observada entre los conscriptos voluntarios en la Argentina es notable y posiblemente sea resultado de un alto grado de uso de drogas inyectables en ese grupo de población. En algunos países, los donantes de sangre tienen tasas de prevalencia más altas que las de la población en general. Por ejemplo, en el Uruguay la prevalencia es de 0,23% en los empleados y de 0,6% en los donantes de sangre.

Según los resultados de la encuesta, la mayoría de los países (11 de 17) tienen estimaciones del número de personas que viven con VIH, si bien muchos no comunican las fuentes ni publican los métodos usados. Algunos países emplean las estimaciones del ONUSIDA, la OMS y la OPS, mientras que otros obtienen estimaciones mediante estudios centinela, que no son necesariamente representativos de la población en general, o mediante cálculos de validez científica poco clara. Ninguna de las estimaciones se deriva de los métodos más comunes para estimar la prevalencia (Hughes, Porter y Gill 1998; Karon, Khare y Rosenberg 1998). A su vez, las estimaciones de las personas que viven con VIH varían de 0,22/1000 en Venezuela a 0,02/1000 en Bolivia. Según los datos presentados, la prevalencia en Honduras es de 0,38/1000, mientras que en Panamá es de 8,2/1000, estimaciones que no concuerdan con las dimensiones previstas de la epidemia en cada país, o con las estimaciones efectuadas por organismos internacionales (véase el cuadro 2.11). Estas estimaciones y las generadas por los sistemas de vigilancia centinela no son comparables con los datos epidemiológicos suministrados por las autoridades regionales y los estudios. En consecuencia, nos encontramos con el caso de que Venezuela sería el país más afectado, superando al Brasil y Honduras.

Vigilancia de los comportamientos

La encuesta de nuestro estudio reveló que siete de los 17 países han efectuado encuestas de conocimientos, actitudes y prácticas (CAP) en los últimos años. Los grupos de población más estudiados fueron la

Cuadro 2.11. Personas que viven con VIH, diciembre de 2000

PAÍS O SUBREGIÓN	NÚMERO DE PERSONAS QUE VIVEN CON VIH[a]	PERSONAS QUE VIVEN CON VIH/100 000[b]	NÚMERO DE PERSONAS QUE VIVEN CON VIH[c]	PERSONAS QUE VIVEN CON VIH/100 000[c]
México	116 000	117, 29	150 000	151,67
Centroamérica	29 971	307,21	196 900	525,11
Guatemala	—	—	73 000	640,35
El Salvador	3 444	54,66	20 000	317,46
Honduras	2 500	38,46	63 000	969,23
Nicaragua	—	—	4 900	96,08
Costa Rica	—	—	12 000	300,00
Panamá	24 027	828,51	24 000	827,59
Brasil	597 000	350,97	540 000	317,46
Área Andina	634 627	631,46	204 200	74,25
Venezuela	540 000	2 231,40	62 000	256,20
Colombia	18 429	44,36	71 000	167,85
Ecuador	—	—	19 000	150,79
Perú	76 000	295,71	48 000	186,77
Bolivia	198	2,38	4 200	50,60
Cono Sur	143 517	208,49	154 000	130,93
Argentina	122 000	329,72	130 000	351,35
Paraguay	—	—	3 000	54,55
Uruguay	6 500	196,96	6 000	181,82
Chile	15 017	98,79	15 000	98,68
América Latina	1 514 825	381,13	1 245 100	301,08

— No disponible.
a. Datos suministrados por los entrevistados en los países.
b. Calculados a partir de los datos suministrados por los entrevistados en los países.
c. Datos tomados de UNAIDS 2000k.

población en general y los jóvenes (en Perú, Brasil, Paraguay, Uruguay y Chile); las poblaciones de alto riesgo solo fueron estudiadas en el Uruguay (travestis y UDI), el Brasil (TSC, UDI y personas de baja condición socioeconómica), el Perú (HSH) y Chile (pacientes con ITS). Actualmente, México es el único país que reúne información sobre comportamientos de alto riesgo de los adolescentes mediante sitios centinela. Los estudios más recientes de comportamiento de alto riesgo tuvieron lugar en el Perú (Endes 2000; CER 1999), el Brasil (diversas poblaciones en 2000-2001) y el Uruguay (travestis).

Las respuestas obtenidas en 11 países señalaron que tenían planes de sistemas de vigilancia de comportamientos de alto riesgo relacionados con el VIH; las poblaciones beneficiarias más comunes eran los HSH y las mujeres TSC. En Honduras, no había ningún plan de vigilancia del comportamiento, si bien se han efectuado algunos estudios de los HSH y las mujeres TSC. El Salvador, Panamá y Costa Rica no contaban con información concerniente a la prevalencia de comportamientos de alto riesgo, ni con un plan para la vigilancia del comportamiento. En cambio, muchos países tienen planes para estudios futuros o concentran las actividades en asegurar la continuidad de estudios realizados anteriormente. Entre estos países, solo tres (el Brasil, la Argentina y el Paraguay) tienen planes concretos para identificar patrones de comportamiento en los grupos de alto riesgo (HSH, TSC, presidiarios y UDI).

La participación de otras instituciones o investigadores en estos estudios es poco frecuente. Las universidades a veces participan, pero a menudo los estudios son realizados exclusivamente por los ministerios de salud.

Pruebas para detectar el VIH y políticas de diagnóstico

Las políticas para promover las pruebas de detección del VIH, así como la disponibilidad de las pruebas y el acceso a ellas, son condiciones básicas para todo plan de prevención, diagnóstico o vigilancia. Los epidemiólogos de 12 de los 17 países comunicaron que las pruebas de detección del VIH eran gratuitas, pero esta información no coincide con informes de ONG y médicos de esos países. Por ejemplo, en Perú, Colombia, Ecuador, Panamá y Guatemala la prueba es supuestamente gratuita, pero las personas deben pagar por el diagnóstico (a menudo efectuado en un laboratorio diferente), según las mismas fuentes.

Disponibilidad de servicios para el diagnóstico del VIH

De acuerdo con los datos reunidos en este estudio, con excepción de Bolivia y Guatemala, se usan los laboratorios locales para diagnosticar el VIH, si bien todas las pruebas confirmadas con la prueba de inmunoelectrotransferencia (Western Blot), el ensayo de inmunofluorescencia (EIF), u otra prueba son analizadas en un laboratorio central. Siete países confirman las pruebas positivas en laboratorios nacionales (El Salvador, Honduras, Nicaragua, Perú, Chile, Paraguay y México). La información sobre la disponibilidad y la cobertura de los laboratorios nacionales es escasa y, en ocasiones, no es coherente. Las estimaciones muestran variaciones en cuanto al número de laboratorios por cada 100 000 habitantes, de 0,001 en Panamá a 7,5 en la Argentina, con un promedio de 1,13 laboratorios por cada 100 000 habitantes (cuadro 2.12).

Es fundamental disponer de centros de diagnóstico anónimo en poblaciones de alto riesgo, para la prevención, el diagnóstico y la orientación acerca del VIH (PAHO 1999b). Según los resultados del estudio, hay centros de ese tipo en ocho países (Brasil, México, Costa Rica, Nicaragua, Guatemala, Argentina, Chile y Bolivia). Sorprendentemente, Honduras, el país más afectado por la epidemia, no cuenta con centros para el diagnóstico anónimo de la infección por el VIH.

Costo de las pruebas y el diagnóstico del VIH

La información obtenida de los participantes en el estudio acerca del costo de las pruebas de detección del VIH no permitió estimar un costo global medio para la prueba del VIH ya que los datos provenientes de los centros públicos y privados no son homogéneos y varían mucho. Se observó una considerable diferencia entre los costos de las pruebas en el sector público y los costos en el sector privado. El costo de la prueba de detección del VIH en América Latina varía entre

Cuadro 2.12. Disponibilidad de laboratorios y centros para el diagnóstico anónimo, 2000

PAÍS O SUBREGIÓN	NÚMERO DE LABORATORIOS DE DIAGNÓSTICO DEL VIH/100 000 HABITANTES	NÚMERO DE CENTROS DE DIAGNÓSTICO ANÓNIMO DEL VIH
México	0,31	22
Centroamérica		
Guatemala	—	—
El Salvador	0,49	—
Honduras	0,55	—
Nicaragua	0,49	17
Costa Rica	—	1
Panamá	0,01	—
Brasil	0,30	208
Área Andina		
Venezuela	0,11	—
Colombia	—	—
Ecuador	0,47	—
Perú	—	—
Bolivia	0,03	3
Cono Sur		
Argentina	7,51	14
Paraguay	0,40	—
Uruguay	2,0	—
Chile	—	3

— No disponible.
Fuente: Datos originales de la encuesta.

US$ 0 y US$ 7 en los centros públicos, y entre US$ 4 y US$ 22,85 en los centros privados (cuadro 2.13). La mediana del costo fue de US$ 8 en el sector público y de US$ 12,5 en el privado.

Frecuencia de las pruebas de detección del VIH

Los datos concernientes a la frecuencia de las pruebas de detección del VIH fueron escasos y dispares, variando desde 77 pruebas por cada 1000 habitantes en el Uruguay a 2,32 pruebas por cada 1000 habitantes en México. La frecuencia de las pruebas de detección del VIH ha aumentado en casi todos los países desde 1996 y, sobre la base de la información disponible, parece que continúa aumentando. Por ejemplo, el número de pruebas de detección del VIH por cada 1000 personas en Venezuela se ha duplicado desde 1996 a 2000, de 4,13 a

Cuadro 2.13. Costos de las pruebas de detección del VIH en centros de salud públicos y privados, 2000

PAÍS O SUBREGIÓN	COSTO DE LA PRUEBA DE DETECCIÓN DEL VIH EN CENTROS PRIVADOS (US$)	COSTO DE LA PRUEBA DE DETECCIÓN DEL VIH EN CENTROS PÚBLICOS (US$)
México	—	—
Centroamérica		
Guatemala	—	—
El Salvador	22,85	5,71
Honduras	13,00	—
Nicaragua	10,00	—
Costa Rica	—	—
Panamá	20,00	7,00
Brasil	—	gratuita
Área Andina		
Venezuela	—	—
Colombia	20,00	0,43
Ecuador	12,00	5,00
Perú	12,00	6,00
Bolivia	4,00	1,00
Cono Sur		
Argentina	15,00	3,00
Paraguay	15,00	—
Uruguay	10,00	—
Chile	6,50	—
América Latina (promedio)	13,36	4,02

— No disponible.
Fuente: Datos originales de la encuesta.

8,26 pruebas; el incremento ha sido muy notable en la Argentina y Chile, de 0,81 y 0,12 a 12,08 y 15,98, respectivamente. El Uruguay es el país con la mayor frecuencia de pruebas del VIH, con un promedio de 77 pruebas por cada 1000 personas.

Seguridad de los suministros de sangre

Las políticas para prevenir la transmisión del VIH mediante procedimientos médicos que requieren el empleo de sangre o productos sanguíneos son responsabilidad del sistema nacional de salud de cada país. Con este fin, el tamizaje universal de la sangre donada por voluntarios altruistas debe ser implantado como norma general (PAHO

1999a). Según nuestra encuesta y los datos publicados, 10 de los 17 países informaron que efectuaban el tamizaje del 100% de los suministros de sangre (no hubo datos de dos países; véase la figura 2.2). El Área Andina muestra la menor tasa de tamizaje de la sangre donada, básicamente debido a las tasas muy bajas de tamizaje en Bolivia. Según los datos reunidos, la cobertura del tamizaje de la sangre es similar en Centroamérica y el Cono Sur (figura 2.2).

La prevalencia del VIH entre donantes de sangre en América Latina es muy elevada (0,19%) conforme a esta encuesta y la prevalencia más alta se encontró en el Uruguay. En algunos países, estas tasas altas de prevalencia en los donantes de sangre podrían vincularse con las políticas de donación de sangre, que ofrecen una compensación o pruebas de detección del VIH. Los resultados del estudio indican que, en ciertos casos, las tasas de prevalencia del VIH en los donantes de sangre son más altas que las estimaciones correspondientes a la población en general. Solo Honduras, la Argentina y el Brasil tienen políticas que permiten únicamente las donaciones de

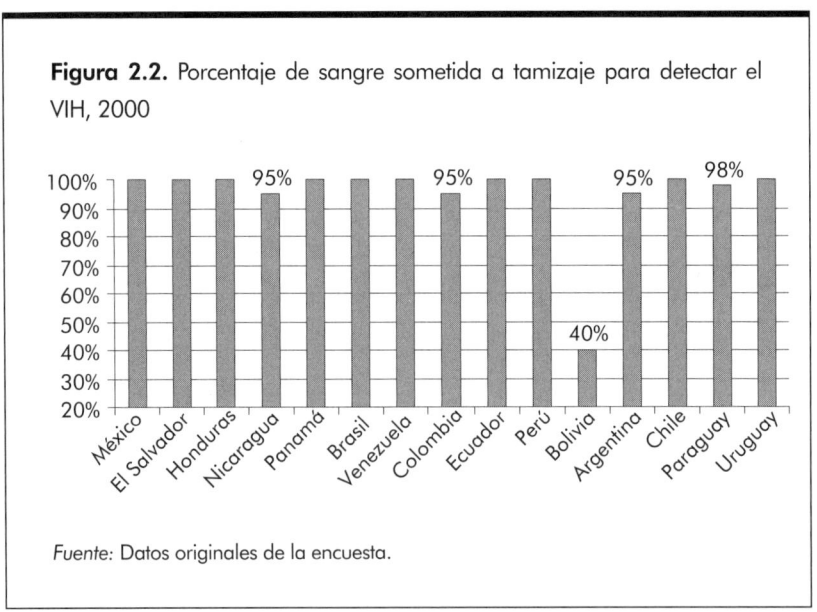

Figura 2.2. Porcentaje de sangre sometida a tamizaje para detectar el VIH, 2000

Fuente: Datos originales de la encuesta.

sangre voluntarias altruistas. En Chile y en Bolivia, la donación de sangre se basa en donantes que reponen la sangre utilizada (donaciones de los miembros de las familias de los pacientes hospitalizados) y, en los otros países de la encuesta, la donación altruista coincide con otras políticas (cuadro 2.14).

Necesidades básicas para mejorar la vigilancia epidemiológica del VIH/SIDA

Todos los que respondieron a la encuesta hicieron referencia a la necesidad de más recursos para planificar y consolidar los sistemas existentes. La necesidad de capacitación y de nuevos técnicos fue un tema común. En lo concerniente a los sistemas de información que existen actualmente, quienes respondieron consideraron que es preciso mejorar los sistemas de notificación de casos de VIH/SIDA, especialmente en cuanto a asegurar su validez e integridad. La notificación incompleta fue uno de los problemas más frecuentes. En relación con la vigilancia centinela, la mayoría de los problemas se vinculan con la

Cuadro 2.14. Políticas para aceptar donaciones de sangre, 2000

VOLUNTARIA, ALTRUISTA	DONANTES DE REPOSICIÓN	VOLUNTARIA, ALTRUISTA Y DE OTRO TIPO
Honduras	Bolivia	México
Brasil	Chile	Guatemala
Argentina		El Salvador
		Nicaragua
		Costa Rica
		Panamá
		Venezuela
		Colombia
		Ecuador
		Perú
		Paraguay
		Uruguay

Fuente: Datos originales de la encuesta.

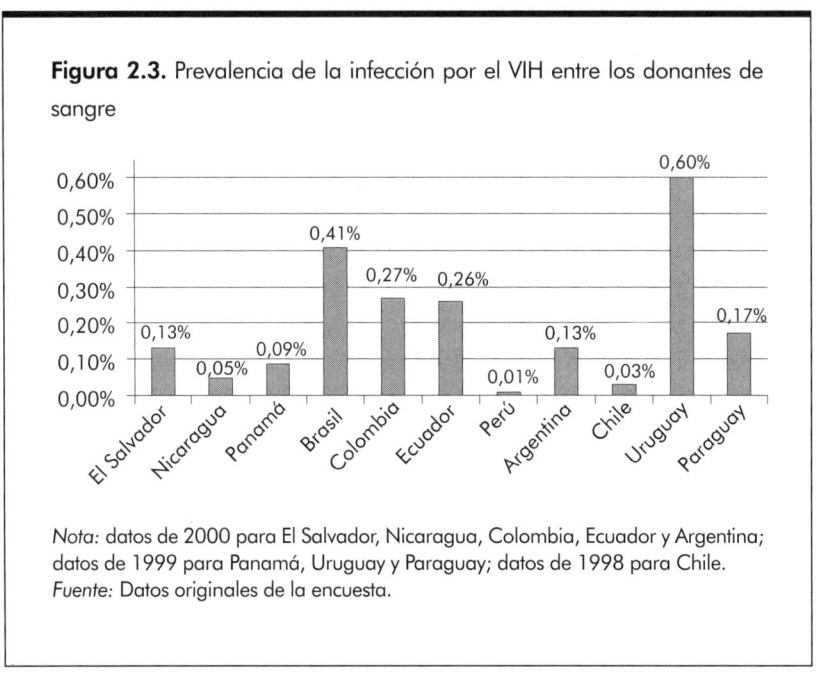

Figura 2.3. Prevalencia de la infección por el VIH entre los donantes de sangre

Nota: datos de 2000 para El Salvador, Nicaragua, Colombia, Ecuador y Argentina; datos de 1999 para Panamá, Uruguay y Paraguay; datos de 1998 para Chile.
Fuente: Datos originales de la encuesta.

necesidad de sistematizar los sistemas de información e incorporar nuevos subgrupos de población. Según algunos de los entrevistados, la vigilancia de segunda generación es problemática para los responsables de sistemas de vigilancia, dada la actual falta de aplicación y desarrollo de esos sistemas en la región. En síntesis, el estudio concluyó que una mayor cantidad de recursos y el apoyo político en relación con las políticas son los objetivos primarios para mejorar la vigilancia del VIH/SIDA en América Latina.

Conclusiones: aspectos positivos y retos

Aspectos positivos

- Todos los países establecieron sistemas de vigilancia epidemiológica al comenzar la epidemia.

- La asignación de recursos y personal ha aumentado continuamente desde los años ochenta.
- Los sistemas de vigilancia tienen cobertura nacional.
- Se coordina la recolección de información con distintos actores (a saber, oficinas de epidemiología, ONG, universidades, el ejército).
- Los sistemas de vigilancia basados en la notificación de los datos de SIDA están bien establecidos gracias a los años de puesta en práctica.
- Los recursos humanos asignados a la vigilancia epidemiológica han sido amplios a nivel nacional.
- Es obligatoria la notificación de los casos de SIDA.
- Existen formularios estandarizados nacionales para la notificación de casos de VIH/SIDA.
- Hay un sistema para la identificación de la duplicación en la notificación.
- La mayoría de los países de la encuesta tienen sistemas estructurados para la vigilancia centinela del VIH, integrados en el sistema global de información sobre el VIH.
- Se puede contar con alguna información sobre los comportamientos mediante los estudios de CAP.
- Existen estudios de referencia de las poblaciones con comportamientos de alto riesgo.
- Se han creado planes de vigilancia para los grupos de población con comportamientos de alto riesgo y los grupos de alto riesgo (ya en marcha o programados).
- Casi toda la sangre donada es sometida a pruebas de tamizaje para detectar el VIH; el porcentaje del tamizaje se acerca a 100% en la mayoría de los países.
- Hay pruebas de detección del VIH gratuitas o de bajo costo en muchos países.

- Es extensa y amplia la distribución de los datos epidemiológicos.
- En la mayoría de los países se efectúa la evaluación de los sistemas de vigilancia.

Retos

- Persistentes altos grados de subregistro y retrasos en la notificación. Es apremiante la necesidad de revisar los procedimientos y los itinerarios que se siguen para notificar los casos.
- Existen deficiencias en cuanto a recursos humanos (por ejemplo, carencia de técnicos y de capacitación) a nivel local.
- Varía considerablemente la definición de casos de VIH y SIDA y probablemente se requiera una evaluación del valor práctico y la utilidad de algunas definiciones en relación con la disponibilidad de instrumentos para el diagnóstico y la capacidad de algunos centros de salud.[1]
- Los sistemas de información sobre el VIH son alimentados por una limitada infraestructura de laboratorios públicos y el sistema de pruebas de diagnóstico exige que la mayoría de la población pague por la prueba y el diagnóstico.
- En algunos países, es preciso revisar las normas concernientes a la confidencialidad en la notificación de los casos de VIH/SIDA, dadas las implicaciones para la discriminación y los derechos humanos. Restringir el acceso a la información que permite identificar los casos a los profesionales de la atención de salud que efectúan el diagnóstico y prestan atención a los pacientes es algo que está dentro de las normas de la conducta profesional y debe ser considerado una meta común.
- Están muy poco desarrollados los métodos para la vigilancia activa, especialmente en los países más afectados por la epidemia. La vigilancia activa podría contribuir a reducir la notificación incompleta.
- La vigilancia centinela del VIH no está sistematizada ni suficientemente desarrollada. La mayoría de los datos son generados por

estudios aleatorios periódicos, que no incluyen proyecciones en el tiempo ni evaluaciones de intervenciones o análisis de la epidemia, con lo cual dejan a las autoridades sin la información necesaria para tomar decisiones.

- Hay muy pocos estudios de vigilancia centinela de los grupos expuestos al más alto riesgo (HSH, TSC, UDI) y se dirige relativamente más la atención a la población en general, donde las encuestas son más costosas (a causa del tamaño de la población) y, en definitiva, se generan menos actividades de prevención para los grupos de población que más las necesitan.

- Los resultados de los estudios están deficientemente difundidos en los círculos científicos y son notablemente escasos a nivel internacional.

- Se efectúa muy poca vigilancia de los comportamientos. La información generalmente es producida por estudios aleatorios periódicos, cuyos resultados no siempre se comparten con los programas de control del VIH/SIDA. En algunos países, ya existen planes para implantar la vigilancia de los comportamientos y se esperan resultados en los próximos años.

- Es necesaria la evaluación en profundidad de los sistemas de vigilancia. Con mucha frecuencia los documentos de apoyo incluyen descripciones del proceso o informes acerca de la situación de la epidemia, y no se concentran en el sistema de vigilancia.

- Los protocolos de los estudios son muy variados, lo cual dificulta analizar las dimensiones y las tendencias de la epidemia. Además, esto conduce a discrepancias en los resultados de distintos estudios nacionales o internacionales.

- Se carece de políticas que promuevan las pruebas de detección del VIH. Este es un elemento crucial para aumentar las pruebas y el diagnóstico en las poblaciones de alto riesgo, intensificar la orientación y la prevención, y vigilar la epidemia. No siempre se dispone de pruebas en los centros públicos ni las pruebas son gratuitas; a veces, es limitado el acceso a centros de diagnóstico anónimo. Si bien estos factores contribuyen a regular la demanda de la prueba, tienen la consecuencia negativa de reducir la accesibilidad para aquellos que más necesitan las pruebas.

- Las políticas sobre la seguridad de la sangre no están tan difundidas como sería necesario, si bien la mayoría de los países efectúan el tamizaje de por lo menos 95% de la sangre. La prevalencia del VIH entre los donantes de sangre todavía es muy alta y solo en algunos países existen políticas para la donación voluntaria y altruista exclusivamente. El examen y la revisión de las políticas sobre la seguridad de la sangre contribuiría mucho a mejorar esos sistemas.
- Se carece de los recursos necesarios para expandir los sistemas de vigilancia epidemiológica, capacitar a los técnicos, proporcionar la infraestructura necesaria para lograr una mayor accesibilidad a las pruebas y el diagnóstico, mejorar la puesta en práctica de los planes de vigilancia centinela y los registros, y proveer un tratamiento seguro y sistemático de la información epidemiológica.
- Se requiere el compromiso político para fortalecer y mejorar la vigilancia epidemiológica.

Nota

1. Por otra parte, es posible que los centros de salud con diversos grados de desarrollo de la infraestructura asignen distinta sensibilidad y valores predictivos a la misma definición. Esto a su vez afectaría la validez y la cabalidad de los registros.

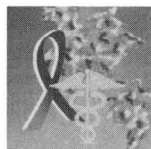

CAPÍTULO 3

Respuestas nacionales a la epidemia

Resumen

El principal objetivo de este capítulo es analizar y evaluar la capacidad del sector de la salud para combatir la epidemia de VIH/SIDA en los países latinoamericanos. Con este propósito, consultamos con personas clave, inclusive con funcionarios de los gobiernos, médicos y representantes de organizaciones no gubernamentales (ONG). Los programas nacionales de lucha contra el VIH/SIDA tienen distintos grados de desarrollo en los ministerios de salud. No obstante, todos tienen identidad oficial y autonomía. La coordinación y el acuerdo interinstitucionales son parte de las estrategias nacionales.

Han sido numerosas las intervenciones de prevención del VIH/SIDA. Casi todos los países que encuestamos realizaron por lo menos una campaña de información por los medios de comunicación en 2000 y 57% de ellos confirmaron que tenían programas de prevención del VIH/SIDA basados en las escuelas. Más recientemente, los países han efectuado intervenciones concentradas en los hombres que tienen relaciones sexuales con otros hombres (HSH), los usuarios de drogas inyectables (UDI) y los presidiarios. La cobertura varía mucho. Los programas orientados a los trabajadores del sexo comercial (TSC) tienen la historia más larga.

Las respuestas gubernamentales a la epidemia de uso de drogas inyectables han sido insuficientes. Pocos de los países incluidos en la encuesta ponen en práctica programas de reducción del daño y su cobertura es deficiente. Los programas implantados por las ONG incluidas en la encuesta proporcionaron información general y actividades de prevención, y algunas prestan servicios y apoyo a las personas que viven con VIH/SIDA (PVIHS). Las poblaciones beneficiarias de las ONG encuestadas son básicamente grupos de riesgo bajo, mientras que los presidiarios, HSH, TSC y UDI recibieron menos atención. Noventa y cuatro por ciento de las ONG señalaron que la homosexualidad se desalienta en América Latina y subrayaron el reto inherente en la prestación de servicios a los HSH.

Es limitada la disponibilidad de pruebas de detección del VIH en los centros públicos y el costo elevado impone a barreras tanto a las pruebas como a la orientación. Los médicos confirmaron que 67% de las personas VIH positivas no buscaron atención de salud hasta que estaban en etapas avanzadas de la infección o mostraban signos y síntomas del SIDA. Es muy baja la tasa de pruebas de detección del VIH efectuadas a las mujeres embarazadas, si bien esto varía según los países. Los medicamentos antirretrovirales son suministrados solo a la mitad de los pacientes que los necesitan y hay un porcentaje considerable de PVIHS que carecen de recursos para ese tratamiento.

Los principales problemas que afrontan los programas nacionales de control del VIH/SIDA son la indecisión política por parte de los encargados de formular las políticas gubernamentales y la falta de un establecimiento de prioridades relacionadas con la epidemia de VIH/SIDA, que da como resultado una asignación insuficiente de recursos. Los médicos con frecuencia asociaron los problemas y los obstáculos con respuestas insuficientes del gobierno. Las ONG atribuyeron los problemas del control de la epidemia a las políticas gubernamentales, las necesidades no satisfechas en las actividades de los programas nacionales, y valores sociales y culturales.

Introducción

El reto de hacer frente al VIH/SIDA en América Latina es formidable y requiere la movilización de muchos actores para la respuesta. En los últimos años, se han hecho esfuerzos continuos por movilizar el liderazgo político en los niveles más altos de gobierno nacional, regional y mundial. Una serie de acontecimientos importantes, como la Sesión Especial de la Asamblea General de las Naciones Unidas sobre el VIH/SIDA, efectuada en junio de 2001, han dado como resultado que el VIH/SIDA sea ahora reconocido como un problema fundamental directamente relacionado con el desarrollo y la seguridad del mundo, que exige una respuesta auténticamente global. El Banco Mundial ha sido uno de los defensores clave de la expansión de la respuesta al VIH/SIDA y lo vinculó más directamente con el desarrollo. Si bien este informe se concentra más en aspectos vinculados con el sector de la salud, es importante conocer y reconocer el contexto más amplio en el cual se lleva a cabo la respuesta al VIH/SIDA en América Latina.

A nivel de los países, se ha logrado mucho en los últimos años. Los esfuerzos se han concentrado en obtener apoyo político para una respuesta nacional eficaz a la epidemia. Ha habido importantes actividades encaminadas a instar a los líderes nacionales a comprometerse en la lucha contra el VIH/SIDA y establecer respuestas multisectoriales más vigorosas a la epidemia. Los países están elaborando sus planes estratégicos nacionales o marcos estratégicos, que definen las prioridades nacionales en relación con el VIH/SIDA y se ha producido un evidente desplazamiento de la percepción de la epidemia desde un enfoque exclusivamente sanitario a otro más amplio, social y de desarrollo. El proceso de elaboración de planes estratégicos nacionales también contribuyó a la creación de mecanismos nacionales de coordinación y asociación más incluyentes y enérgicos, con una representación más amplia de los interesados directos.

América Latina y el Caribe ampliaron el acceso a la atención más que cualquier otra región del mundo. El acceso al tratamiento universal con medicamentos antirretrovirales ha cambiado la respuesta al VIH/SIDA en muchos países.

Por último, hay que destacar los avances en la coordinación y las respuestas regionales (por ejemplo, la creación del Grupo de Cooperación Técnica Horizontal) como pilares fundamentales de la colaboración entre los países.

Un análisis integral de las respuestas nacionales a la epidemia exigiría un análisis multisectorial que está más allá de los propósitos de este estudio. Este documento se concentra en las respuestas nacionales de los sectores de la salud a la epidemia y analiza y evalúa la capacidad de los sectores de la salud para combatir la epidemia en algunos países latinoamericanos, mediante la visión de entrevistados clave involucrados en la prevención y el control de la epidemia. Estos entrevistados incluyen a funcionarios gubernamentales responsables de los programas nacionales de prevención y control del VIH/SIDA, médicos que trabajan con pacientes con VIH/SIDA y ONG que actúan en la región. Nuestra encuesta consultó a los diferentes actores mediante cuestionarios semiestructurados, enviados por adelantado a los países y completados frente a entrevistadores capacitados.

El VIH/SIDA es una enfermedad infecciosa transmitida de una persona a otra mediante comportamientos de riesgo asociados con prácticas sexuales (sexo sin protección), hábitos individuales (compartir agujas, jeringas u otros instrumentos usados para el consumo de drogas), transmisión de la madre al hijo o por prácticas y protocolos no seguros (políticas concernientes a la seguridad de la sangre, protocolos clínicos, etc.). El comportamiento sexual de alto riesgo es la causa de la mayoría de los casos de infección por el VIH SIDA en América Latina, seguido en importancia por las prácticas no seguras entre los UDI (*HIV and AIDS in the Americas 2001*). Esta epidemia es un serio problema de salud pública y desarrollo, con considerables repercusiones para la morbilidad y la mortalidad, el bienestar socioeconómico y la comunidad en general. En consecuencia, su control y prevención requieren la participación y coordinación de los gobiernos, la sociedad civil y muchos otros actores unidos en un esfuerzo multisectorial común (World Bank 1997; United Nations Programme on HIV/AIDS [UNAIDS] 2000v; UNAIDS, the Prince of Wales Business Leaders Forum, and the Global Business Council on HIV and AIDS 2000).

Acuerdos nacionales y coordinación multisectorial

La mayoría de los programas nacionales de prevención y control del VIH/SIDA fueron creados en la segunda mitad de los años ochenta.

Con el paso de los años, se han conformado y remodelado programas nacionales, a veces con buenos resultados, a veces sin efectos positivos. Por consiguiente, algunos de los programas han crecido, se han fortalecido y ofrecen una respuesta continua, mientras que otros se han debilitado debido a los cambios políticos, la disminución de los presupuestos, las reformas en el sector de la salud y otros factores. Los programas nacionales fueron establecidos básicamente por los ministerios nacionales de salud, en particular mediante oficinas de salud pública o epidemiología. En comparación con otros programas de salud orientados a problemas específicos, los programas nacionales para combatir el VIH/SIDA tienen un grado diferente de desarrollo e influencia dentro de los ministerios de salud. En particular, tienen más identidad oficial y autonomía e incluyen a más profesionales de múltiples disciplinas. Los gobiernos han declarado ahora al SIDA como un problema del estado, con la única excepción de los países del Área Andina.

Presupuestos nacionales para el control y la prevención del VIH/SIDA

Nuestra encuesta reveló que los países centroamericanos tienen los presupuestos más bajos dedicados al VIH/SIDA. Hay marcadas diferencias en el presupuesto; en particular, la Argentina y México gastan más de US$ 1,00 por habitante, que es una cantidad considerablemente mayor a la observada en otros países (cuadro 3.1).

Coordinación multisectorial

La coordinación y el acuerdo entre distintas instituciones gubernamentales y la sociedad civil son esenciales para el control eficiente y eficaz de la epidemia (UNAIDS 1998), respondiendo a las necesidades a nivel nacional y de la comunidad. En América Latina, la coordinación y el acuerdo interinstitucionales y civiles son parte de las estrategias nacionales.

En lo concerniente a la coordinación intersectorial, todos los países[1] tienen acuerdos de colaboración entre el programa nacional o el minis-

Cuadro 3.1. Presupuestos gubernamentales para el control del VIH/SIDA, 2000

PAÍS O SUBREGIÓN	PRESUPUESTO TOTAL (US$)	PRESUPUESTO POR CADA 100 HABITANTES (US$)
México	100 100 000	101,2
Centroamérica		
Guatemala	641 025	5,6
El Salvador	—	—
Honduras	451 612	6,9
Nicaragua	100 000	1,9
Costa Rica	—	—
Panamá	—	—
Brasil	—	—
Área Andina		
Venezuela	43 170	0,2
Ecuador	—	—
Colombia	250 000	0,6
Perú	5 150 000	20,0
Bolivia	—	—
Cono Sur		
Argentina	65 904 071	178,1
Paraguay	—	—
Uruguay	80 000	2,4
Chile	—	—

— No disponible.
Fuente: Datos originales de la encuesta.

terio de salud y otras dependencias gubernamentales, regionales o estatales. En la mayoría de los países, se han establecido acuerdos con los ministerios de educación, las regiones y los municipios, las prisiones y la defensa nacional. La encuesta reveló que hay pocas actividades coordinadas con los ministerios de bienestar social a pesar del hecho de que el VIH/SIDA es un serio problema social (véase el cuadro 3.2).

Todos los países, excepto Panamá y Paraguay, tienen comisiones nacionales para actividades de prevención y control del VIH/SIDA. Estas comisiones están constituidas por funcionarios del gobierno y personas de la sociedad civil involucrados en la lucha contra el VIH/SIDA y son un foro para la consulta y la evaluación (véase el cuadro 3.3).

Respuestas nacionales a la epidemia • 95

Cuadro 3.2. Colaboración entre los ministerios de salud y otras dependencias gubernamentales en la lucha contra el VIH/SIDA, 2000

PAÍS O SUBREGIÓN	MINISTERIO DE EDUCACIÓN	MINISTERIO DE DEFENSA	MINISTERIO DE TRABAJO	MINISTERIO DE BIENESTAR SOCIAL	PRISIONES O MINISTERIO DE JUSTICIA	PREVENCIÓN DEL CONSUMO DE DROGAS	REGIONES	MUNICIPIOS
México	✓							
Centroamérica	**83,3%**	**66,7%**	**33,3%**	**16,7%**	**83,3%**	✓	**66,7%**	**66,7%**
Guatemala	✓	✓			✓		✓	✓
El Salvador	✓	✓	✓		✓		✓	✓
Honduras	✓	✓	✓		✓		✓	✓
Nicaragua	✓	✓		✓	✓		✓	✓
Costa Rica	✓				✓			
Panamá	—	—	—	—	—	—	—	—
Brasil	✓	✓	✓	✓	✓	✓	✓	✓
Área Andina	**60,0%**	**20,0%**	**20,0%**		**40,0%**		**40,0%**	**40,0%**
Venezuela	✓	✓		✓	✓		✓	✓
Colombia	✓		✓		✓		✓	
Ecuador	✓							
Perú	—	—	—	—	—	—	—	—
Bolivia	—	—	—	—	—	—	—	—
Cono Sur	**50,0%**	**50,0%**	**75,0%**	**50,0%**	**75,0%**	**75,0%**	**75,0%**	**75,0%**
Argentina		✓	✓	✓	✓	✓	✓	✓
Paraguay	—	—	✓	—	—	—	—	—
Uruguay	✓	✓	✓		✓	✓	✓	✓
Chile	✓	✓	✓	✓	✓	✓	✓	✓
América Latina	12 (70,5%)	8 (47,0%)	7 (41,2%)	4 (23,5%)	11 (64,7)	5 (29,4%)	11 (64,7%)	11 (64,7%)

— No disponible.
Nota: las marcas indican organizaciones que colaboran con el ministerio de salud en la lucha contra el VIH. Las casillas vacías indican que la institución no participa en la lucha contra el VIH/SIDA.
Fuente: Datos originales de la encuesta.

Cuadro 3.3. Países donde hay comisiones nacionales para evaluar las actividades de prevención y control del VIH/SIDA, 2000

PAÍS O SUBREGIÓN	COMISIÓN NACIONAL DE EVALUACIÓN
México	✓
Centroamérica	5
Guatemala	✓
El Salvador	✓
Honduras	✓
Nicaragua	✓
Costa Rica	✓
Panamá	
Brasil	✓
Área Andina	3
Venezuela	✓
Colombia	✓
Ecuador	✓
Perú	
Bolivia	—
Cono Sur	3
Argentina	✓
Paraguay	
Uruguay	✓
Chile	✓
América Latina	13

— No disponible.
Nota: las casillas vacías indican que el país no tiene una comisión nacional de evaluación.
Fuente: Datos originales de la encuesta.

Respuestas de la comunidad: las ONG en América Latina

Los resultados de esta encuesta indican que, en América Latina, el número de ONG por subregión varía considerablemente, desde un promedio de 8,5 ONG vinculadas con la lucha contra el VIH/SIDA en Centroamérica a 34 en el Área Andina y 60 en el Cono Sur. Brasil y México son los países que cuentan con más ONG cuya labor se vincula con el VIH/SIDA.

Según los funcionarios nacionales que colaboraron en esta encuesta, solo la mitad de los gobiernos (México, Honduras, Nicaragua,

Brasil, Colombia, Argentina y Chile) financian ONG cuyo trabajo se relaciona con el VIH/SIDA. Esto fue corroborado por las ONG incluidas en la encuesta; todas confirmaron que recibían financiamiento, con la excepción de las de Honduras y Nicaragua (cuadro 3.4).

Entre las ONG entrevistadas, 34,5% habían recibido fondos del gobierno en los últimos cinco años. Las diferencias entre las subregiones son considerables: en Brasil y México, todas las ONG han recibido fondos del gobierno, mientras que en Centroamérica solo 6,4% del financiamiento proviene del gobierno.

Las ONG incluidas en la encuesta informaron que, cuando los programas nacionales asignan fondos a las ONG, están a menudo orientados a los siguientes grupos de población: HSH, TSC, PVIHS y adolescentes. Las ONG de Guatemala, México y Uruguay señalaron que también reciben fondos de otras organizaciones.

Relaciones entre las ONG y los gobiernos

Además del financiamiento, otra forma de estimar el grado de coordinación o colaboración entre programas nacionales o regionales de control del VIH/SIDA y las ONG es calcular la frecuencia de la colaboración institucional. Esta encuesta reveló que, en América Latina en general, 67,5% de las ONG participan en comisiones de evaluación

Cuadro 3.4. Fondos gubernamentales para las ONG relacionadas con el VIH/SIDA, 2000

PAÍS[a]	CANTIDAD (US$)
Nicaragua	30 000
Honduras	104 000
México	164 386
Argentina	880 506
Brasil	24 622 204
Colombia	Se asignan fondos, pero se desconoce la cantidad
Chile	Se asignan fondos, pero se desconoce la cantidad

a. No se dispuso de datos de otros países.
Fuente: Datos originales de la encuesta.

o grupos que evalúan las actividades de los programas nacionales. El número de reuniones o contactos entre las ONG y los programas nacionales en los últimos cinco años fue variado, pero, en casi todas las subregiones, las ONG entrevistadas se habían reunido más de dos veces con el programa nacional (véase el cuadro 3.5).

A pesar de los escasos incentivos institucionales, ha surgido una cultura de prestación de servicios profesionales voluntarios y dedicados para los casos de VIH/SIDA, que tiene la voz y la capacidad para apoyar sus metas y creencias mediante consultas con los programas nacionales y otros programas.

Cuadro 3.5. Número y porcentaje de ONG que reciben fondos del gobierno y participan en comités nacionales o regionales de evaluación de los programas de control del VIH/SIDA, 2000

PAÍS O SUBREGIÓN	ONG QUE RECIBEN FONDOS DEL GOBIERNO	ONG QUE PARTICIPAN EN UN COMITÉ NACIONAL DE EVALUACIÓN DE PROGRAMAS DE CONTROL DEL VIH/SIDA
México	5 (100,0%)	3 (60,0%)
Centroamérica	2 (6,7%)	25 (83,3%)
Guatemala	1 (20,0%)	2 (40,0%)
El Salvador	1 (16,7%)	5 (83,3%)
Honduras	—	4 (100,0%)
Nicaragua	—	6 (100,0%)
Costa Rica	—	5 (100,0%)
Panamá	—	3 (75,0%)
Brasil	5 (100,0%)	5 (100,0%)
Área Andina	7 (28,0%)	17 (68,0%)
Venezuela	1 (20,0%)	4 (80,0%)
Colombia	2 (50,0%)	2 (50,0%)
Ecuador	—	4 (80,0%)
Perú	4 (66,7%)	2 (33,3%)
Bolivia	—	5 (100,0%)
Cono Sur	10 (55,5%)	6 (33,3%)
Argentina	5 (100,0%)	3 (60,0%)
Paraguay	0	2 (50,0%)
Uruguay	2 (33,3%)	—
Chile	3 (100,0%)	1 (33,3%)
América Latina	29 (34,5%)	56 (67,5%)

— No disponible.
Fuente: Datos originales de la encuesta.

Legislación concerniente al VIH/SIDA

Como consecuencia de los avances científicos y técnicos, y con el propósito de proteger los derechos humanos, los países han sancionado una cantidad considerable de legislación relacionada con el VIH/SIDA. En algunos países, hay amplias leyes, disposiciones y normas; en la mayoría de las naciones, la legislación aprobada se relaciona principalmente con la seguridad de la sangre y los productos sanguíneos y su fiscalización mediante pruebas sistemáticas.

Intervenciones para la población general y grupos específicos

Los funcionarios gubernamentales encuestados informaron que, en 2000, todos los países de la encuesta (excepto Bolivia, el Ecuador y El Salvador, que no proporcionaron datos) habían realizado por lo menos una campaña de información en los medios de comunicación. Los presupuestos asignados a estas actividades variaron según los países. Algunos países coordinaron las actividades con el Día Mundial del SIDA (Uruguay), las celebraciones del carnaval (Panamá) y reuniones de jóvenes (Honduras), o en asociación con áreas geográficas específicas (Perú). El presupuesto para estas campañas fue muy variable en los distintos países (cuadro 3.6).

Según los datos reunidos, en los últimos 10 años ha habido pocas campañas de información para la población general. El Brasil, México y algunos de los países centroamericanos realizaron con más frecuencia esas campañas generales (cuadro 3.7).

Si bien la transmisión sexual es la forma más prevalente de contraer el VIH en todos los países, solo algunas de las campañas realizadas en la región señalaron que la promoción del uso del condón fue un tema central.

Los servicios de consulta telefónica gratuita sobre el VIH/SIDA estaban muy difundidos en la región y fueron ofrecidos principalmente por ONG; solo Nicaragua y el Ecuador no proporcionan este servicio, conforme a nuestros datos de la encuesta.

Cuadro 3.6. Número y presupuesto de las campañas en los medios masivos de comunicación, 2000

PAÍS O SUBREGIÓN	NÚMERO DE CAMPAÑAS	PRESUPUESTO PARA LAS CAMPAÑAS (US$)
México	1	109 375
Centroamérica		
Guatemala	1	—
El Salvador	—	—
Honduras	3	18 900
Nicaragua	—	28 000
Costa Rica	1	—
Panamá	1	—
Brasil	2	4 153 186
Área Andina		
Venezuela	1	2 000
Colombia	1	—
Ecuador	—	—
Perú	1	11 400
Bolivia	—	—
Cono Sur		
Argentina	6	90 000
Paraguay	4	15 285
Uruguay	1	10 000
Chile	1	—
América Latina	24	4 438 146

— No disponible.
Fuente: Datos originales de la encuesta.

Jóvenes y adolescentes

Una gran proporción de la población está constituida por jóvenes y adolescentes y una de las intervenciones más eficaces es llegar a estos grupos mediante programas basados en las escuelas (UNAIDS 1997b; Merson, Dayton y O'Reilly 2000; Centers for Disease Control and Prevention [CDC] 1999a). De acuerdo con lo expresado por los entrevistados, en América Latina el promedio de asistencia a las escuelas de los niños de 14 años o menos de edad es de 76% y los porcentajes más bajos se encuentran en Centroamérica y el Área Andina (véase el cuadro 3.8).

En muchos países, una proporción considerable de los niños no asisten a la escuela y están expuestos a un riesgo mayor de contraer

Cuadro 3.7. Campañas en los medios masivos de comunicación realizadas de 1991 a 2000 para la población general y los jóvenes

PAÍSES	NÚMERO DE CAMPAÑAS
Ecuador	Ninguna
Guatemala	1-3
Costa Rica	1-3
Perú	1-3
Argentina	1-3
Colombia	3-5
Chile	3-5
México	Más de 5
El Salvador	Más de 5
Honduras	Más de 5
Nicaragua	Más de 5
Brasil	Más de 5
Venezuela	Más de 5
Paraguay	Más de 5
Uruguay	Más de 5
Panamá	—
Bolivia	—

— No disponible.
Fuente: Datos originales de la encuesta.

el VIH a causa de comportamientos de riesgo, posiblemente debidos al bajo nivel educativo; ellos carecen de acceso a la información que se brinda en los programas educativos escolares o es difícil llegar a ellos porque no están institucionalizados. Este importante grupo debe ser tenido en cuenta cuando se planifican actividades relacionadas con los jóvenes.

Según los datos reunidos en la encuesta, 62% de los países tienen programas de prevención del VIH/SIDA basados en las escuelas[2] y 31% de ellos ocasionalmente planifican y realizan esas actividades. La mayoría de los programas basados en las escuelas (64,3%) fueron diseñados y puestos en práctica en colaboración con el ministerio de educación (cuadro 3.9).

La mayoría de los entrevistados dijeron que no podían identificar presupuestos asignados específicamente a esas actividades ni el grado de cobertura de la población escolar. La información dispo-

Cuadro 3.8. Porcentaje de niños de hasta 14 años de edad que asisten a la escuela, 2000

PAÍSES[a]	%
Ecuador	30,6
Nicaragua	32,0
Honduras	64,0
Chile	87,0
Paraguay	91,0
México	92,1
Brasil	95,7
Argentina	96,5
Uruguay	98,0
Promedio	76,3

a. No se dispuso de datos de los países que no figuran en el cuadro.
Fuente: Datos originales de la encuesta.

Cuadro 3.9. Programas relacionados con el VIH/SIDA basados en las escuelas, 2000

PAÍS O SUBREGIÓN	CON PROGRAMAS BASADOS EN LAS ESCUELAS	SIN PROGRAMAS BASADOS EN LAS ESCUELAS	ACTIVIDADES OCASIONALES
México	✓		
Centroamérica	3 (50,0%)	1 (16,7%)	2 (33,3%)
Guatemala		✓	
El Salvador	✓		
Honduras	✓		
Nicaragua	✓		
Costa Rica			✓
Panamá			✓
Brasil	✓		
Área Andina	2 (50,0%)		2 (50,0%)
Venezuela	✓		
Colombia	✓		
Ecuador			✓
Perú			✓
Bolivia	—	—	—
Cono Sur	3 (66,7%)		1 (33,3%)
Argentina			✓
Paraguay	✓		
Uruguay	✓		
Chile	✓		
América Latina	10 (62,5%)	1 (6,2%)	5 (31,2%)

— No disponible.
Fuente: Datos originales de la encuesta.

nible muestra que todavía se carece de un desarrollo de esas actividades en las escuelas para los jóvenes menores de 15 años.

Los adolescentes de alto riesgo han sido el objetivo de intervenciones de prevención en la mitad de los países según los entrevistados, si bien variaban los grupos exactos y el grado de la cobertura. La cantidad invertida por adolescente en los programas es variable (US$ 126 por adolescente en Honduras, US$ 27 en el Brasil, US$ 25 en el Uruguay, US$ 0,4 a US$ 3,0 en el Paraguay y un promedio de US$ 589 en la Argentina). La mayoría de estos programas fueron llevados a cabo por ONG.

Hombres que tienen relaciones sexuales con otros hombres

Todos los países incluidos en la encuesta, excepto Panamá, han efectuado intervenciones concentradas en los HSH. Los resultados de la encuesta indican que, en siete países, esas intervenciones eran programas concretos y que, en tres países, las actividades eran ocasionales, pero continuas. Las intervenciones más frecuentes consistieron en actividades de información y educación, talleres sobre sexo seguro, orientación y distribución de condones; muchas de ellas eran planificadas y puestas en práctica por conducto de ONG. Los entrevistados señalaron que estos programas eran muy recientes (comenzaron en 1999 ó 2000) y su cobertura variaba considerablemente. En este estudio no se pudo identificar el costo por beneficiario en la región como un todo porque no existían registros de los beneficiarios y los costos, o porque los entrevistados no conocían esa información. No obstante, durante el estudio se encontró que en Honduras el costo por beneficiarios de estos programas era de US$ 16, mientras que en México y el Brasil era de US$ 1.

Hombres y mujeres trabajadores del sexo comercial

Los datos de este estudio muestran que 14 países (82,3%) tenían programas orientados a las mujeres TSC, 12 (70%) a los hombres TSC y 11 (65%) a los travestis (cuadro 3.10). Estos programas eran los más antiguos y se remontaban a los años noventa, no obstante, la organización y recolección sistematizadas de datos no comenzaron hasta hace

Cuadro 3.10. Países con programas contra el VIH/SIDA dirigidos a los trabajadores del sexo comercial, 2000

PAÍS O SUBREGIÓN	MUJERES	HOMBRES	TRAVESTIS
México	sí	sí	—
Centroamérica			
Guatemala	sí	sí	sí
El Salvador	sí	sí	sí
Honduras	sí	sí	sí
Nicaragua	sí	sí	sí
Costa Rica	no	no	no
Panamá	no	no	no
Brasil	sí	sí	sí
Área Andina			
Venezuela	sí	sí	sí
Colombia	sí	sí	sí
Ecuador	sí	no	no
Perú	sí	sí	sí
Bolivia	—	—	—
Cono Sur			
Argentina	sí	sí	sí
Paraguay	sí	sí	no
Uruguay	sí	sí	sí
Chile	sí	no	sí

— No disponible.
Fuente: Datos originales de la encuesta.

poco (1999-2000). Los entrevistados indicaron que la mayoría de las intervenciones se relacionaban con la distribución de materiales educativos, la orientación y la promoción de la capacitación de los pares.

El acceso a los servicios de atención de salud es una necesidad básica para controlar la enfermedad desde el punto de vista clínico en términos de proveer diagnóstico temprano y tratamiento de la infección por el VIH, así como para promover medidas preventivas en poblaciones de alto riesgo, como los TSC (Ghys et. al. 2001; Levine et. al. 1998). Los datos de la encuesta indicaron que 59% de los países tenían servicios de atención de salud gratuitos para los TSC. En México, el Perú y el Uruguay, por ejemplo, había servicios específicamente diseñados y reservados para los TSC, mientras que en el Ecuador ese tipo de servicios eran provistos por conducto de las ONG.

Usuarios de drogas inyectables

El uso de drogas inyectables es más frecuente en México, el Brasil y el Cono Sur; entrevistados de otros países informaron que eran más comunes otros métodos de consumo de drogas (inhalantes, píldoras, etc.). Hay pocas estimaciones publicadas sobre el tamaño de la población de UDI en cada país. De acuerdo con las respuestas de los entrevistados, Chile tenía 29 046 UDI, México 48 000 y la Argentina 64 558.

La droga más comúnmente inyectada fue la cocaína (señalada en 71,4% de los países); solo México y Colombia notificaron tasas más altas de uso de heroína (Hudgins, McCusker y Stoddard 1995).

Según los entrevistados, las respuestas de los gobiernos a la epidemia del uso de drogas inyectables han sido insuficientes y muy pocos países estaban aplicando programas para reducir el daño, que a menudo tenían cobertura deficiente. Siete países no tenían programas o solo contaban con programas esporádicos de "liberación de las drogas", que son muy poco eficaces para reducir el daño y controlar el VIH (DesJarlais 1995; Drucker et. al. 1998; véase el cuadro 3.11). La mayoría de las intervenciones para los UDI consistieron en programas de intercambio de agujas (en los cuales las agujas usadas pueden ser cambiadas por otras esterilizadas) y la capacitación de los UDI sobre cómo limpiar mejor sus instrumentos.[3] Los datos proporcionados para el estudio no fueron precisos y se contaba con poca información sobre los beneficiarios y los presupuestos en todos los países. En el caso del Brasil, se puede estimar que los programas de intercambio de agujas costaba US$ 24 000 cada uno y el costo por UDI llegaba a US$ 18. En general, el estudio concluyó que eran escasos los programas de intercambios de agujas y otros métodos de reducción del daño en América Latina y, con excepción del Brasil, eran insuficientes si se consideran las dimensiones de la epidemia de VIH/SIDA y sus relaciones con el uso de drogas inyectables.

Los datos de la encuesta revelaron que es escasa la atención clínica prestada a los usuarios de drogas en América Latina (cuadro 3.12). Aun países como México, la Argentina y Chile tenían infraestructuras y recursos insuficientes para tratar de manera eficiente y eficaz a esta población. Aparte de los programas nacionales de prevención, control o tratamiento del uso de drogas, los grupos más involucrados

Cuadro 3.11. Disponibilidad de intervenciones orientadas a los usuarios de drogas inyectables, 2000

PAÍS O SUBREGIÓN	PROGRAMAS "LIBRES DE DROGAS" O DE PREVENCIÓN DEL CONSUMO DE DROGAS	PROGRAMAS DE REDUCCIÓN DEL DAÑO
México	✓	✓
Centroamérica		
Guatemala	✓	
El Salvador	✓	
Honduras	—	—
Nicaragua	✓	✓
Costa Rica	—	—
Panamá	—	—
Brasil	✓	✓
Área Andina		
Venezuela	—	—
Colombia		
Ecuador	—	—
Perú	—	—
Bolivia		
Cono Sur		
Argentina		✓
Paraguay		
Uruguay	✓	
Chile		✓

— No disponible.
Nota: las casillas vacías indican que no hay intervenciones orientadas a los usuarios de drogas inyectables.
Fuente: Datos originales de la encuesta.

Cuadro 3.12. Disponibilidad de centros especializados en el tratamiento de los usuarios de drogas inyectables, 2000

PAÍS O SUBREGIÓN	NÚMERO DE CENTROS
México	1
El Salvador	1
Nicaragua	8
Costa Rica	1
Panamá	1
Brasil	26
Perú	1
Paraguay	7
Uruguay	1

Fuente: Datos originales de la encuesta.

en la lucha contra el uso de drogas eran los pocos centros independientes que asisten a los adictos a las drogas, además de las ONG vinculadas con ese tipo de adicciones. Según las respuestas a la encuesta, los profesionales de la salud y los farmacéuticos rara vez participaban en el tratamiento de esta población.

Presidiarios

La tasa de infección por el VIH entre los presidiarios varió de un país a otro. A menudo los países con las tasas más altas de prevalencia entre los presidiarios también tenían las tasas más altas entre los UDI. Hay algunos países en los cuales las tasas notificadas entre los presidiarios fueron alarmantemente altas (por ejemplo, El Salvador), si bien se puede suponer que las tasas más altas de prevalencia entre los presidiarios (sobre la base de las tasas encontradas en los UDI) corresponderían al Cono Sur y el Brasil (figura 3.1).

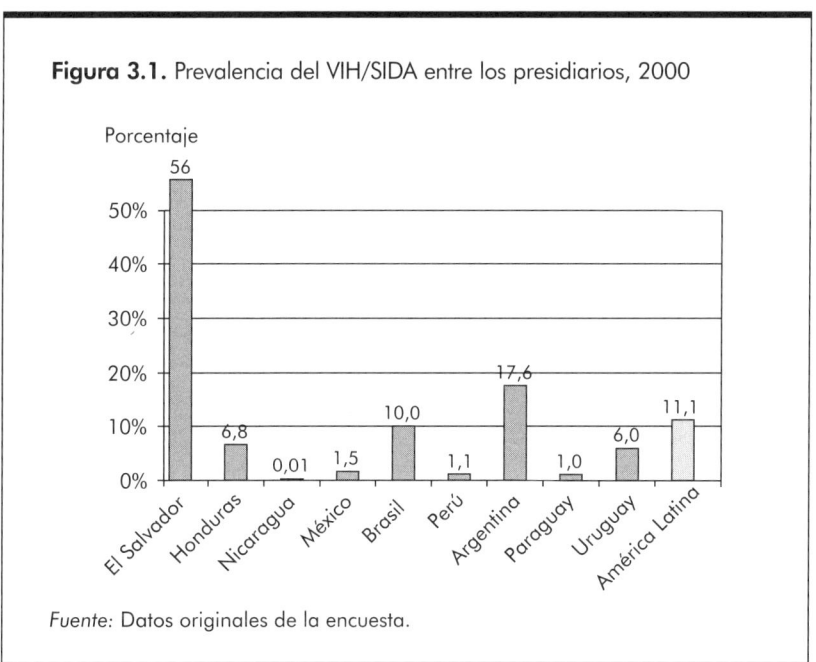

Figura 3.1. Prevalencia del VIH/SIDA entre los presidiarios, 2000

Fuente: Datos originales de la encuesta.

Las respuestas de los entrevistados de 13 países (76,5%) señalaron que tenían programas para la prevención del VIH en los presidiarios; Honduras y varios países del Área Andina no contaban con esos programas (véase el cuadro 3.13). Según la información reunida, en Centroamérica esos programas se iniciaron recientemente (1999-2000) y constaban básicamente de educación para la salud y distribución de material educativo. La cobertura era escasa y las intervenciones fueron esporádicas. En México, esos programas se iniciaron antes, en los años noventa, y proporcionaban una amplia gama de servicios, si bien la cobertura todavía era baja. Los programas ofrecidos en México incluían pruebas de detección del VIH, distribución de condones y materiales esterilizados para el uso de drogas inyectables. El Brasil

Cuadro 3.13. Programas de prevención del VIH en las prisiones, 2000

PAÍS O SUBREGIÓN	PROGRAMAS DE PREVENCIÓN DE LA INFECCIÓN POR EL VIH
México	✓
Centroamérica	5
Guatemala	✓
El Salvador	✓
Honduras	
Nicaragua	✓
Costa Rica	✓
Panamá	✓
Brasil	✓
Área Andina	2
Venezuela	
Colombia	✓
Ecuador	
Perú	✓
Bolivia	
Cono Sur	4
Argentina	✓
Paraguay	✓
Uruguay	✓
Chile	✓
América Latina	13

Nota: las casillas vacías indican que el país no tiene programas de prevención de la infección por el VIH en sus prisiones.
Fuente: Datos originales de la encuesta.

también ofrecía muchos servicios a una gran cantidad de presidiarios. Recientemente, países del Cono Sur (por ejemplo, la Argentina en 1999) comenzaron a poner en práctica una gran variedad de servicios de prevención, principalmente en las prisiones de las ciudades más grandes. En general, los presidiarios carecen de materiales esterilizados y acceso permanente a los condones ya que la distribución es esporádica. No hubo datos disponibles sobre la atención de salud para los presidiarios infectados por el VIH y también hubo un vacío de información acerca de la coordinación de los servicios dentro y fuera de las prisiones para prevenir, controlar y tratar la infección por el VIH en las prisiones.

Programas de extensión para llegar a poblaciones de difícil acceso

La meta de los programas de extensión es establecer contactos con personas expuestas a un riesgo alto o moderado de contraer el VIH. Específicamente, estos programas deben ser manejados para hacer que las personas concurran a los servicios de prevención y atención de salud, reunir la información necesaria para proteger a esas poblaciones contra el VIH y suministrar apoyo psicológico o social (National Institute on Drug Abuse 2000; Trotter, Bowen y Potter 1995; Krieger et. al. 1999). Muchas de estas poblaciones de alto riesgo (TSC, UDI, grupos marginados) solo son accesibles mediante programas de ese tipo. Los datos reunidos revelan que, con la excepción del Brasil y México, los programas de extensión en la región eran pocos (cuadro 3.14).

Contribuciones de las ONG al control del VIH/SIDA en América Latina

Las ONG de la región tenían metas diversas y cubrían una gama amplia de necesidades, incluyendo información y prevención, y apoyo psicológico, social y familiar para las personas afectadas. Más de 50% de las ONG que respondieron a la encuesta confirmaron que prestaban esos servicios. Hubo pocas ONG con un propósito único;

Cuadro 3.14. Programas de extensión relacionados con el VIH/SIDA, 2000

PAÍS O SUBREGIÓN[a]	UDI	HSH	TSC	ADOLESCENTES EXPUESTOS A RIESGO ALTO
México	✓	✓	✓	✓
Centroamérica	0	1	1	1
Guatemala		✓	✓	✓
Brasil	✓	✓	✓	✓
Área Andina	1	1	1	0
Colombia	✓	✓	✓	
Cono Sur	2	3	1	2
Argentina	✓	✓		
Paraguay		✓		✓
Uruguay	✓	✓	✓	✓
América Latina	5	7	5	5

a. Los países no mencionados no tienen programas de extensión.
Nota: HSH = hombres que tienen relaciones sexuales con otros hombres; TSC = trabajadores del sexo comercial; UDI = usuarios de drogas inyectables. Las casillas vacías indican que el país no tiene programas de prevención de la infección por el VIH en sus prisiones.
Fuente: Datos originales de la encuesta.

frecuentemente, fue más común que las ONG proporcionaran una serie de servicios diferentes relacionados con el VIH/SIDA.

Una revisión de los programas puestos en práctica por las ONG incluidas en la encuesta (366 programas en un total de 84 ONG encuestadas) revela que un poco más de la mitad de ellas realizan actividades de información general y de prevención, incluyendo la impresión de materiales educativos, y el resto prestaba servicios y apoyo a las PVIHS (figura 3.2).

De esos 366 programas,[2] 215 se concentraban en poblaciones específicas. Como se muestra en la figura 3.3, la mitad de esos programas estaban dirigidos a mujeres y adolescentes, y el resto a grupos expuestos a un alto riesgo de contraer la infección por el VIH. Las poblaciones beneficiadas comprendían a jóvenes (70,2%), mujeres (54,7%), HSH (48,8%), y TSC (46,4%). Si bien los presidiarios tienen un riesgo alto de contraer el VIH, no recibían mucha atención de las ONG. Esto es especialmente alarmante en el Cono Sur, donde la prevalencia del VIH es muy alta en esas poblaciones.

Población beneficiaria y costos de los programas en marcha

Hubo muchas dificultades para recolectar información concerniente a la cobertura de la población y los presupuestos de las ONG ya que, en la mayoría de los casos, las personas que completaron los cuestionarios para este estudio se ocupaban más del diseño y la aplicación de los programas que de reunir y mantener esos datos. Pocas de las ONG que respondieron pudieron identificar el número de beneficiarios de cada programa y fue limitada la información acerca de los presupuestos destinados a cada actividad dado que las ONG no siempre mantienen esta información. En consecuencia, los datos presentados en las figuras 3.4 y 3.5 corresponden solo a las respuestas de las ONG que contaban con esa información. Se puede suponer que el

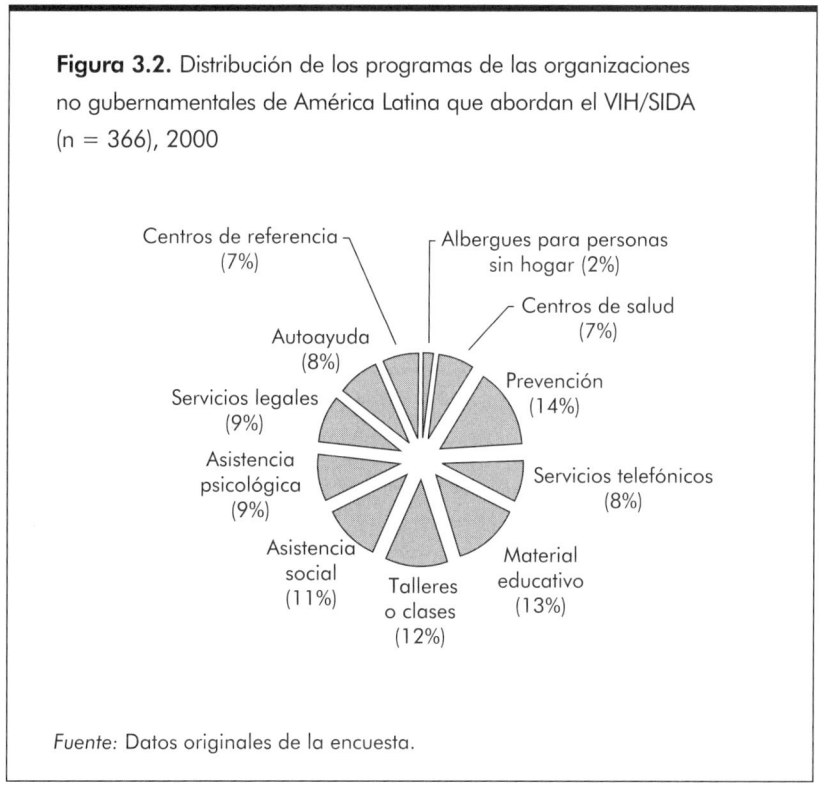

Figura 3.2. Distribución de los programas de las organizaciones no gubernamentales de América Latina que abordan el VIH/SIDA (n = 366), 2000

Fuente: Datos originales de la encuesta.

Figura 3.3. Poblaciones beneficiarias (n = 215) servidas por los programas relacionados con el VIH, 2000

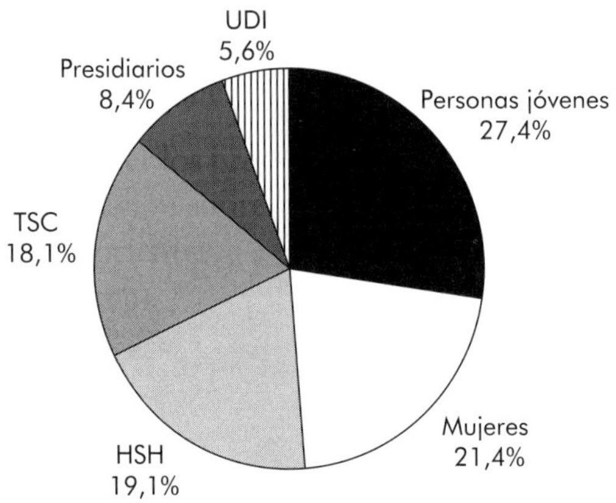

- UDI 5,6%
- Presidiarios 8,4%
- TSC 18,1%
- HSH 19,1%
- Mujeres 21,4%
- Personas jóvenes 27,4%

Nota: HSH = hombres que tienen relaciones sexuales con otros hombres; TSC = trabajadores del sexo comercial; UDI = usuarios de drogas inyectables.
Fuente: Datos originales de la encuesta.

número real de beneficiarios y los costos eran más altos que los presentados.

En general, los programas para las PVIHS, en particular los hospicios (US$ 606 por beneficiario), fueron los más costosos, seguidos por el apoyo social (US$ 108 por beneficiario). Los costos variaban según las subregiones, de acuerdo con el nivel de contribuciones de voluntarios y los sistemas para contratar o el pago de los servicios de los empleados. Desde el punto de vista económico, los programas que prestan apoyo a las PVIHS y los programas autofinanciados eran los más eficientes. Los costos por beneficiarios de esos programas son relativamente similares en las subregiones, excepto en el Brasil donde el costo era más elevado (US$ 66,3 por beneficiario).

Nuestros datos muestran que, salvo en el caso de los presidiarios, los programas orientados a poblaciones específicas tienen un costo

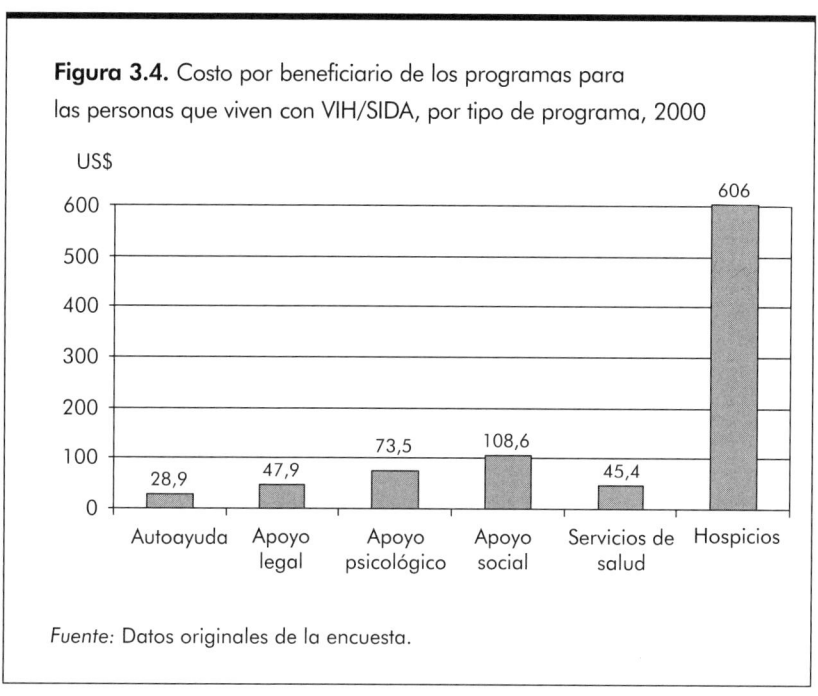

Figura 3.4. Costo por beneficiario de los programas para las personas que viven con VIH/SIDA, por tipo de programa, 2000

Fuente: Datos originales de la encuesta.

promedio de US$ 10 a US$ 20 por persona. Los programas para los TSC eran los menos costosos, con un promedio de US$ 10 por beneficiario, excepto en el Brasil, donde el costo era más alto. El costo de los programas para los HSH eran de alrededor de US$ 20 por persona; este promedio elevado obedece en gran medida a los altos costos encontrados en el Brasil y el Cono Sur. Los programas para los jóvenes y las mujeres eran los más costosos, pero es importante recordar el gran número de beneficiarios en riesgo encontrados en estos subgrupos de población. Los costos más elevados por beneficiario se encontraron en el Brasil y Centroamérica (en los programas orientados a las mujeres) y en México (en los programas para los jóvenes).

Las intervenciones más económicas fueron los programas de difusión de información y de prevención, como los servicios telefónicos sin costo para proporcionar información y apoyo en relación con el

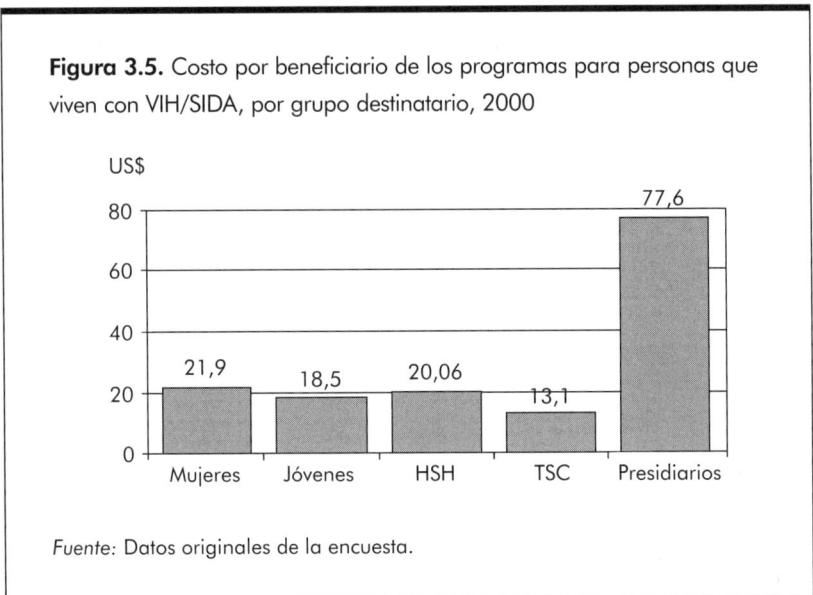

Figura 3.5. Costo por beneficiario de los programas para personas que viven con VIH/SIDA, por grupo destinatario, 2000

Fuente: Datos originales de la encuesta.

VIH/SIDA, que ofrecen una cobertura amplia a un costo muy bajo (US$ 2 por persona). Con excepción del Cono Sur, los programas de información y prevención, que incluyen la impresión de material educativo, eran actividades de muy bajo costo.

Eficacia en función del costo: el gran interrogante

Medir los costos de los programas existentes de prevención del VIH/SIDA, por persona beneficiada, es una parte esencial de la elaboración de estrategias apropiadas para ampliar las actividades y planificar los programas, pero sigue faltando gran parte de la información esencial para establecer las prioridades. Con el fin de obtener el mayor beneficio con un presupuesto fijo, los encargados de formular las políticas y los directores de los programas necesitan información acerca del costo *por infección evitada*, o por años de vida salvados. Esta información se expresa, por general, en términos de la relación entre la eficacia y el costo, en la cual el numerador representa el costo neto (por ejemplo, el costo de la distribución de condones más la difusión de mensajes educativos apropiados, menos el tratamiento y otros costos no incurridos a causa de los efectos benéficos de la intervención) sobre los resultados de salud deseados, como la reducción de la morbilidad o la mortalidad causadas por el VIH/SIDA. En teoría, si se calcula esta relación para todas las intervenciones que compiten por recursos comunes, los encargados de tomar las decisiones pueden asignar recursos sobre la base de la eficacia en función del costo y optimizar el beneficio (vidas salvadas) obtenido con un determinado presupuesto.

Es difícil estimar la eficiencia en función de los costos en todas las disciplinas de la atención de salud, pero las intervenciones relacionadas con el VIH/SIDA constituyen un reto particularmente complicado. El desglose de los elementos de la relación entre la eficacia y el costo —costos de las intervenciones, costos no incurridos gracias a la intervención y eficacia de la intervención— demuestran la complejidad de este análisis.

Es difícil calcular los costos de las estrategias de prevención del VIH/SIDA, en gran medida porque tienden a depender de estrategias de extensión difíciles de cuantificar, la orientación por los pares y la expansión de las actividades de las ONG existentes. A menudo, no hay protocolos claros para las actividades de prevención; ellas evolucionan en forma peculiar y las estadísticas concernientes a los servicios suelen ser exageradas. Además, afrontamos un interrogante en cuanto a la perspectiva desde la cual se calculan los costos: ¿nos interesan todos los costos sociales que implica una intervención o solo los costos para el prestador? Si bien estos aspectos complican las estimaciones de los costos, es posible llegar a cálculos verosímiles de los costos por persona.

El cálculo de los ahorros en el tratamiento evitado como resultado de las intervenciones efectuadas es una empresa enorme, que en general exige formular supuestos. Los analistas deben hacer "conjeturas óptimas" acerca de la eficacia de las intervenciones evaluadas —por ejemplo, por cada 1000 personas que reciben condones y educación, se evita una infección al año— y luego tienen que estimar los costos potenciales por caso, asociados con el tratamiento de infecciones oportunistas y otros trastornos que afectan a las PVIHS. Estos costos de tratamiento dependen en gran medida de las características y la estructura de costos del sistema de atención de salud, así como de los protocolos de tratamiento aceptados, que han cambiado rápidamente en el transcurso del tiempo y que probablemente continuarán evolucionando a la par de los descubrimientos científicos y la innovación tecnológica.

La estimación de las infecciones evitadas o los años de vida perdidos en función de la discapacidad, que se salvan gracias a la intervención, que constituye el denominador de la relación entre costo y eficacia también requiere supuestos sólidos, como se señaló anteriormente. Para complicar aún más las cosas, afrontamos el interrogante de si hay que incluir en la estimación de la "eficacia" solo el efecto en la población directamente beneficiada con la intervención o hay que considerar las infecciones evitadas gracias a la menor prevalencia del VIH en la población: es decir, las infecciones secundarias, terciarias y futuras de otro tipo prevenidas como resultado de la reducción de la cantidad de infecciones en la población directamente beneficiada. En el caso del VIH/SIDA, como sucede con toda enfermedad infecciosa, el efecto multiplicador de las actividades de prevención puede ser muchas veces más grande que los efectos directos, según la tasa de propagación de la enfermedad en la población, la cual depende de una serie de características epidemiológicas, demográficas y sociales subyacentes. En síntesis, es esencial considerar en forma dinámica los efectos de las actividades de prevención para llegar a un verdadero panorama de los beneficios de la prevención, si bien se trata de una tarea empírica compleja.

Con todas estas complicaciones metodológicas, ¿vale la pena intentar hacer estimaciones de la eficacia en función de los costos? La pregunta solo se puede contestar considerando la alternativa: asignar los escasos recursos de atención de salud sobre la base de normas o prácticas de asignación que no tienen en cuenta la cantidad de beneficios por dólar gastado. Por ejemplo, se podría asignar un presupuesto sobre la base de las creencias acerca del valor o la "inocencia" de las poblaciones beneficiarias (por ejemplo, más para los bebés afectados por la transmisión de la madre al hijo que para los HSH, a quienes algunos consideran culpables de su enfermedad), o sobre la base de la influencia política de las organizaciones que reciben los fondos, o, incluso, en las poblaciones beneficiarias en una forma tal que sea proporcional a la prevalencia estimada de la enfermedad en esas poblaciones (una estrategia común con el propósito de lograr "imparcialidad"). Si bien cualquiera de estos criterios para la asignación de recursos tiene sus defensores, no es probable que ninguno de ellos conduzca a la mayor cantidad de infecciones por el VIH evitadas por dólar gastado, que se argumenta que es el objetivo esencial de todos los programas de prevención del VIH/SIDA. Solo la aplicación del análisis de la eficacia en función de los costos —con todas sus dificultades e imperfecciones— llevará a este resultado.

Se ha realizado una serie de estudios para idear mejores conjeturas como estimación de la eficacia en función de los costos de intervenciones específicas, pero la mayoría de los datos provienen de países industrializados. Jha y otros investigadores (2001) compararon la relación entre la eficiencia, el tamaño del efecto y la eficacia en función de los costos de distintas intervenciones para la prevención del VIH en los países en desarrollo. Sus hallazgos muestran que las intervenciones para los TSC tienen el costo más bajo por infección evitada (US$ 8 a US$ 12), seguidas de las intervenciones para el manejo de las infecciones de transmisión sexual (ITS) (US$ 218), la orientación y las pruebas voluntarias (US$ 249 a US$ 346) y el tratamiento antirretroviral para las mujeres VIH positivas embarazadas (US$ 276).

Los recursos de la prevención deben ser asignados para evitar tantas infecciones como sea posible. En esa asignación hay que tener en cuenta el costo y la eficacia de los programas, así como las estimaciones de la incidencia del VIH (UNAIDS 2000n), con el fin de destinar la cantidad adecuada de dinero a programas para cada grupo específico de riesgo. Un estudio de seguimiento efectuado por el Banco Mundial intentará adoptar este criterio y determinar formas apropiadas de asignar los limitados recursos para la prevención del VIH/SIDA entre programas para distintos grupos de población (recuadro 3.1).

> **Recuadro 3.1. Hacia decisiones más racionales en la asignación de los recursos**
>
> En los próximos meses, el Banco Mundial se propone efectuar un ensayo piloto en un país centroamericano con una metodología para determinar la asignación de los recursos entre intervenciones de prevención que maximicen el número de infecciones evitadas. El ejercicio utilizará las técnicas elaboradas en *No Time to Lose* (No hay tiempo que perder) (Ruiz et. al. 2000) y se basa en la construcción subjetiva y sistemática de dos conjuntos de cálculos: uno relacionado con la epidemiología del VIH (es decir, las infecciones nuevas en las poblaciones beneficiarias) y otro vinculado con la eficacia del programa (es decir, las infecciones nuevas que se previnieron con distintos niveles de fondos para el programa) por subgrupo. La elaboración de estas variables depende mucho del consenso entre los expertos locales e internacionales.
>
> Se espera que este ejercicio aporte información para las decisiones políticas al ilustrar explícitamente el costo de oportunidad de mecanismos optativos de asignación (por ejemplo, según la prevalencia o según el número de casos de SIDA). El ejercicio tal vez genere también un renovado interés político en efectuar el seguimiento de la incidencia y la eficacia del programa, porque esto mejoraría notablemente las decisiones concernientes a la asignación y revertiría con más rapidez la epidemia.

Grado de conocimiento de la población acerca de los métodos de transmisión y prevención del VIH/SIDA

La mayoría de las respuestas de la encuesta confirmaron que los países habían realizado encuestas sobre los conocimientos, las actitudes y las prácticas (CAP) en relación con el VIH/SIDA, ya sea por conducto de los ministerios de salud u otras instituciones u organismos, con el fin de determinar el grado de conocimiento de la población acerca del VIH/SIDA. Por desgracia, los resultados y las lecciones de estos estudios no han sido compartidos con un público amplio y rara vez han sido usados para guiar la toma de decisiones en los programas nacionales.

Sobre la base de las respuestas de los médicos que participaron en la encuesta, 20% de las personas tendrían un buen nivel de conocimiento, 66%, cierto conocimiento y 14% poco o ningún conocimiento de los modos de transmisión y prevención del VIH/SIDA.

Actitudes sociales hacia la orientación sexual

El comprobado aumento del riesgo de contraer el VIH mediante las relaciones sexuales anales sin protección ha dado como resultado que, desde el comienzo de la epidemia, los HSH y otras personas que usan esta práctica sean clasificados como grupos de alto riesgo (UNAIDS 2000a; Catania et. al. 2001; McFarland y Cáceres 2001). Este factor de riesgo conduce a una necesidad de intervenciones de prevención y servicios sociales y de salud orientados específicamente a esa población. Las actitudes sociales intolerantes, o la homofobia, no solo son violaciones de los derechos humanos sino que también impiden una prevención eficaz, el diagnóstico temprano y el tratamiento apropiado para este grupo. Se preguntó a las ONG participantes acerca de las actitudes socioculturales concernientes a la homosexualidad y si existían leyes o disposiciones que restringían o prohibían la orientación homosexual (cuadro 3.15). Noventa y cuatro por ciento de las ONG de la encuesta indicaron que la homosexualidad se desalienta en América Latina, ya sea mediante actitudes socioculturales (57,8%) o mediante estas actitudes combinadas con sanciones legales (36,1%). En México y el Brasil, la mayoría de las ONG señalaron que las restricciones son socioculturales (80%) y legales (60%), a pesar de que no identificaron leyes específicas que establecieran una penalización. Treinta y ocho por ciento de las ONG de Centroamérica afirmaron que las restricciones socioculturales combinadas con las legales son los principales factores prohibitivos; en Nicaragua, cinco ONG mencionaron penalizaciones para la homosexualidad y, en Guatemala, se mencionó que existía legislación punitiva, si bien no se identificó una ley específica (véase el cuadro 3.16).

Cuadro 3.15. Porcentaje de las organizaciones no gubernamentales de la encuesta que identificaron restricciones a la homosexualidad, 2000 (n = 83)

PAÍS O SUBREGIÓN	RESTRICCIONES A LA HOMOSEXUALIDAD		
	SOCIOCULTURALES	NINGUNA	SOCIOCULTURALES Y LEGALES
México	40,0	—	60,0
Centroamérica	51,6	9,7	38,7
Guatemala	50,0	16,7	33,3
El Salvador	83,3	—	16,7
Honduras	75,0	—	25,0
Nicaragua	—	16,7	83,3
Costa Rica	60,0	20,0	20,0
Panamá	50,0	—	50,0
Brasil	20,0	—	80,0
Área Andina	68,8	4,0	28,0
Venezuela	60,0	—	40,0
Colombia	50,0	25,0	25,0
Ecuador	80,0	—	20,0
Perú	66,7	—	33,3
Bolivia	80,0	—	20,0
Cono Sur	70,6	5,9	23,5
Argentina	60,0	—	40,0
Paraguay	75,0	25,0	
Uruguay	83,3	—	16,7
Chile	50,0	—	50,0
América Latina	57,8	6,1	36,1

— No disponible.
Fuente: Datos originales de la encuesta.

Tasa de infección por el VIH en poblaciones de alto riesgo

Los datos obtenidos de los programas nacionales acerca de la cantidad de pruebas de detección del VIH realizadas en 2000 no concuerdan con los datos aportados por las oficinas de vigilancia epidemiológica (excepto en Venezuela y Nicaragua). Se encontró la misma incoherencia en la información concerniente a las tasas de prevalencia en poblaciones de alto riesgo; solo México y Honduras proporcionaron datos homogéneos entre las diversas fuentes (véase el cuadro 3.17). Estas discordancias indican una falta de comunicación entre los programas nacionales y las oficinas de vigilancia epidemiológica.

Cuadro 3.16. Restricciones legales a la homosexualidad

PAÍS	TIPOS DE RESTRICCIONES LEGALES
México	Objeto de "represión policial como actividad ilegal" (según una ONG).
Guatemala	Existen ciertos vacíos en la legislación, pero hay repercusiones punitivas (según una ONG). Existen restricciones legales especiales contra los travestis (según una ONG).
Nicaragua	Sanciones según la Ley 150, artículo 204 (mencionadas por cuatro ONG).
Costa Rica	Existen restricciones legales. La ley general para el tratamiento del SIDA generalmente no se aplica (según una ONG).
Brasil	Las parejas no son legalmente reconocidas; por consiguiente, no pueden compartir beneficios ni adoptar niños (mencionadas por tres ONG).
Argentina	Sujeta a intervención de funcionarios judiciales o policiales y encarcelamiento. La ley no permite parejas de homosexuales, y existen edictos y normas policiales contra el comportamiento homosexual.
Perú	No se permite el matrimonio oficial, la herencia de bienes y dinero está prohibida al igual que la adopción.
Uruguay	Existen restricciones legales. Las parejas no son legalmente reconocidas y no se las menciona en las leyes de derecho familiar.
El Salvador, Honduras, Panamá, Venezuela, Colombia, Ecuador, Bolivia, Chile	No hubo respuestas al cuestionario.

Nota: ONG = Organización no gubernamental.
Fuente: Datos originales de la encuesta.

Distribución de condones

De acuerdo con lo informado por los programas nacionales de control del VIH/SIDA incluidos en la encuesta, 59% de los países financiaron la distribución de condones en 2000. A nivel regional, US$ 20,2 millones financiaron la distribución de 219,5 millones de condones. El costo unitario por condón fue de alrededor de US$ 0,09 (cuadro 3.18). En su mayoría, los condones fueron distribuidos en zonas donde trabajan los TSC, sitios frecuentados por HSH, farmacias y ONG. Los

Cuadro 3.17. Prevalencia del VIH en poblaciones de alto riesgo y mujeres embarazadas, 2000

PAÍS O SUBREGIÓN	NO. DE PRUEBAS DE DETECCIÓN DEL VIH EFECTUADAS	NO. DE UDI TRATADOS	PREVALENCIA DEL VIH EN LOS UDI	PREVALENCIA DEL VIH EN LOS HSH	PREVALENCIA DEL VIH EN LOS TSC	PREVALENCIA DEL VIH EN MUJERES EMBARAZADAS
México	251 763	800	4,60	15,00	0,35	0,09
Centroamérica						
Guatemala	4 000	—	—	—	—	—
El Salvador	—	—	—	8,0	9,9	1,4
Honduras	50 000	—	—	35,0	2,0	0,7
Nicaragua	—	—	—	—	—	—
Costa Rica	93 500	—	—	—	—	0,9
Panamá	—	—	—	8,9	7,0	0,5
Brasil	—	—	37,0			
Área Andina						
Venezuela	200 000	—	—	70,0	—	0,01
Colombia	—	—	—	18,9	0,1	<1
Ecuador	—	—	—	11,3	0,6	—
Perú	—	—	—	11,0	1,2	0,3
Bolivia	—	—	—	0,04	0,03	0,0
Cono Sur						
Argentina	800 000	1 000	45,9	14,9	1,7	0,7
Paraguay	—	—	—	—	—	—
Uruguay	—	—	25,0	21,0	0,4	0,3
Chile	—	—	—	—	—	0,05

— No disponible.
Nota: HSH = hombres que tienen relaciones sexuales con otros hombres; TSC = trabajadores del sexo comercial; UDI = usuarios de drogas inyectables.
Fuente: Datos originales de la encuesta.

Cuadro 3.18. Número de condones distribuidos por los ministerios de salud y presupuestos, 2000

PAÍSª	NO. DE CONDONES DISTRIBUIDOS	PRESUPUESTO PARA CONDONES (US$)
México	—	2 500 000
Honduras	300 000	10 000
Nicaragua	5 000 000	—
Brasil	200 000 000	6 000 000
Venezuela	2 000 000	—
Colombia	—	18 000
Perú	11 000 000	11 600 000
Argentina	200 000	20 000
Uruguay	—	20 000
Chile	1 000 000	59 000

— No disponible.
a. Los países que no aparecen en el cuadro no distribuyen condones.
Fuente: Datos originales de la encuesta.

colegios y universidades no recibieron condones proporcionados por el gobierno.

El control de la calidad es importante no solo para prevenir la transmisión de enfermedades, sino también para garantizar la satisfacción y la confianza de los consumidores, elementos fundamentales para estimular el comportamiento de sexo seguro. Solo la mitad de los países tienen disposiciones que fiscalizan la calidad de los condones; según los datos reunidos, en el Área Andina en gran medida no existe el control de calidad de los condones.

Prevención de la transmisión de la madre al hijo

La disponibilidad de medicamentos antirretrovirales de gran actividad, la profilaxis con AZT y nuevas recomendaciones para el parto de las mujeres embarazadas VIH positivas, han dado como resultado una considerable disminución de la transmisión del VIH de la madre al hijo (UNAIDS 1999a; CDC 2001b; International Perinatal HIV Group 1999). No obstante, estos logros solo son posibles mediante el diagnóstico eficiente y temprano de la infección en las mujeres embarazadas. Por esta razón, es importante ofrecer las pruebas de detección del VIH a las mujeres embarazadas y asegurar el fácil acceso a los servicios de diagnóstico y tratamiento.

Siete países (Brasil, Honduras, Costa Rica, Perú, Venezuela, Argentina y Uruguay) confirmaron que tenían protocolos para ofrecer la prueba de detección del VIH a todas las mujeres embarazadas, si bien la cobertura real en cuanto a la cantidad de pruebas ofrecidas varió según los países. Por ejemplo, Honduras tenía una de las tasas más altas de prevalencia en Centroamérica y, no obstante, según los entrevistados ofrecía las pruebas de detección del VIH solo a 8,7% de las mujeres embarazadas (figura 3.6). El acceso a la profilaxis con antirretrovirales también era muy escaso (solo 20% en Honduras y 40% en el Brasil, con considerables diferencias entre las subregiones) (véase la figura 3.7), lo cual es deplorable porque esas medidas

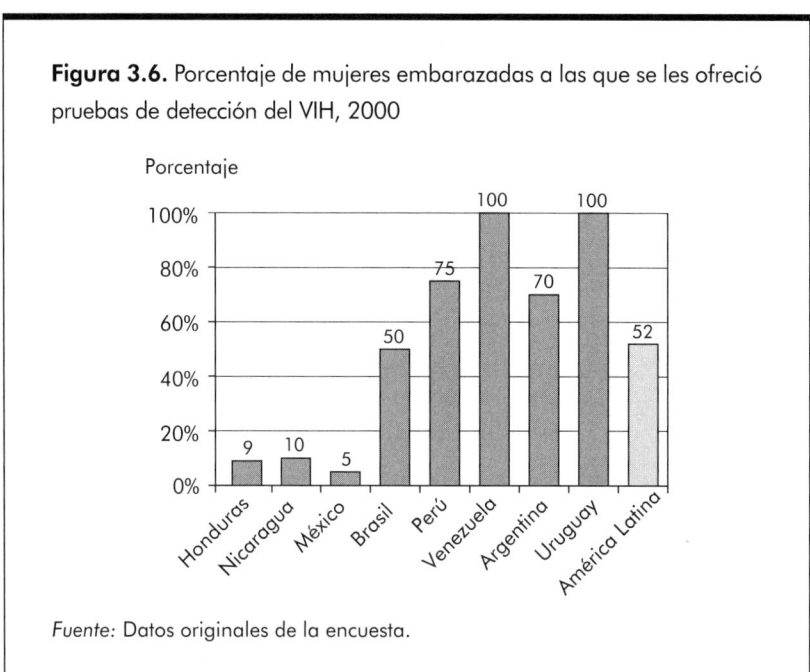

Figura 3.6. Porcentaje de mujeres embarazadas a las que se les ofreció pruebas de detección del VIH, 2000

Fuente: Datos originales de la encuesta.

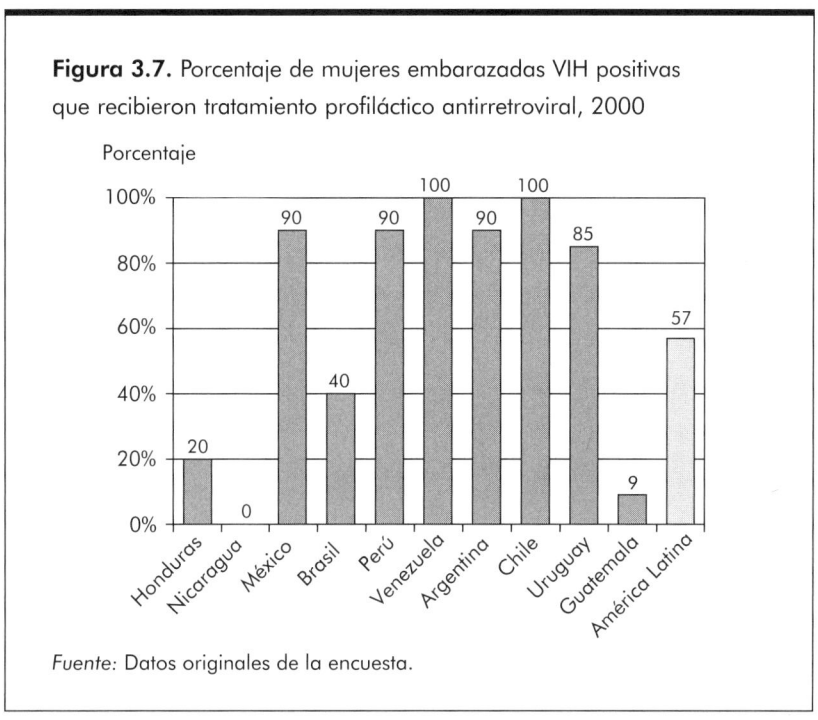

Figura 3.7. Porcentaje de mujeres embarazadas VIH positivas que recibieron tratamiento profiláctico antirretroviral, 2000

Fuente: Datos originales de la encuesta.

profilácticas constituyen una de las formas más sencillas y eficaces de prevenir la transmisión del VIH.

Servicios de salud y sociales

Acceso a los servicios de salud e intervenciones de prevención para poblaciones de alto riesgo

La información proporcionada para este estudio acerca de centros de salud, centros de diagnóstico y tratamiento de ITS y hospitales con programas específicos para el VIH/SIDA (pruebas, orientación, distribución de condones, educación sanitaria) varió considerablemente entre países y subregiones, y hubo una tendencia a sobrestimar los servicios prestados. En general, los programas nacionales entrevistados confirmaron que casi todos los centros de salud (centros para ITS y centros de atención primaria de salud y hospitales) tenían programas de prevención orientados específicamente al VIH/SIDA, incluyendo pruebas voluntarias y orientación, educación sanitaria y distribución de condones. La información proporcionada por médicos y ONG concerniente a la cobertura y el acceso a los servicios de salud difiere mucho de la aportada por los gobiernos. En general, los entrevistados gubernamentales consideraron que el acceso a los servicios de salud es más amplio que lo que consideraron los médicos y mucho más amplio que lo que consideraron los entrevistados de las ONG.

Disponibilidad de pautas para la práctica clínica

Según los entrevistados, son escasas las pautas para la práctica clínica destinadas a los pacientes con VIH/SIDA (medidas conforme a los conocimientos actuales y la disponibilidad de recursos). En las zonas donde es limitado el acceso a los antirretrovirales, también se carece de pautas nacionales para la profilaxis contra infecciones oportunistas o se usan muy poco (solo en 15,6% de los países). Cuarenta y tres por ciento de los médicos entrevistados señalaron que contaban con pautas oficiales para el manejo de los antirretrovirales, pero que esas pautas estaban poco difundidas o no eran bien conocidas en subregiones tales como el Área Andina y el Cono Sur (28,5% y 35,7%, respectivamente). Varios médicos anunciaron que pronto dispondrían de nuevas pautas y muchos otros consultaban habitualmente las pautas de los organismos internacionales (cuadro 3.19).

De acuerdo con las respuestas de los directores de programas nacionales, los servicios de salud que no incluyen el tratamiento con antirretrovirales eran gratuitos y se ofrecían de manera universal en seis países (Costa Rica, Brasil, Venezuela, Argentina, Chile y Paraguay). En otros seis países (Honduras, Nicaragua, Panamá, Perú, Colombia y México), se proporcionaban los servicios de salud a las personas con seguro y, en el resto de América Latina, tales servicios eran pagados por el paciente de su bolsillo. A menudo, los ministerios de salud prestaban servicios "sociales", pero su cobertura era escasa y su infraestructura y recursos muy limitados. Con pocas excepciones, una muy pequeña parte de la población estaba cubierta por el seguro social, especialmente en los países centroamericanos.

Cuadro 3.19. Porcentaje de médicos entrevistados (n = 64) que confirmaron la disponibilidad de pautas para el manejo clínico y el tratamiento de las PVIHS, 2000

PAÍS O SUBREGIÓN	MANEJO COMPLETO	TRATAMIENTO ARV	PREVENCIÓN DE LA TRANSMISIÓN DE LA MADRE AL HIJO	PREVENCIÓN DE INFECCIONES OPORTUNISTAS
México	20,0	80,0	no	40,0
Centroamérica	15,8	47,3	15,7	21,1
Guatemala	no	33,3	no	33,3
El Salvador	40,0	40,0	no	20,0
Honduras	33,3	33,3	no	33,3
Nicaragua	no	no	no	no
Costa Rica	no	100,0	75,0	25,0
Panamá	no	50,0	no	no
Brasil	no	80,0	no	no
Área Andina	9,5	28,5	no	19,0
Venezuela	no	66,6	no	25,0
Colombia	no	no	no	no
Ecuador	25,0	25,50	no	no
Perú	no	60,0	no	60,0
Bolivia	33,0	no	no	no
Cono Sur	7,1	35,7	14,3	no
Argentina	20,0	60,0	40,0	no
Paraguay	no	no	no	no
Uruguay	no	no	no	no
Chile	no	66,7	no	no
América Latina	10,9	43,7	7,8	15,6

Nota: no = no hay pautas; ARV = antirretroviral; PVIHS = personas que viven con VIH/SIDA.
Fuente: Datos originales de la encuesta.

Acceso a las pruebas de detección del VIH

Los médicos y los grupos de ONG entrevistados tenían estimaciones similares acerca de las condiciones vinculadas con el acceso a las pruebas de detección del VIH. Cincuenta y uno por ciento de los médicos y 54% de las ONG pensaban que había pruebas de detección del VIH disponibles para la población. Según los médicos, el costo medio de la prueba en los centros de salud pública era de US$ 21 y de US$ 56 en los centros privados. Hubo pocas diferencias entre las subregiones en cuanto al costo en los centros públicos, pero la gama de precios de las pruebas en los centros privados era amplia, desde US$ 49 en Centroamérica a más de US$ 100 en México (véase el cuadro 3.20).

Según las ONG participantes, la principal barrera para la prueba en todas las subregiones y países era la discriminación social, seguida de la escasa demanda de la prueba en las poblaciones de alto riesgo y la poca frecuencia de la oferta de pruebas voluntarias en los centros de salud. En el Área Andina, se consideraba que el costo de la prueba de detección del VIH era una barrera importante (véase la figura 3.8).

La limitada disponibilidad de pruebas de detección del VIH en los centros públicos y el costo elevado en los países donde la cobertura no es universal imponen obstáculos a la realización de pruebas y la orientación para las personas infectadas por el VIH/SIDA o las personas

Cuadro 3.20. Costo medio de las pruebas de detección del VIH en centros públicos y privados de salud, 2000 (US$)

PAÍS O SUBREGIÓN	COSTO EN LOS CENTROS PÚBLICOS DE SALUD (N = 22)	COSTO EN LOS CENTROS PRIVADOS DE SALUD (N = 46)
México	19,0	106,0
Centroamérica (promedio)	15,6	49,0
Guatemala	5,0	71,3
El Salvador	18,7	58,3
Honduras	—	35,0
Nicaragua	10,0	15,0
Costa Rica	35,0	—
Panamá	14,0	32,5
Brasil	gratuitas	32,5
Área Andina (promedio)	25,4	54,3
Venezuela	82,0	95,0
Colombia	10,0	40,0
Ecuador	43,0	25,3
Perú	23,4	74,2
Bolivia	8,5	23,7
Cono Sur (promedio)		50,2
Argentina	—	112,5
Paraguay	—	25,0
Uruguay	—	5,7
Chile	—	10,0
América Latina (promedio)	20,9	56,7

— No disponible.
Fuente: Datos originales de la encuesta.

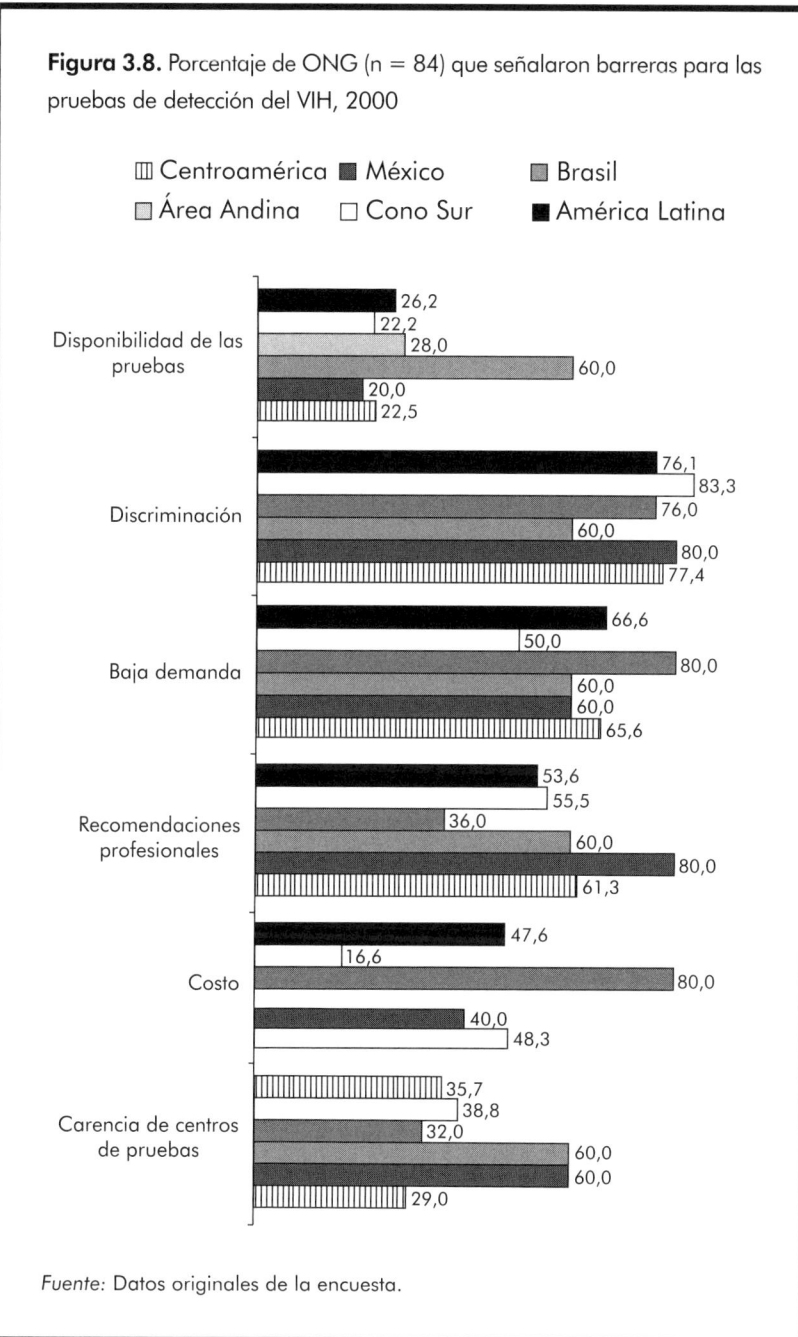

Figura 3.8. Porcentaje de ONG (n = 84) que señalaron barreras para las pruebas de detección del VIH, 2000

Fuente: Datos originales de la encuesta.

con comportamiento de alto riesgo. En general, estas barreras conducen a muchas consecuencias negativas para los pacientes, tales como menos beneficios resultantes de la orientación, el diagnóstico temprano y el tratamiento. La promoción de las pruebas de detección del VIH y la mayor accesibilidad a ellas deben ser una prioridad para todos los países latinoamericanos.

Infraestructura de laboratorios

Según lo informado por los programas nacionales, no está suficientemente desarrollada la infraestructura de laboratorios que trabajan con el VIH. La cantidad de laboratorios por país capaces de realizar recuentos de CD4[4] es escasa en Centroamérica, el Área Andina y México. El número de laboratorios que hacen el recuento de la carga viral[5] es aun menor (véase el cuadro 3.21).

Cuadro 3.21. Pruebas de laboratorio para los recuentos de CD4 y carga viral, y costo de los servicios de salud para el VIH/SIDA, 2000

PAÍS O SUBREGIÓN[a]	NÚMERO DE LABORATORIOS QUE REALIZAN RECUENTOS DE CD4	NÚMERO DE RECUENTOS DE CD4 REALIZADOS	NÚMERO DE LABORATORIOS QUE DETERMINAN LA CARGA VIRAL	NÚMERO DE RECUENTOS DE CARGA VIRAL REALIZADOS	COSTOS DE LOS SERVICIOS DE SALUD PARA EL VIH/SIDA (US$)
México	9	920	3	1 831	24 800 000
Centroamérica					
Honduras	2	—	1	—	20 288 461
Nicaragua	1	—	0	—	—
Panamá	4	1 200	2	625	—
Brasil	73	207 500	65	203 100	—
Área Andina					
Venezuela	2	12 000	2	12 000	—
Ecuador	0	—	1	—	—
Perú	5	—	3	—	—
Cono Sur					
Argentina	125	—	8	14 760	—
Uruguay	12	2 700	12	1 300	—
Chile	1	5 000	2	6 000	6 116 866

— No disponible.
a. No se dispuso de datos de los países que no figuran en el cuadro.
Fuente: Datos originales de la encuesta.

Según los médicos entrevistados, en la mayoría de las subregiones era limitado el acceso a las pruebas de diagnóstico necesarias para evaluar a los pacientes y tomar decisiones en cuanto al tratamiento. Casi la mitad de los pacientes tenían que pagar por los recuentos de CD4. En general, los precios eran más altos cuando también se solicitaba la determinación de la carga viral o la resistencia; los costos más elevados se observaron en México y Centroamérica (véase el cuadro 3.22).

Según esos médicos, el acceso a las pruebas serológicas básicas usadas para la evaluación clínica y para planear el tratamiento con antirretrovirales variaba de una subregión a otra. En general, los médicos confirmaron que alrededor de la mitad de los pacientes con VIH (48%) habían tenido por lo menos una medición de la carga viral y un recuento de CD4. Los médicos estimaron una cobertura muy baja en Centroamérica y, en particular, en el Brasil (8% y 29%, respectivamente; figura 3.9).

Etapa de la infección por el VIH en el momento del diagnóstico

Sesenta por ciento de los médicos entrevistados señalaron que los pacientes a menudo no buscaban atención médica por primera vez hasta que ya estaban en una etapa clínicamente avanzada de la infección (CDC 1992). En América Latina, 67% de las personas VIH positivas no buscaron atención médica hasta que la infección ya estaba avanzada o presentaban signos y síntomas de SIDA. Las demoras más prolongadas en buscar servicios de salud se observaron en Centroamérica, donde 8 de cada 10 pacientes se presentaban con infección avanzada o SIDA.

Cobertura del tratamiento

Según la información proporcionada por los médicos entrevistados, el tratamiento antirretroviral se proveyó de manera desigual en toda la región y hubo un porcentaje considerable de PVIHS que carecían de recursos para obtener ese tratamiento. En América Latina, un tercio de los pacientes VIH positivos que debían estar recibiendo el tratamiento antirretroviral carecían de los recursos para hacerlo,

Cuadro 3.22. Porcentaje de pacientes que pagan por las pruebas, costo por prueba y número de pruebas por paciente al año, 2000

PAÍS O SUBREGIÓN	% DE PACIENTES QUE PAGAN POR RECUENTOS DE CD4	COSTO POR RECUENTO DE CD4 (US$)	PRUEBAS DE CD4 POR PACIENTE AL AÑO	% DE PACIENTES QUE PAGAN POR RECUENTOS DE CARGA VIRAL	COSTO POR PRUEBA DE CARGA VIRAL (US$)	RECUENTO DE CARGA VIRAL POR PACIENTE AL AÑO	% DE PACIENTES QUE PAGAN POR PRUEBAS DE RESISTENCIA	COSTO POR PRUEBA DE RESISTENCIA (US$)	PRUEBA DE LA RESISTENCIA POR PACIENTE AL AÑO
México	82,00	83,75	2,20	85,80	125,00	1,60	76,67	491,33	—
Centroamérica (promedio)	54,56	88,93	2,59	66,47	221,21	2,71	87,50	675,00	1,00
Guatemala	83,33	38,67	1,67	100,00	146,67	1,67	100,00	850,00	—
El Salvador	60,00	113,00	2,40	75,00	265,50	2,20	100,00	—	—
Honduras	67,33	39,33	2,67	100,00	266,67	—	100,00	—	—
Nicaragua	100,00	250,00	2,00	100,00	300,00	3,50	100,00	—	1,00
Costa Rica	0,00	67,50	3,67	0,00	102,50	3,67	0,00	500,00	1,00
Panamá	30,00	150,00	4,00	30,00	290,00	4,00	100,00	425,00	—
Brasil	0,00	—	3,40	0,00	—	3,20	80,00	551,29	0,57
Área Andina (promedio)	61,59	35,20	2,38	68,00	185,23	2,08	81,82	800,00	0,500
Venezuela	51,25	27,33	2,67	53,75	222,60	2,33	100,00	—	—
Ecuador	70,00	20,00	2,00	52,50	155,00	2,00	100,00	539,75	0,200
Colombia	26,25	53,25	3,00	50,00	139,50	3,00	50,00	450,00	1,00
Perú	100,00	30,00	1,33	100,00	246,00	0,67	100,00	—	—
Bolivia	55,67	20,00	2,50	—	50,00	—	—	338,00	2,17
Cono Sur (promedio)	22,27	52,88	3,00	19,82	134,38	2,90	100,00	445,00	3,00
Argentina	11,67	64,33	4,00	5,67	200,00	4,00	100,00	—	—
Paraguay	10,00	100,00	2,50	10,00	150,00	2,00	—	—	—
Uruguay	23,33	0,00	2,00	23,33	0,00	2,00	—	266,67	0,500
Chile	40,00	43,33	3,33	37,00	108,33	3,00	100,00	485,42	1,275
América Latina (promedio)	47,93	63,74	2,67	52,77	181,63	2,52	84,84		

— No disponible.
Fuente: Datos originales de la encuesta.

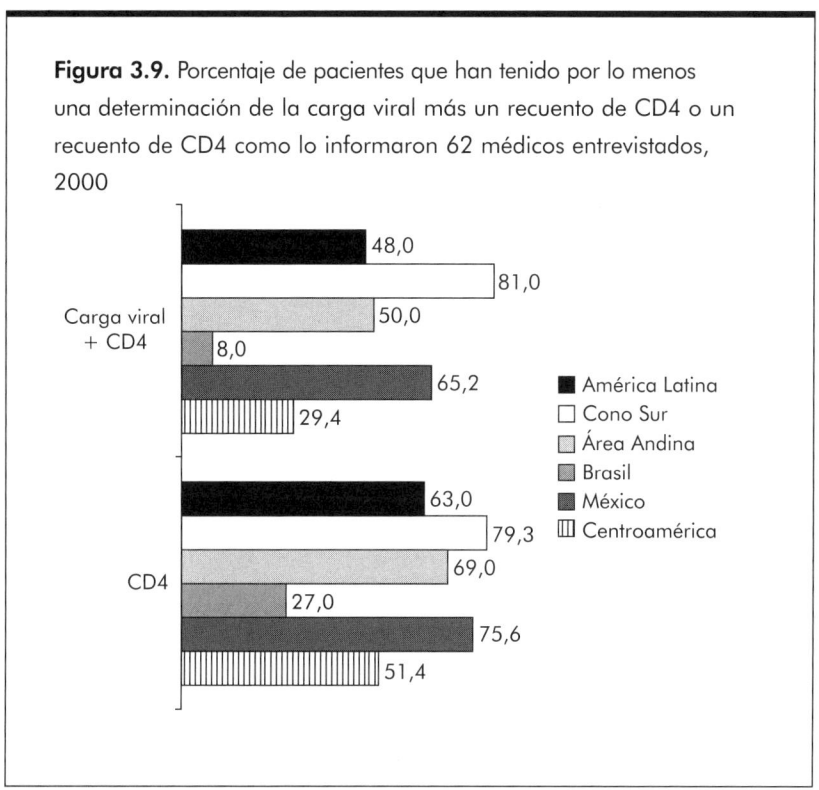

Figura 3.9. Porcentaje de pacientes que han tenido por lo menos una determinación de la carga viral más un recuento de CD4 o un recuento de CD4 como lo informaron 62 médicos entrevistados, 2000

mientras que 44% de las personas VIH positivas utilizaban el tratamiento antirretroviral de gran actividad (TARGA) o una combinación de múltiples tratamientos. El Brasil, México y el Cono Sur proporcionaron la cobertura más amplia con la TARGA, mientras que la baja cobertura por la falta de recursos era más común en Centroamérica, donde casi la mitad de los pacientes que debían recibir el tratamiento antirretroviral (46,5%) no lo recibían (figura 3.10).

Según los programas nacionales, la proporción de pacientes que necesitaban y recibían tratamiento antirretroviral variaba. En general, se proporcionaba el tratamiento antirretroviral a la mitad de los pacientes de América Latina que lo necesitan. La cobertura más baja con el tratamiento antirretroviral se observó en Centroamérica y el Área Andina (cuadro 3.23).

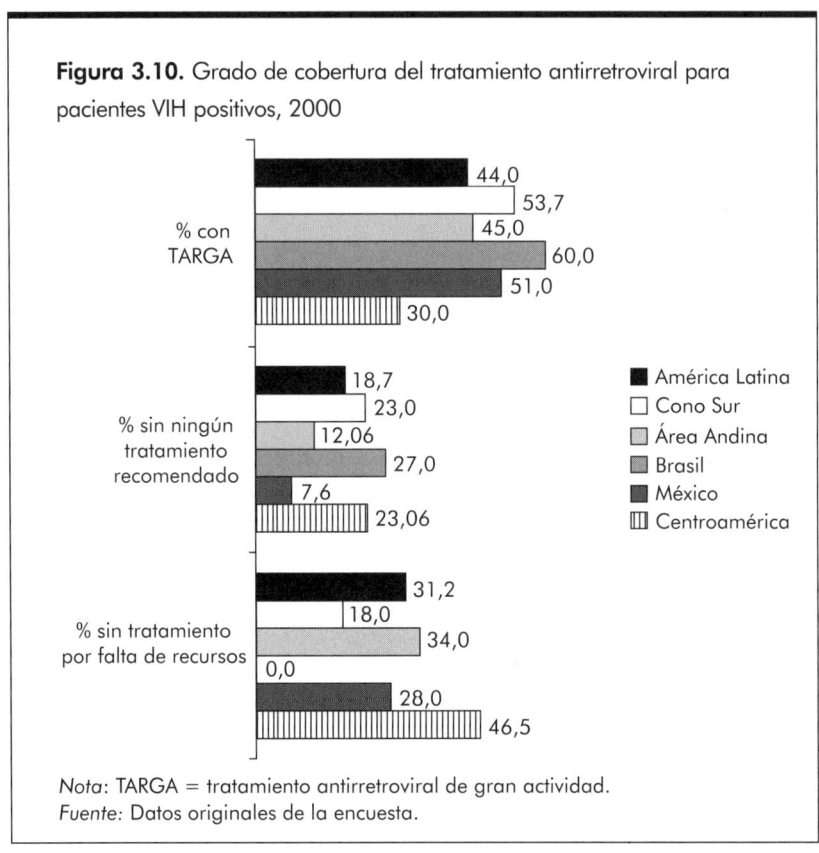

Figura 3.10. Grado de cobertura del tratamiento antirretroviral para pacientes VIH positivos, 2000

Nota: TARGA = tratamiento antirretroviral de gran actividad.
Fuente: Datos originales de la encuesta.

La prevención de las infecciones oportunistas es otro componente básico de la práctica clínica adecuada para el tratamiento del VIH/SIDA. Este tratamiento es poco costoso y es accesible aun en zonas con pocos recursos. Según los médicos, 72% de los pacientes de la región recibían tratamiento para prevenir infecciones oportunistas. Según ellos, los países donde menos se ofrecían estos tratamientos eran Brasil (13,7%), Panamá (45%), Argentina (55%) y México (57%).

Gasto en medicamentos antirretrovirales

El gasto en medicamentos antirretrovirales en América Latina era relativamente escaso, hecho que refleja la falta de cobertura. Según

Cuadro 3.23. Cobertura del tratamiento antirretroviral para los pacientes que lo necesitan, según los programas nacionales (2000)

PAÍS	PORCENTAJE DE PACIENTES QUE RECIBEN TRATAMIENTO ARV
Nicaragua	0
Perú	0
Honduras	<25
Ecuador	<25
Guatemala	25-50
Panamá	25-50
Uruguay	50-75
Chile	50-75
México	>75
Costa Rica	>75
Venezuela	>75
Argentina	>75
Paraguay	>75
Brasil	>90
El Salvador	—
Colombia	—
Bolivia	—

— No disponible
Nota: ARV = antirretroviral.
Fuente: Datos originales de la encuesta.

los programas nacionales, el gasto total en tratamiento antirretroviral en 2000 fue de US$ 427 millones, incluidos los gastos públicos (US$ 420,2 millones) y privados (US$ 6,7 millones). Se estimó que el costo medio por paciente era de US$ 7 000 a US$ 8 000 anuales. Considerando que había alrededor de 500 000 pacientes en América Latina que debían ser tratados con antirretrovirales, el gasto en este tratamiento podría llegar a US$ 3 mil millones anuales.

Atención al paciente

En el cuadro 3.24 se presentan las estimaciones correspondientes a 2000 que hicieron los programas nacionales acerca de la proporción de pacientes VIH positivos que habían recibido atención de salud y servicios psicológicos o sociales durante el curso de su infección. Esto incluye medidas tales como la profilaxis contra infecciones

Cuadro 3.24. Porcentaje de pacientes VIH positivos que han recibido servicios o tratamientos, 2000

PAÍS[a]	ATENCIÓN DE SALUD	DPP	PROFILAXIS CONTRA TB	PROFILAXIS CONTRA PPC	PROFILAXIS CONTRA CMV	VACUNA ANTI-TETÁNICA	VACUNA CONTRA PNEUMO-COCOS	VACUNA CONTRA EL VHB	TRATAMIENTO ARV	TRATAMIENTO DE INFECCIONES OPORTUNISTAS	SERVICIOS PSICOLÓGICOS	APOYO SOCIAL
México	95	30	50	85	2	—	2	10	85	95	40	10
Nicaragua	50	—	—	10	10	20	—	—	—	70	25	30
Venezuela	10	—	—	—	—	—	—	—	10	5	—	—
Paraguay	—	70	100	100	100	100	100	100	100	—	100	—
Uruguay	100	70	100	100	100	100	100	100	100	100	100	100
Chile	100	—	100	100	95	—	100	—	50	60	—	—
América Latina	71	50	83,3	73,8	51,8	60	67,3	55	69	66	66,3	46,7

— No disponible.
Nota: ARV = antirretroviral; CMV = citomegalovirus; DPP = derivado proteínico purificado, usado en la prueba para detectar la exposición a la tuberculosis; PPC = *Pneumocystis carinii*; TB = tuberculosis; VHB = virus de la hepatitis B.
a. No se dispuso de datos de los países que no figuran en el cuadro.
Fuente: Datos originales de la encuesta.

oportunistas, la vacunación y el tratamiento antirretroviral. Pocas de las personas entrevistadas pudieron proporcionar esta información, pero los datos disponibles indican algunas tendencias que permiten indicar el panorama general. A partir de la información reunida, parece que Centroamérica y el Área Andina eran las zonas más deficientes en cuanto a servicios y tratamientos prestados.

Con el fin de determinar las necesidades de atención de salud, servicios psicológicos y sociales de las PVIHS, se pidió a las ONG que estimaran en una escala de 1 a 5 el grado de preocupación por ciertos aspectos o los problemas afrontados por las PVIHS, tales como atención de salud, asistencia psicológica, empleo, integración social y servicios sociales y familiares. Los problemas mencionados con más frecuencia fueron la discriminación social (4,47) y el acceso al empleo (4,33). Las ONG del Brasil subrayaron el problema de la discriminación, mientras que en Centroamérica la principal preocupación era el acceso al empleo. Los servicios sociales para las PVIHS son otro problema prioritario en América Latina, en particular en el Cono Sur, el Área Andina y Centroamérica. Las dificultades concernientes a los servicios psicológicos y de atención de salud fueron mencionadas con más frecuencia por las ONG de México y el Área Andina (cuadro 3.25).

Deficiencias en los servicios de atención de salud

En cuanto a las deficiencias en los servicios de atención de salud, existió un alto grado de concordancia entre las estimaciones proporcionadas por los médicos y las de los programas nacionales incluidos en la encuesta. Según estos últimos, las causas primarias de las deficiencias más importantes en la atención de salud son la falta de recursos (71%), la capacitación insuficiente de los profesionales (64%) y la ausencia de coordinación entre los diversos niveles de proveedores de servicios (64%). Las respuestas variaron según las subregiones; por ejemplo, en Centroamérica esos tres aspectos fueron mencionados en 80% de los países, mientras que, en el Área Andina, todos los países señalaron que el problema fundamental era la falta de capacitación de los profesionales. En el Cono Sur, los problemas percibi-

Cuadro 3.25. Calificaciones estimadas por las ONG para los principales problemas afrontados por las PVIHS, en una escala de 1 a 5, 2000

PAÍS O SUBREGIÓN	DISCRIMINACIÓN	ACCESO AL EMPLEO	SERVICIOS DE SALUD	SERVICIOS SOCIALES	SERVICIOS PSICOLÓGICOS	RECHAZO DE LA FAMILIA
México	3,50	3,00	4,00	3,75	4,00	2,33
Centroamérica (promedio)	4,53	4,45	3,81	3,97	3,61	3,47
Guatemala	4,50	4,17	4,67	4,17	3,67	3,50
El Salvador	4,83	4,83	4,67	4,83	4,50	3,33
Honduras	3,75	4,50	2,75	2,50	2,75	2,75
Nicaragua	4,50	4,33	4,67	5,00	3,83	3,67
Costa Rica	5,00	4,80	1,60	2,80	3,20	3,60
Panamá	4,50	4,00	3,75	3,75	3,25	4,00
Brasil	4,80	3,80	2,80	2,60	2,60	3,00
Área Andina (promedio)	4,30	4,18	4,04	4,14	3,48	3,43
Venezuela	4,40	3,80	4,20	3,75	2,00	3,80
Colombia	3,75	5,00	3,25	4,50	4,00	3,50
Ecuador	5,00	3,00	4,00	4,33	3,33	4,00
Perú	3,67	4,00	4,33	4,00	3,33	2,83
Bolivia	5,00	5,00	4,20	4,20	4,20	3,60
Cono Sur (promedio)	4,72	4,72	3,50	3,94	4,00	3,62
Argentina	5,00	4,60	3,67	3,80	3,50	2,60
Paraguay	5,00	5,00	5,00	5,00	5,00	4,50
Uruguay	4,17	4,83	2,33	3,50	4,20	4,00
Chile	5,00	4,33	3,67	4,00	3,33	3,67
América Latina (promedio)	4,47	4,33	3,76	3,91	3,61	3,41

Fuente: Datos originales de la encuesta.

dos como más importantes fueron la falta de coordinación entre los diversos niveles y los recursos insuficientes.

Entre los médicos entrevistados, la falta de recursos y de capacitación fueron mencionados como problemas muy importantes en la región. La falta de capacitación fue considerada particularmente importante en México, el Brasil y el Área Andina. Los médicos entrevistados atribuyeron las deficiencias en los servicios de atención de salud a los siguientes factores: falta de apoyo o políticas gubernamentales (22%), bajo nivel educativo de la población (14%), falta de acceso a los medicamentos antirretrovirales (8%), ausencia de infraestructura para el apoyo social (8%) y estigmatización del VIH en los entornos de atención de salud (6%). En general, el hallazgo principal de esta encuesta es que existen grandes deficiencias en los servicios de salud proporcionados y que los servicios ofrecidos son muy limitados.

Colaboración con organismos internacionales

Hay muchos organismos unilaterales, bilaterales y multilaterales que trabajan para controlar la epidemia de VIH/SIDA en los países latinoamericanos. En 85% de los programas nacionales, los entrevistados estimaron que el grado de coordinación, las actividades y los objetivos definidos como prioritarios junto con estos organismos eran adecuados. Con excepción de Colombia, en 2000 todos los países latinoamericanos recibieron fondos de organismos internacionales. Este financiamiento complementó los fondos asignados por los gobiernos. La cantidad de financiamiento recibida, como proporción del presupuesto del programa nacional de control del VIH/SIDA, varió según los países, desde 1% hasta 40% (cuadro 3.26).

Apoyo de los organismos internacionales a las ONG

En América Latina, los gobiernos no aportan muchos fondos a las ONG; en cambio, la mayor parte de los fondos proviene de organismos internacionales (43,7%) y de los propios recursos de las ONG

Cuadro 3.26. Fondos asignados por organismos internacionales a los programas nacionales de control del VIH/SIDA y proporción de los presupuestos gubernamentales para el VIH/SIDA que representan esos fondos

PAÍS O SUBREGIÓN[a]	FONDOS RECIBIDOS (US$)	FONDOS COMO PROPORCIÓN DEL PRESUPUESTO GUBERNAMENTAL (%)
México	18 100 000	5,53
Centroamérica		
Guatemala	210 000	3,05
Honduras	1 231 677	0,36
Nicaragua	125 000	0,80
Panamá	50 000	—
Brasil	4 500 000	—
Área Andina		
Venezuela	100 000	0,43
Colombia	0	0,00
Perú	810 000	6,35
Cono Sur		
Argentina	1 350 000	48,81
Paraguay	37 500	—
Uruguay	110 000	0,72
América Latina (promedio)	2 420,37	8,26

— No disponible.
a. No se dispuso de datos de los países que no figuran en el cuadro.
Fuente: Datos originales de la encuesta.

(42,2%). Las contribuciones de los gobiernos o los ministerios de salud fueron escasas y apoyaron a menos de 10% de los programas de la región (figura 3.11).

Principales barreras y necesidades para controlar la epidemia del VIH/SIDA

Programas nacionales de control del VIH/SIDA

Los principales problemas afrontados por los programas nacionales de control del VIH/SIDA (mencionados por 45% de los entrevistados en los programas nacionales incluidos en la encuesta) fueron la indecisión política por parte de los encargados de formular las políticas

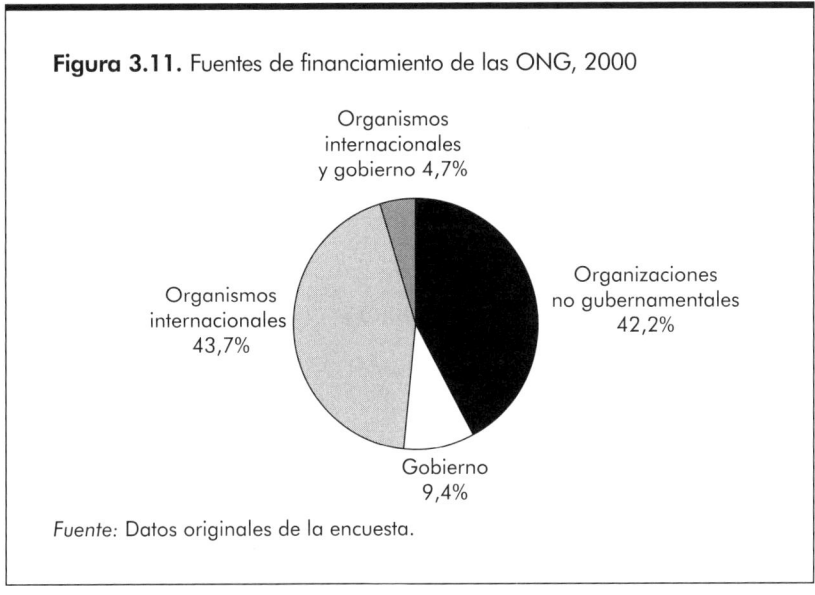

Figura 3.11. Fuentes de financiamiento de las ONG, 2000

Organismos internacionales y gobierno 4,7%
Organizaciones no gubernamentales 42,2%
Organismos internacionales 43,7%
Gobierno 9,4%

Fuente: Datos originales de la encuesta.

gubernamentales y la falta de un establecimiento de prioridades en relación con la epidemia del VIH/SIDA. Estos problemas conducen a una asignación insuficiente de recursos a la lucha contra la enfermedad (como mencionaron 40% de los programas nacionales), lo cual exacerba aun más el problema. Los entrevistados de los programas nacionales también aludieron a las dificultades encontradas para llegar a las poblaciones marginadas y de alto riesgo, los problemas de la notificación incompleta de los casos de VIH y SIDA, la falta de capacitación suficiente de los profesionales de la atención de salud y la ausencia de una respuesta y un movimiento social contra tabúes sociales y sexuales, con el fin de promover los derechos de las PVIHS.

Médicos

El grupo de médicos entrevistados en su mayoría asociaron los problemas y obstáculos con el control y las respuestas insuficientes del gobierno, el ministerio de salud o el programa nacional. Los temas mencionados incluyen consideraciones acerca de las políticas, aspectos técnicos y capacitación de profesionales. Las principales barreras mencionadas fueron:

- Información y estrategias de prevención inadecuadas e insuficientes (62,5%)
- Falta de voluntad política por parte de los gobiernos y los programas nacionales (41,7%)
- Insuficiente vigilancia epidemiológica (20,8%)
- Falta de desarrollo del programa nacional y falta de capacitación técnica de los empleados del programa nacional (16,7%)
- Barreras religiosas (16,7%)
- Carencia de conciencia social acerca del trabajo de las ONG (16,7%)
- Discriminación contra las PVIHS en los entornos de atención de salud y sociales (12,5%)
- Falta de acceso a los medicamentos antirretrovirales (12,5%)
- Ausencia de educación sexual en las escuelas (12,5%)
- Falta de acceso a servicios de diagnóstico y orientación (8,3%)
- Escasez de políticas para los suministros de sangre segura (4,2%)

Según los médicos entrevistados, los programas nacionales deben poner en práctica las siguientes intervenciones:

- Campañas adecuadas de información y prevención para la población general, así como para los grupos de alto riesgo (79%)
- Acceso al tratamiento antirretroviral para todos los pacientes VIH positivos y para las mujeres embarazadas VIH positivas (45,2%)
- Un mayor grado de compromiso político con la lucha contra el VIH/SIDA y un liderazgo más enérgico en los programas nacionales (25%)

- Introducción o expansión de la educación sexual en las escuelas (25%)
- Mejoramiento del sistema de vigilancia epidemiológica del VIH/SIDA (20,8%)
- Capacitación del personal de salud y mayor sensibilidad con respecto al VIH/SIDA (12,5%)
- Promoción del uso del condón (12,5%)
- Definición de un marco legal adecuado para asegurar los derechos humanos de las PVIHS (12,5%)
- Más recursos para los servicios de diagnóstico (8,3%)
- Programas para garantizar la seguridad de la sangre (8,3%)
- Programas para los UDI (4,2%)
- Consenso sobre pautas para el diagnóstico y el tratamiento del VIH/SIDA (4,2%)
- Incorporación de perspectivas clínicas en las decisiones adoptadas por los programas nacionales (4,2%).

Organizaciones no gubernamentales

El grupo de ONG latinoamericanas incluidas en el estudio atribuyó los problemas para controlar la epidemia a tres factores básicos: 1) las políticas gubernamentales (o la ausencia de ellas); 2) las necesidades no satisfechas en las actividades de los programas nacionales, y 3) valores culturales y sociales.

Sesenta y cuatro por ciento de todas las ONG entrevistadas y 70% de las ONG del Cono Sur consideraron que los gobiernos eran los responsables de la indecisión política, la falta de recursos para los programas de control del VIH/SIDA, el acceso limitado a los servicios de salud, la legislación inadecuada y la falta de políticas para la educación sexual temprana. En particular, los planes nacionales de control del VIH/SIDA fueron fuertemente criticados desde el punto de vista técnico; 78% de las ONG[6] hicieron referencia a los siguientes aspectos:

- Limitada capacidad para obtener y difundir información de alta calidad acerca de las dimensiones de la epidemia
- Falta de un plan multisectorial estructurado para responder a la epidemia
- Ausencia de capacitación para los técnicos responsables del control de la epidemia tanto a nivel nacional como local
- Carencia de recursos para las actividades de prevención e intervenciones inadecuadas o ineficaces
- Falta de sensibilidad a la necesidad de educación sexual
- Costo elevado de las pruebas de detección del VIH y falta de acceso a ellas.

Según 46% de las ONG entrevistadas, la comunidad también era responsable de ciertos problemas encontrados para combatir el VIH/SIDA, por ejemplo:

- Barreras sociales y culturales a la educación y el diálogo sobre cuestiones sexuales
- Actitudes machistas que promueven la discriminación contra las mujeres y la homofobia
- Pobreza y baja condición sociocultural y económica
- Estigmatización de las PVIHS.

Dieciséis por ciento de las ONG consideraron que la Iglesia Católica bloqueaba muchas actividades de prevención y 10% de ellas mencionaron la falta de cobertura sanitaria y el acceso a los medicamentos antirretrovirales como problemas fundamentales.

El grupo de ONG entrevistadas propuso las siguientes intervenciones encaminadas a mejorar las actividades con el fin de controlar la epidemia de VIH/SIDA:

- *Gobiernos.* Decisiones políticas más enérgicas, incluyendo la prioridad asignada a las políticas concernientes al VIH/SIDA y la educación sexual en las escuelas; aumento de recursos; promoción de los movimientos civiles, y establecimiento de sanciones estrictas para las violaciones de los derechos humanos y la discriminación contra las PVIHS (medidas mencionadas por 43% de todas las ONG y 62% de las ONG de Centroamérica)

- *Programas nacionales.* Capacitación de empleados y técnicos de los programas nacionales; campañas de prevención orientadas a los grupos de alto riesgo; incorporación de la educación sexual en las escuelas; formulación de estrategias multisectoriales que permitan articular el trabajo entre diferentes sectores; difusión de información más precisa acerca de la epidemia, e introducción y expansión de políticas para el tratamiento integral de los pacientes con VIH/SIDA (medidas mencionadas por 94% de las ONG)
- *Comunidades.* Promoción de los derechos humanos y la igualdad (especialmente en materia sexual) (medida mencionada por 7% de todas las ONG y 12% de las ONG centroamericanas)
- *Sector salud.* Mejora del acceso a los servicios de salud y los tratamientos antirretrovirales (medida mencionada por 8,5% de todas las ONG y 18% de las ONG de Centroamérica).

También se pidió a las ONG entrevistadas que identificaran las barreras que obstaculizan la aplicación de las intervenciones antes mencionadas. Noventa y uno por ciento de las ONG de Centroamérica y México y 85% de las ONG del Cono Sur mencionaron la falta de apoyo político gubernamental. Cincuenta y seis por ciento de las ONG de Centroamérica y México y 61% de las ONG del Cono Sur consideraron que los programas nacionales eran responsables de la falta de coordinación y recursos para las ONG, así como de la deficiente atención y servicios para los grupos de alto riesgo. Treinta y cinco por ciento de las ONG centroamericanas opinaron que la Iglesia Católica sería una barrera a causa de la falta de separación de la Iglesia y el Estado, mientras que 30% de las ONG del Área Andina, el Brasil y el Cono Sur consideraron que la comunidad misma sería una barrera a causa de las actitudes machistas y otros estereotipos culturales existentes.

Notas

1. No se incluye a Perú y Bolivia, donde no había datos disponibles.
2. El término *programa* se usa aquí para referirse a un grupo homogéneo, organizado y sistematizado, con actividades y servicios integrados, que se llevan a cabo con recursos asignados y tienen el propósito de alcanzar objetivos previamente definidos, relacionados con la prevención de infecciones por el VIH en una determinada población. El término no se refiere a actividades ocasionales o que se realizan por una única vez, ni a las que responden a una necesidad urgente inmediata.
3. Los entrevistados de cuatro países facilitaron datos sobre programas y unidades de intercambio de agujas. En 2000, el Uruguay no tenía programas de intercambio de agujas, México tenía un programa y una unidad, la Argentina tenía cinco programas (no se dispuso de datos sobre unidades) y el Brasil tenía 125 programas y 125 unidades.
4. El *recuento de CD4* es una medición de las células T colaboradoras, que ayudan a las células B a producir anticuerpos. El número de células CD4 es una medida importante de la capacidad del sistema inmunitario del individuo.
5. La *determinación de la carga viral* es una medida de la cantidad de partículas de VIH presentes en la sangre, que permite determinar cuánto ha avanzado la infección.
6. Las ONG centroamericanas fueron aún más críticas con respecto a los programas nacionales: 85% de ellas mencionaron esos problemas.

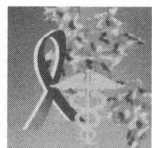

CAPÍTULO 4

Intervenciones fundamentales y retos futuros

Resumen

A pesar de las tasas relativamente altas de infección por el VIH que existen en la mayoría de los países y de que hasta el momento no se han realizado intervenciones eficaces, América Latina tiene la infraestructura necesaria para afrontar de manera eficiente y eficaz la epidemia de VIH/SIDA si se suministran los recursos necesarios. En este capítulo se destacan las principales áreas que es preciso mejorar, las estrategias que podrían hacer más eficaces las respuestas nacionales y los retos más importantes para la aplicación de las estrategias.

Los grupos de alto riesgo son los que presentan la mayoría de los casos de infección por el VIH y los que tienen más probabilidades de difundir la infección; no obstante, todavía no están muy difundidas las intervenciones orientadas a esos grupos. La puesta en práctica de intervenciones específicas para esos grupos, así como la educación sexual en las escuelas y los programas de información sobre el VIH/SIDA podrían contribuir considerablemente al control del VIH/SIDA. Se requieren pautas eficaces para las intervenciones de prevención. El examen y la revisión de las políticas sobre la seguridad de la sangre iniciarían el proceso de lograr las pruebas de toda la sangre donada y la aceptación de donaciones voluntarias, altruistas, no remuneradas únicamente. La coordinación multisectorial es una condición indispensable para generar sinergias, acuerdos políticos y sociales perdurables y aumentar la intensidad y el alcance de las intervenciones.

La cobertura de atención de salud y el apoyo social y psicológico son también retos fundamentales. La cobertura de atención de salud es una condición imprescindible para mejorar los efectos y garantizar la eficacia de las intervenciones; sin embargo, muchas personas infectadas por el VIH no tienen acceso a la atención. La falta de recursos y de capacitación médicas son las principales deficiencias en el ámbito de la atención de salud. La promoción de las pruebas de detección del VIH, especialmente entre los grupos de alto riesgo, es una estrategia básica y esencial, y es preciso expandir los centros para el diagnóstico anónimo, la orientación y el tratamiento, con el fin de lograr el diagnóstico temprano, el acceso a la atención de salud, el tratamiento y la prevención. La cobertura de las intervenciones actuales encaminadas a disminuir la transmisión del VIH de la madre al hijo exige más acción ya que la cobertura todavía es muy baja. La disponibilidad universal de pruebas de detección del VIH para las mujeres embarazadas y la incorporación de esas pruebas en el conjunto de pruebas prenatales de diagnóstico contribuirían a prevenir la transmisión de la madre al hijo. Al mismo tiempo, aún son deficientes y limitados los servicios de apoyo psicológico y social.

La inclusión de la lucha contra la ignorancia y la promoción de los derechos humanos en los mensajes dirigidos a la población en general y al personal de los servicios de salud y sociales ayudaría a asegurar el derecho a la atención de salud, la "normalización" del VIH/SIDA, el acceso a las pruebas de detección del VIH y la aplicación de precauciones universales. De hecho, estos factores son elementos fundamentales para reducir el rechazo basado en el prejuicio y el estigma social y para aumentar los conocimientos.

Se requiere más información acerca de la epidemia y sus tendencias. Una de las principales prioridades es la producción de información epidemiológica de alta calidad para la toma de decisiones. Con este propósito, los técnicos que trabajan para los programas nacionales deben ser capacitados en la prevención, el manejo y la vigilancia epidemiológica.

Sobre la base de los resultados de este estudio, los principales retos para satisfacer las necesidades actuales incluyen la disponibilidad de recursos, la capacidad institucional para proporcionar capacitación en todas las áreas y los factores culturales, sociales y religiosos. Las intervenciones coordinadas y específicas realizadas por diversos organismos, las ONG y los gobiernos pueden servir como guía para futuras intervenciones en toda la región.

Introducción

Como sucede en muchos países, la multiplicidad de problemas sanitarios que afectan a América Latina inhibieron el reconocimiento de la necesidad de una respuesta específica y adecuada a la epidemia del VIH/SIDA y de sus serias repercusiones en términos de morbilidad y mortalidad y su capacidad de agravar los problemas de salud que existen (por ejemplo, la tuberculosis y otras enfermedades infecciosas). En consecuencia, no se dio prioridad al VIH/SIDA entre los problemas de salud hasta que organismos internacionales y movimientos sociales adquirieron considerable importancia social y política, y la epidemia demostró cuán letal puede ser, no solo en términos de salud sino, también, de consecuencias sociales y económicas.

Desde fines de los años ochenta, los países latinoamericanos han afrontado la epidemia de VIH/SIDA mediante la creación de nuevas estructuras y las actividades sociales necesarias para promover la respuesta de la comunidad (Bolivia 2000b; Colombia 2000; Honduras 1999; Nicaragua 2000; Guatemala 1999, 2000; Costa Rica 2001; Perú 2001). Los programas nacionales latinoamericanos de control del VIH/SIDA tienen una tradición de forjar sus propias funciones y responsabilidades dentro de los ministerios de salud y beneficiarse con la participación de profesionales y sectores multidisciplinarios.

Ha habido un tremendo progreso en la capacidad de gestión y articulación de respuestas sociales. América Latina tiene un excelente marco para intervenciones eficaces con la colaboración de organismos bilaterales o multilaterales; cuenta con recursos, infraestructura y profesionales para poner en práctica una variedad de intervenciones, evaluar sus efectos y mantenerlas en el transcurso del tiempo. No obstante, la capacidad de responder ha estado limitada por problemas políticos, técnicos y sociales. Estas limitaciones fueron confirmadas por los directores de los programas nacionales, los profesionales de la salud y las ONG entrevistados para nuestra encuesta.

A pesar del compromiso político de los gobiernos de hacer frente a la epidemia, como lo demuestran la prioridad asignada al VIH/SIDA en los programas de atención de salud y la legislación relacionada con el VIH/SIDA en toda la región, los recursos limitados y la elevada rotación del personal han sido serios obstáculos para lograr respuestas totalmente eficaces. La capacidad técnica de las entidades nacionales de ofrecer una respuesta más enérgica se ha visto restringida por los mismos problemas. Una proporción significativa de los médicos mencionaron deficiencias en las estrategias de prevención (62%), la vigilancia epidemiológica (20%) y la capacidad técnica de los profesionales que trabajan en los programas nacionales (16%). Las ONG estaban aun más preocupadas por las necesidades de capacitación técnica para los profesionales de los programas nacionales (78% de las ONG mencionaron este problema). Por último, los valores sociales, culturales y religiosos también han sido barreras importantes para lograr una respuesta adecuada a la epidemia en ciertas subregiones.

En general, los resultados de la encuesta revelan un alto grado de consenso entre los médicos y las ONG, compartido en menor medida por los programas nacionales, en relación con los problemas afrontados en la lucha contra el VIH/SIDA.

En este capítulo se sintetizan los aspectos que requieren mejoras y se recomiendan estrategias que pueden hacer más eficaces las respuestas nacionales, teniendo en cuenta los principales retos para la aplicación. En general, este documento también pretende ayudar a los países a adaptar el Marco de la Estrategia Mundial contra el VIH/SIDA (Joint United Nations Programme on HIV/AIDS [UNAIDS] 2001b) a su contexto local, conforme a los problemas fundamentales identificados.

Estas recomendaciones están encaminadas a fortalecer la respuesta del sector de la salud para expandir su influencia en áreas descuidadas y establecer alianzas multisectoriales. Finalmente, si bien este capítulo no se ocupa de las funciones y responsabilidades de otros sectores, tiene en cuenta los avances en la teoría estratégica y los elementos de una respuesta multisectorial fructífera a la epidemia.

Respuesta nacional a la epidemia: prevención

Problemas fundamentales

Si bien han existido numerosos programas y campañas para la población en general, en muchos países se han realizado menos actividades para los grupos de alto riesgo. La razón de esto podría ser una considerable falta de información acerca del nivel de infección y las tendencias en esos grupos. Con excepción de México y Honduras, las personas de los programas nacionales entrevistadas consideraron que no tenían los datos necesarios sobre las tasas de prevalencia en diferentes poblaciones y que los datos discrepaban cuando se comparaban distintas fuentes.

La información aportada por los entrevistados mostró que los hombres que tienen relaciones sexuales con otros hombres (HSH) han sido el objetivo de programas de prevención en la mayoría de los países, si bien hubo vacíos en algunos países centroamericanos y del Cono Sur. Al mismo tiempo, según los entrevistados, 41% de los países establecieron programas para los trabajadores del sexo comercial (TSC) recién en 1999 y 2000, y esos programas no estaban difundidos en todas las subregiones.

En la mayoría de las zonas afectadas, aún eran insuficientes las intervenciones orientadas a los usuarios de drogas inyectables (UDI). Los programas de reducción del daño eran relativamente nuevos en Argentina, Chile, México y Brasil, y su amplitud dependía del grado de compromiso político, un marco legal favorable y la capacidad de respuestas sanitarias, sociales y comunitarias a los problemas del uso de drogas inyectables. La adopción reciente de políticas nuevas ha llevado a intervenciones que satisfacen las necesidades en esos países, pero, al mismo tiempo, personas entrevistadas en países muy afectados, como Colombia y el Paraguay, no señalaron que tenían programas, y los datos reunidos en el Uruguay mostraron que se contaba únicamente con programas para promover la vida "libre de drogas", que no son tan eficaces como los programas de reducción del daño.

Si bien 70% de los países señalaron que tenían programas para los presidiarios, con excepción de los entrevistados de México, se informó que esos programas se habían iniciado recientemente (1999 y 2000) y que su cobertura era baja. Honduras y la mayoría de los países del Área Andina carecían de programas para los presidiarios. Aparte de los retos para la expansión de los programas de educación para la salud, orientación y promoción de las pruebas de diagnóstico y el uso del condón, un reto adicional es la introducción de programas de reducción del daño y su coordinación con servicios de salud externos, especialmente en las prisiones con tasas elevadas de uso de drogas inyectables.

Los programas de educación sanitaria y sexual para adolescentes y jóvenes son las intervenciones más difundidas en América Latina. Según los entrevistados, 47% de los países tienen programas basados en las escuelas y 29% realizan actividades ocasionales; no obstante, los contenidos no siempre son apropiados a causa de la censura religiosa o cultural, el conservadurismo social y el frecuente veto político. Entre los entrevistados, 25% de los médicos y 90% de las ONG mencionaron la necesidad de mejorar y expandir esos programas. En relación con los grupos de alto riesgo, los entrevistados de la mitad de los países de la encuesta indicaron que tenían programas para adolescentes que no asisten a la escuela o para los considerados "de alto riesgo". La promoción del uso del condón entre los jóvenes ha encontrado barreras culturales y religiosas, que constituyen obstáculos considerables para el control de la epidemia de VIH/SIDA.

Las intervenciones orientadas a la población en general, que fueron señaladas como las más difundidas y frecuentes en la región, no siempre han obtenido los resultados previstos en cuanto a crear el clima de solidaridad y confianza necesario para la prevención eficaz, según lo percibieron los entrevistados. Los datos del estudio indicaron que la frecuencia de las campañas en los 10 últimos años fue escasa en el Cono Sur y el Área Andina. Solo 25% de los países tenían programas para promover el uso del condón, a pesar del hecho de que la transmisión sexual es la forma más frecuente en la que se contrae la infección por el VIH en América Latina. Setenta y nueve por ciento de los médicos pensaban que era necesario formular mejores estrategias de prevención para la población en general y los grupos de alto riesgo. En realidad, existe una diferencia significativa entre las intervenciones más difundidas para la población general, con mayor visibilidad y repercusión política, y las orientadas a los grupos de alto riesgo, que son mecanismos para controlar la propagación de la epidemia mucho más eficaces en función del costo.

En cuanto a la participación de múltiples sectores, los países latinoamericanos han elaborado planes estratégicos con la participación de una amplia gama de interesados directos (ministerios gubernamentales, sociedad civil, asociaciones de personas que viven con VIH/SIDA, aliados bilaterales y multilaterales), que sirven como punto común de referencia para la acción. Actualmente, los planes están listos para convertirse en realidad. Los datos provenientes de los entrevistados revelaron que era desigual el grado de coordinación multisectorial en los países de la región. El estudio también mostró que, si bien había estructuras para promover la coordinación multisectorial en casi todos los países, el grado de colaboración real todavía era bajo a causa de la falta de recursos y de cobertura para una ejecución coordinada de las intervenciones.

Los movimientos basados en la comunidad tienen una sólida tradición en América Latina, principalmente en los países de más potencial económico y donde existen programas financiados por el gobierno (países del Cono Sur, el Brasil y México). Sin embargo, la mayoría de las ONG latinoamericanas financian sus propios programas o reciben fondos de organismos internacionales; solo 34% de las ONG incluidas en la encuesta habían recibido fondos gubernamentales en los últimos cinco años. El grado de representación de las ONG en los programas y comisiones nacionales era alto y 67% de las organizaciones entrevistadas formaban parte de comisiones nacionales. No obstante, personas de las ONG entrevistadas indicaron que era limitada la coordinación entre las ONG y los gobiernos en intervenciones para grupos específicos de la población.

Es mucho más probable que las ONG tengan acceso a poblaciones marginadas o que carecen de servicios de salud; sin embargo, la mayoría de las ONG y los gobiernos dedican gran parte de sus esfuerzos a grupos con "riesgo variable" de contraer la infección (es decir, la población general, los jóvenes y las mujeres). Casi la mitad de los programas de las ONG orientados a grupos específicos (48%) se concentraban en los jóvenes y las mujeres, mientras que los TSC o los HSH eran el objetivo de solo 25% de esos programas.

Intervenciones que abordan los problemas identificados

Movilización social y respuestas comunitarias

Los enfoques que se concentran en la movilización social y el estímulo de la respuesta de la comunidad deben combinarse y reforzar las estrategias para la reducción del riesgo, la vulnerabilidad y los efectos. Un compromiso fuerte y una presión continua de la sociedad civil quizás sean la única forma de expandir la respuesta al VIH/SIDA en el futuro cercano. Es esencial fortalecer las organizaciones de la sociedad civil que se ocupan del VIH/SIDA así como aquellas que trabajan en los temas del desarrollo, los derechos humanos, el género y otros asuntos. En última instancia, las comunidades y la sociedad civil, incluidas las asociaciones de PVIHS, constituyen la base de la respuesta al VIH/SIDA en la región.

Grupos de alto riesgo

Las intervenciones orientadas a los grupos de alto riesgo se deben intensificar ya que en ellos se encuentran los niveles más elevados de infección y porque son los grupos con más probabilidades de propagar el VIH a otros grupos y a la población general (World Bank 1997). Las intervenciones podrían combinar la reducción del riesgo con otras estrategias que se concentren en aminorar la vulnerabilidad y los efectos, lo cual implica disminuir el estigma, formular políticas y prestar atención y apoyo con el fin de crear incentivos para la detección temprana, reforzando de ese modo las actividades de prevención.

Coordinación multisectorial

La coordinación multisectorial, en las instituciones gubernamentales y no gubernamentales, es una condición indispensable para forjar alianzas, fomentar acuerdos políticos y sociales perdurables, y aumentar la intensidad y el alcance de las intervenciones.

Transmisión sexual

En todos los países latinoamericanos, la actividad sexual es la forma más frecuente de propagación del VIH, lo cual implica que es esencial contar con intervenciones concentradas en disminuir el riesgo de infección para los HSH, TSC y personas con infecciones de transmisión sexual (ITS) y múltiples compañeros íntimos. Las estrategias de comprobada eficacia incluyen orientación, educación para la salud, promoción del uso del condón, promoción de las pruebas de detección del VIH, tratamiento de las ITS, y promoción y preservación de los derechos humanos (National Institutes of Health 2000; Cohen y Eron 2001; Rotheram-Borus, Cantwell y Newman 2000; Merson, Dayton y O'Reilly 2000; CDC 1999a; Weinhardt et. al. 1999; UNAIDS 2000g; Kelly 2000; Fleming y Wasserheit 1999). La colaboración con los dispensarios para ITS, la creación de una red de centros de diagnóstico anónimo y el acceso a servicios gratuitos son elementos fundamentales para el éxito de los programas.

La colaboración con organizaciones de homosexuales en la planificación de programas para los HSH sería muy útil para la creación de servicios y mensajes de prevención que respondan a las necesidades y las normas de comunicación de este grupo (Kegels et. al. 1999). La red de HSH para América Latina y el Caribe podría fortalecer enfoques eficaces concentrados en la promoción de la movilización social y la formulación de respuestas comunitarias.

Como resultado de su constante exposición al riesgo, los hombres y mujeres TSC constituyen un grupo clave para la prevención del VIH/SIDA (World Bank 2001; UNAIDS 2000l; Ghys, Jenkins y

Pisani 2001; Scalway 2001). Las intervenciones encaminadas a reducir la vulnerabilidad de los TSC son muy eficaces en función de su costo ya que disminuyen la posibilidad de transmitir el VIH a los clientes (por lo general, hombres) y los compañeros de los TSC (con frecuencia mujeres en edad fértil y, posiblemente, a sus hijos) (Piot y Coll 2001). Un porcentaje variable de TSC son también usuarios de drogas inyectables y, por consiguiente, su riesgo de infectarse es aun mayor. En consecuencia, los programas de reducción del daño (intercambio de agujas o distribución de estuches o agujas esterilizadas) tendrían que estar dirigidos a las áreas frecuentadas por los TSC, especialmente en los países donde las tasas de prevalencia de UDI son elevadas. Los hombres TSC están expuestos a un riesgo todavía mayor, dada la frecuencia de los servicios que proporcionan (Belza et. al. 2001) a otros hombres. Por último, los travestis y los TSC transexuales requieren programas específicamente adaptados, a causa de sus características socioculturales particulares y su identidad sexual.

El acceso a los centros de salud y los dispensarios de ITS para los TSC desempeña una función importante en la prevención de la transmisión, la promoción de las pruebas de detección del VIH y el diagnóstico y tratamiento de las ITS (Ghys et. al. 2001; Levine et. al. 1998). En condiciones ideales, estos centros ofrecerían servicios gratuitos y serían accesibles a todos los TSC, hombres y mujeres, sin importar donde trabajen.

Uso de drogas inyectables

Los UDI son uno de los grupos más expuestos al riesgo de contraer la infección por el VIH y propagarla a la población en general. Una proporción considerable de UDI usa muy rara vez los servicios de salud y, por lo tanto, es importante poner en práctica programas de extensión basados en la comunidad (Hughes 1997; Stimson et. al. 1994). Con excepción del Brasil y México, se han establecido muy pocos programas de ese tipo en América Latina. Los programas de reducción del daño son muy eficaces para prevenir la transmisión del VIH y otras enfermedades transmitidas por la sangre, así como para lograr una mejor calidad de vida y salud para los UDI (Des Jarlains et. al. 1995). En los países más afectados, es preciso iniciar o expandir programas de reducción del daño que aborden las sustancias específicas inyectadas (heroína, cocaína, etc.). Los programas para el intercambio de agujas, el adiestramiento sobre cómo limpiar el equipo usado para inyectar drogas, los programas de extensión para los drogadictos y el diagnóstico del VIH y otras infecciones son esenciales para tratar a este grupo de alto riesgo (UNAIDS 2001a; United Nations 2000; Hartgers et. al. 1989; Kaplan, Khoshnood y Heimer 1994; van Ameijden et. al. 1995; Laufer 2001; Wood et. al. 2001). La prevención de la transmisión sexual es otro reto para los UDI, ya que ponen a sus compañeros íntimos en un gran riesgo de contraer la infección. La distribución masiva de condones asociada con programas de reducción del daño y de educación sanitaria para los UDI, sus amigos, familias y compañeros íntimos son intervenciones muy necesarias. Dadas las necesidades de prevención, atención de salud y recursos sociales, las unidades móviles para la difusión de materiales de prevención y el intercambio de agujas son recursos potencialmente fundamentales para garantizar la cobertura y continuidad de las intervenciones.

Jóvenes

La intensificación de los programas para reducir la vulnerabilidad dirigidos a los adolescentes y los jóvenes es un paso esencial. Con este propósito, son imprescindibles la educación sexual y la información sobre el VIH/SIDA proporcionadas a los adolescentes y los jóvenes (ONUSIDA 1997b). La integración de esos programas en el currículo escolar y la participación de los ministerios de educación en esas actividades garantizarían la continuidad y la expansión de la educación sexual y sobre el VIH/SIDA, y las relaciones con los compañeros que configuran comportamientos más seguros. Estos programas fortalecerán el uso del condón, haciendo que estos sean accesibles para los jóvenes mediante la distribución en zonas frecuentadas por los jóvenes en las escuelas y universidades (ONUSIDA 1997b). Hay también un porcentaje considerable de niños que no asisten a la escuela (especialmente en Centroamérica). En esos casos, es necesario poner en práctica actividades de educación sanitaria y educación sexual fuera del entorno escolar. Los programas de extensión pueden ser muy eficaces para llegar a esos niños.

Presidiarios

Debido al entorno de alto riesgo en que viven, los presidiarios también requieren intervenciones (ONUSIDA 1997a). Los programas de educación para la salud y sobre derechos humanos son fundamentales para crear condiciones favorables a la modificación del comportamiento de los presidiarios. La participación activa de las autoridades sanitarias de las prisiones y los ministerios responsables es el eje central para la expansión y continuidad de esas actividades. La promoción de las pruebas voluntarias de detección del VIH, el acceso a la atención de salud (Sabin et. al. 2001), el diagnóstico y el tratamiento de las ITS, la distribución de condones y los programas de reducción del daño para los UDI (Nelles et. al. 1998), son elementos importantes en el control del VIH en las prisiones (Inciardi 1996). Estos servicios podrían ser coordinados con los servicios de salud y preventivos que trabajan con la población general (Rich et. al. 2001), ya que muchos presidiarios finalmente serán liberados y necesitarán tratamiento ulterior, en particular los presidiarios que también son UDI.

Mujeres y niñas

Las repercusiones del VIH/SIDA en las mujeres y las niñas exigen enérgicos esfuerzos que aborden los factores que las sitúan en situaciones desventajosas y aumentan su riesgo (como la falta de capacidad para negociar las relaciones sexuales y la falta de acceso a los servicios preventivos), aumentan el riesgo a que están expuestas y disminuyen su sentimiento de control sobre sus propias vidas. Las políticas de género que fortalecen y estimulan la habilitación de las mujeres y las capacita para negociar las relaciones sexuales son muy eficaces (ONUSIDA 2000b), especialmente para las mujeres expuestas a un alto riesgo (por ejemplo, las compañeras íntimas de UDI o

PVIHS, las mujeres con ITS y las que residen en zonas de prevalencia elevada), pero esas políticas no están muy desarrolladas en América Latina.

El análisis de esta situación justifica la formulación de políticas e intervenciones encaminadas a reducir la vulnerabilidad a nivel individual y de la comunidad y demuestra la necesidad de una coordinación continua entre los gobiernos y las ONG, incluyendo un aumento de la participación de las ONG en la planificación de las respuestas nacionales a la epidemia. En efecto, la coordinación entre los gobiernos, las ONG y los organismos internacionales patrocinadores es una necesidad urgente dada la carencia de estrategias que podrían contribuir a reducir el riesgo de infección y sus consecuencias negativas en las poblaciones de alto riesgo, en especial las más marginadas (TSC, UDI y HSH en ciertos sectores de la población) y a las que se puede llegar mejor mediante intervenciones conducidas por las ONG.

Acceso a los servicios de salud y sociales

Problemas fundamentales

Se calcula que una proporción considerable de las personas infectadas con el VIH no reciben atención de salud adecuada. Las razones de esto son variadas, como el acceso limitado a los servicios, el costo de estos (incluidos los prestados en los hospitales públicos), la atención clínica inferior a las normas de calidad, la falta de infraestructura para programas de prevención en los entornos de atención de salud, y los servicios psicológicos y sociales insuficientes. Solo seis países en América Latina ofrecen cobertura universal de la atención de salud (Costa Rica, Brasil, Venezuela, Argentina, Chile y Paraguay); en los demás países, la atención de salud está garantizada para los pacientes con seguro, mientras que el resto debe pagar de su bolsillo por los servicios. En Centroamérica, la cobertura de los sistemas de seguro social es escasa y es más frecuente el pago de los servicios. El costo de las pruebas de detección del VIH es alto, aun en los centros públicos. El costo medio de la prueba es de US$ 20.

En América Latina existen pocas pautas para el manejo clínico del VIH/SIDA que sean razonables en relación con los recursos de los países, en particular en el Cono Sur y el Área Andina, y solo 15,6% de los países de la región señalaron que tenían pautas para las indicaciones de la profilaxis.

Los médicos y los representantes de los programas nacionales entrevistados en este estudio estuvieron de acuerdo en que la capacitación médica es una de las principales deficiencias de la atención de salud. Esto fue mencionado como un problema importante por los funcionarios de los gobiernos (especialmente de Centroamérica) y los médicos en todos los países incluidos en la encuesta. Los entrevistados de México, el Brasil y el Área Andina consideraban que necesitaban mejoras con urgencia.

Los tres grupos entrevistados (médicos, ONG y programas nacionales) proporcionaron información poco homogénea acerca de la disponibilidad de programas de prevención en los centros de salud; solo los programas nacionales confirmaron la disponibilidad de esos programas. Los gobiernos, los médicos y las ONG consideraron que eran insuficientes los servicios sociales y psicológicos.

Según los médicos entrevistados, 63% de los pacientes reciben un tratamiento clínico adecuado, conforme a las normas actuales de calidad. Los países centroamericanos (principalmente Honduras y Nicaragua) y del Área Andina trabajaban para mejorar la calidad de la atención clínica provista. En opinión de los médicos, se calculaba que la cobertura de las medidas profilácticas contra infecciones oportunistas es de solo 13% en el Brasil, y de 45% a 57% en Panamá, la Argentina y México; la cobertura regional es de alrededor de 72%.

Los nuevos tratamientos antirretrovirales han dado como resultado una mayor calidad de vida y supervivencia para las PVIHS (Hammer et. al. 1997; Palella et. al. 1998). No obstante, la situación no es sencilla: el tratamiento debe ser continuado durante toda la vida; las recetas insuficientes, el uso indebido o las dosis perdidas pueden generar resistencias y aumentar la posibilidad de transmitir cepas resistentes del virus (Carpenter et. al. 1998). Para que el tratamiento antirretroviral sea eficaz, se necesita una amplia infraestructura de recursos sanitarios, incluidos laboratorios especializados y servicios para enfermedades infecciosas en los hospitales, capaces de cumplir con las normas de calidad. Mediante el fortalecimiento de la infraestructura actual y la capacitación de los médicos, la región pronto podría usar los tratamientos nuevos con más eficacia. Según los cálculos de los médicos y los gobiernos entrevistados, entre 44% y 55% de las PVIHS reciben tratamiento ARV, pero existe una gran disparidad entre los países; la cobertura es notablemente baja en Centroamérica.

La infraestructura de recursos de salud varía en cuanto al grado de desarrollo y accesibilidad en toda América Latina. Muchos países están inmersos en procesos de reforma, que pueden repercutir en el nivel de atención prestada a los pacientes y la calidad de la atención de salud. Al mismo tiempo, hay deficiencias generales en áreas tales como la infraestructura de recursos, en especial la red de laboratorios de diagnóstico del VIH, los laboratorios para determinar las concentraciones de CD4 y la carga viral, así como la infraestructura para el diagnóstico y el seguimiento de infecciones coincidentes y otros procesos patológicos asociados con el VIH/SIDA. Según los programas nacionales, la red de laboratorios es insuficiente, especialmente en Centroamérica y el Área Andina. El acceso a los servicios es limitado por el pago requerido; casi la mitad de los pacientes deben pagar de su bolsillo las pruebas de recuento de CD4 y son aun más los que deben pagar por las pruebas de determinación de la carga viral. Por consiguiente, solo la mitad de las PVIHS (48%) han tenido por lo menos una prueba de determinación de la carga viral y de recuento de CD4, según lo informado por los médicos encuestados. La cobertura en el Brasil y Centroamérica fue particularmente baja: 8% y 29%, respectivamente.

Hay una proporción no cuantificada pero considerable de personas infectadas que no saben que son VIH positivas y que probablemente solo lo sabrán cuando se presenten síntomas tardíos e innegables de la infección. De acuerdo con lo expresado por los médicos entrevistados, 67% de las personas infectadas con el VIH/SIDA acuden a los servicios por primera vez en etapas avanzadas de la infección o cuando esta ya ha progresado a SIDA. Los diagnósticos más tardíos se encuentran en Centroamérica, donde 8 de cada 10 pacientes asiste a los servicios de salud con infección avanzada o SIDA. Esta situación es aun más seria para las mujeres que planean tener hijos o las mujeres embarazadas porque, en estos casos, el diagnóstico temprano es esencial para asegurar el acceso a tratamientos que pueden prevenir la transmisión de la madre al hijo. En general, es preciso mejorar el diagnóstico temprano, el acceso a la orientación y las pruebas de laboratorio para el seguimiento. Si bien más de 50% de los médicos y las ONG que participaron en el estudio consideraron que las pruebas de detección del VIH eran accesibles, todavía existen barreras para la cobertura que tienen repercusiones en la oferta y la demanda. Esas barreras incluyen la discriminación, la especificidad y el carácter excepcional de la prueba y, por consiguiente, las pocas probabilidades de que se ofrezca la prueba en la mayoría de los dispensarios, el costo, y la disponibilidad de centros de salud y de la prueba misma.

Por último, se requieren más intervenciones para disminuir la transmisión del VIH de la madre al hijo, ya que la cobertura todavía es baja, según los resultados de la encuesta. Las pruebas de detección del VIH se ofrecen solo a 52% de las mujeres embarazadas en América Latina; Centroamérica y México tienen las tasas más bajas de oferta de pruebas de detección del VIH para las mujeres embarazadas. Aun más preocupante es el hecho de que solo 56% de las mujeres embarazadas VIH positivas reciben profilaxis antirretroviral, que puede prevenir la transmisión de la madre al hijo.

Intervenciones para abordar los problemas identificados

Todas las intervenciones encaminadas a mejorar los servicios de salud y sociales requieren la colaboración multisectorial (UNAIDS 2000v). Es fundamental la coordinación entre los responsables de los servicios de salud y sociales en los gobiernos, las regiones, los estados y los municipios.

En muchos países, es necesario ampliar la cobertura de los servicios de salud para los pacientes con VIH/SIDA con el propósito de proveer la máxima calidad de atención (seguimiento clínico, profilaxis contra infecciones oportunistas, diagnóstico y tratamiento de la patología asociada con el VIH/SIDA, y asistencia paliativa para los pacientes en etapa terminal). Existen ciertos requisitos previos que podrían hacer posible esto, como el fortalecimiento de la red de centros de salud y hospitales; el aumento de los servicios para las personas sin cobertura de atención de salud, y la capacitación en el manejo clínico y el tratamiento del VIH y otras ITS de los médicos, los pediatras y los enfermeros. Además, la expansión y la amplia cobertura de asistencia sanitaria de calidad para el VIH/SIDA es uno de los elementos esenciales que garantizan la eficacia del tratamiento antirretroviral (Pan American Health Organization [PAHO] 2000a).

La promoción de la prueba de detección del VIH, especialmente entre los grupos de alto riesgo, es una estrategia básica a nivel regional. La expansión de los centros para el diagnóstico anónimo, la orientación y el tratamiento contribuiría al logro de la meta de una cobertura adecuada, diagnóstico temprano y atención de salud para las PVIHS, así como la prevención para las personas expuestas a un alto riesgo (CDC 2001a; Summers et. al. 2000). Cuando tales servicios se publicitan bien en distintas comunidades, se evitan los problemas de discriminación y estigmatización y se atrae a las personas que no tendrían acceso a la prueba en otro lugar. Los profesionales de la atención de salud en estos centros deben ser capacitados en la prevención, la educación, la orientación y el manejo de situaciones difíciles desde el punto de vista emocional. También se recomienda enfáticamente la capacitación en el tratamiento sindrómico de las ITS.

La oferta universal de pruebas de detección del VIH a las mujeres embarazadas y la incorporación de esas pruebas en el conjunto de pruebas de diagnóstico prenatal contribuirían en buena medida a la prevención de la transmisión de la madre al hijo (UNAIDS 1999a; CDC 2001b; International Perinatal HIV Group 1999). Las pautas actuales para el manejo clínico, el tratamiento de las mujeres embarazadas y la profilaxis con el tratamiento antirretroviral quizás solo sean seguidas cuando los servicios estén adecuada y apropiadamente planificados; por consiguiente, es un imperativa la colaboración con asociaciones profesionales de ginecología, obstetricia, partería, trabajadores comunitarios de salud, pediatría, directores de servicios prenatales y organizaciones de ciudadanos. Avanzando un paso más, la atención maternoinfantil posterior al parto también es importante, incluida la orientación acerca del cuidado continuo necesario y las estrategias de alimentación del lactante.

Es preciso fortalecer y ampliar las redes de laboratorios en todos los países de América Latina para asegurar que los servicios ofrecidos satisfacen las necesidades de los pacientes. Los laboratorios que realizan pruebas de recuento de CD4 y determinación de la carga viral tienen que tratar de efectuar por lo menos dos pruebas al año por paciente. También es necesaria la capacitación para los técnicos de laboratorio con el fin de asegurar su conocimiento de las pruebas actuales y nuevas, así como las usadas para el diagnóstico y la determinación de las resistencias.

Las políticas para la integración multisectorial también tienen consecuencias para los médicos, cuya representación y voz no han estado presentes en los programas nacionales. Las alianzas y el diálogo entre los médicos y los programas nacionales ayudarían a formular pautas y recomendaciones para el manejo clínico y el tratamiento, basadas en las normas actuales de calidad y adaptadas a las necesidades de los pacientes y los recursos disponibles. Esa colaboración garantizaría que se tengan en cuenta las perspectivas de los médicos cuando se toman decisiones en los programas nacionales.

Derechos humanos

Problemas fundamentales

Entre las principales barreras para lograr una mayor eficacia de los programas y ampliar el acceso a la prevención y la atención clínica están la falta de información, la estigmatización, la homofobia y los prejuicios sociales concernientes a la orientación o el comportamiento sexuales. Estas barreras afectan a la población en general, así como a los profesionales de la atención de salud y los servicios sociales. Noventa y cuatro por ciento de las ONG entrevistadas conformaron la existencia de restricciones sociales o jurídicas a la homosexualidad. Todavía hay obstáculos considerables que impiden a las PVIHS acceder a los centros de salud, lo cual no permite el tratamiento justo y equitativo y genera más estigmatización y rechazo.

Las intervenciones para abordar estos problemas son escasas y hay numerosos obstáculos que afrontan las personas VIH positivas o en alto riesgo de contraer la infección cuando tratan de acceder a los servicios de prevención, diagnóstico y tratamiento. En relación con los derechos humanos de las PVIHS, la discriminación y las dificultades en el empleo (principalmente con respecto al ingreso) son los principales retos mencionados por las ONG de América Latina.

Intervenciones que abordan los problemas identificados

La lucha contra la ignorancia y la promoción de los derechos humanos deben formar parte del mensaje transmitido a la población en general, así como al personal de los servicios sociales y de salud (Busza 2001). La comunicación y los mensajes en los medios de difusión acerca del derecho a la atención de salud (DeCock y Johnson 1998), la "normalización" del VIH/SIDA, el acceso a las pruebas de detección del VIH y la puesta en práctica de precauciones universales contribuirían a reducir el rechazo y la estigmatización de las PVIHS en los entornos de atención de salud.

En coordinación con las autoridades nacionales de educación y equipos interdisciplinarios, los programas que abordan el problema de la educación escolar de los niños VIH-positivos beneficiarían a muchos al garantizar el derecho a la educación.

El derecho a trabajar y la integración o reintegración en la fuerza laboral (CDC 1987a, 1988, 1989) debe ser fortalecido mediante un esfuerzo en colaboración con los ministerios del trabajo y bienestar social; esto es el punto crítico para reducir la estigmatización del VIH/SIDA. Además, las condiciones laborales iguales para las PVIHS son medidas justas y equitativas, como lo es el acceso voluntario a exámenes de control de salud y la transparencia de los exámenes de detección con el fin de evitar una posible discriminación y otras consecuencias negativas afrontadas por las PVIHS.

La participación de las PVIHS en todas las estrategias de prevención y control de la epidemia es una clave del éxito. Esa participación puede contribuir a reducir el estigma y la discriminación hacia las PVIHS y cambiar radicalmente su posición en la sociedad.

Por último, el derecho al acceso a los servicios de salud, sociales y psicológicos y a una muerte digna deben estar garantizados y constituyen un reto en particular para las ONG, las autoridades judiciales y las instituciones carcelarias.

Capacidad nacional: estructura y gestión

Problemas fundamentales

Todos los países tienen planes multisectoriales para afrontar la epidemia, pero la funcionalidad y la capacidad reales para una respuesta en colaboración ha dependido de la capacidad técnica y política de los programas nacionales y de los limitados recursos disponibles para el control del VIH/SIDA. Cuarenta y uno por ciento de los médicos entrevistados señalaron la necesidad de fortalecer el liderazgo en los programas nacionales y de crear un mayor compromiso político, mientras que 94% de las ONG mencionaron la necesidad de fortalecer la capacitación y mejorar las intervenciones en los programas nacionales. El grado de integración y compromiso de los movimientos comunitarios y la creación de redes son aún limitados en la mayoría de los países. En consecuencia, la mayor parte de los servicios sociales y psicológicos para las PVIHS son provistos por ONG, no existe la participación del gobierno. Los organismos internacionales cumplen una función importante en la respuesta a la epidemia y el financiamiento de los programas nacionales y muchas ONG latinoamericanas. Si bien la mayoría de los programas nacionales señalaron que es alto el grado de coordinación con los organismos internacionales, los programas establecidos mediante esas actividades en colaboración no siempre satisfacen las necesidades de la población. Por ejemplo, 48% de los programas de las ONG están dirigidos a grupos de población de fácil acceso mediante estructuras o programas multisectoriales, mientras que se descuidan los grupos de alto riesgo y de difícil acceso.

Las reformas actuales del sector de la salud son otro obstáculo para los planes de establecer servicios integrados de control del VIH/SIDA en América Latina, pero, con el tiempo, el progreso de estas reformas dará como resultado una mayor coordinación entre los distintos niveles de especialización y complejidad y se incorporarán progresivamente estrategias de prevención en los servicios provistos. En el manejo clínico de los pacientes con VIH/SIDA, la prevención es un componente esencial que puede beneficiar al paciente, su familia, sus amigos y sus compañeros íntimos (MacNeil y Anderson 1998; Ruiz et. al. 2000).

El grado de desarrollo de los sistemas de vigilancia epidemiológica en América Latina es variado, pero su capacidad general de proporcionar la información necesaria es baja. La disponibilidad de información sistematizada sobre la incidencia de infecciones por el VIH recientemente diagnosticadas y la cobertura de la vigilancia centinela, en especial en los grupos más afectados, es escasa en toda la región. En algunas subregiones, son elevados los grados de notificación incompleta en los registros de casos de SIDA más antiguos, en particular en Centroamérica. Por consiguiente, se planifican servicios y programas, se evalúan intervenciones y se toman decisiones sobre la base de información parcial, que no siempre es adecuada para la adopción de decisiones. La infraestructura de vigilancia es limitada y existe una urgente necesidad de capacitación técnica para los profesionales de la vigilancia con el fin de lograr una mayor calidad y aplicabilidad de la información generada, en particular en Centroamérica. Se requiere un mejor desarrollo y aplicación de la vigilancia de la infección por el VIH, los comportamientos que son factores de riesgo y los sistemas de información usados para satisfacer mejor las necesidades actuales. El principal reto para la vigilancia epidemiológica es establecer actividades basadas en las características y la evolución de la epidemia, con el propósito de lograr la sostenibilidad en el tiempo y la capacidad de producir datos que sean comparables y homogéneos a nivel nacional e internacional.

Los programas para garantizar la seguridad de la sangre son heterogéneos en toda la región y, por lo tanto, la sangre y los productos sanguíneos no son tan seguros como sería deseable en ciertos países. De hecho, en la mayoría de los países se efectúan pruebas para detectar el VIH en menos de 100% de la sangre donada. Las mayores deficiencias en cuanto a las pruebas de detección en la sangre se encontraron en Centroamérica y el Área Andina, en particular en Bolivia, donde es urgente aumentar la cobertura de las pruebas. Las políticas de donación de sangre no han sido adaptadas para cumplir con las normas de calidad necesarias en las cuales la donación es exclusivamente voluntaria, altruista y no remunerada. Por ejemplo, con la excepción de la Argentina, el Brasil y Honduras, donde la donación de sangre siempre es voluntaria y nunca remunerada, el resto de los países latinoamericanos permiten donaciones voluntarias y remuneradas, que se ha comprobado que son menos seguras.

Intervenciones que abordan los problemas identificados

Los ministerios de salud y los programas nacionales necesitan mejorar y aumentar su infraestructura y recursos para consolidar y dirigir respuestas nacionales multisectoriales a la epidemia de VIH/SIDA. Es un imperativo la participación activa de las ONG, los organismos estatales, municipales, regionales e internacionales con el fin de establecer políticas de prevención y control, especialmente para los grupos de alto riesgo y vulnerables. Con este propósito, es preciso estimular y apoyar más a las redes de ONG. Esas redes podrían coordinar las intervenciones y, con los programas nacionales, determinar las prioridades en las principales áreas de actividades.

Una de las prioridades capitales es la producción de información epidemiológica adecuada para la toma de decisiones (UNAIDS 2000n; Schwartzlander et. al. 2001; McFarland y Cáceres 2001; Des Jarlais, Dehne y Casabona 2001). Se necesitan programas de capacitación que abarquen la metodología, la vigilancia epidemiológica y la información para la toma de decisiones para todos los que trabajan en la vigilancia. Es urgente crear planes nacionales para la vigilancia epidemiológica que incluyan las prioridades y protocolos de trabajo específicos, con el fin de homogeneizar y aumentar la eficiencia en la generación de información. La participación de los médicos y los centros de salud públicos y privados es fundamental para reducir la notificación incompleta.

Se requieren pautas para las intervenciones de prevención, que consoliden aquellas intervenciones que han resultado más eficaces.

Estas pautas deberían contar con el consenso de los distintos actores involucrados e incluir protocolos para programas orientados a distintos grupos. Hay que realizar intervenciones en distintos niveles con el fin de llegar a quienes están expuestos al mayor riesgo. La eliminación o minimización de las barreras legales a los métodos de prevención y la atención de salud para los UDI (por ejemplo, legalización de la venta y distribución de agujas esterilizadas), los HSH (eliminación de normas discriminatorias) y los TSC (asegurar el acceso a la atención de salud) mejorarían considerablemente los esfuerzos encaminados a estos grupos de alto riesgo.

En condiciones ideales, sería necesario revisar las políticas sobre la seguridad de la sangre para lograr que se efectúen de manera universal las pruebas de detección de la sangre donada, y aceptar solo las donaciones voluntarias altruistas, no remuneradas.

Con el propósito de cubrir todas estas necesidades y mejoras, se debe garantizar que se cuente con personal capacitado en la vigilancia epidemiológica, la prevención del VIH/SIDA, la coordinación con las ONG y otras instituciones gubernamentales o regionales, la planificación, el control y la seguridad de la sangre y los productos sanguíneos, el manejo clínico y la gestión de los servicios de atención de salud. Para garantizar la eficacia y la sostenibilidad de las intervenciones necesarias, es preciso asegurar la continuidad de los profesionales, en términos de funciones y cargos, en el ámbito de los servicios de control del VIH/SIDA.

Principales retos para poner en práctica las intervenciones recomendadas

Las dificultades para concretar una respuesta más eficaz a la epidemia de VIH/SIDA son múltiples y, en muchos casos, similares a las que se enfrentan con otros problemas de salud en América Latina.

Un aumento de los recursos disponibles es un elemento clave para hacer frente a la epidemia. En los últimos cinco años, organismos multilaterales como ONUSIDA han estimulado la creación de redes para vincular los programas nacionales con el propósito de analizar y diseñar respuestas en toda la región. No obstante, la fortaleza política y la participación internacional no siempre han conducido a un aumento de los presupuestos o una mayor voluntad política de crear organizaciones y estructuras sólidas y sostenibles.

Otro problema sustancial reside en la capacidad institucional de dar una respuesta que sea eficaz y en la capacidad de las universidades de asegurar que la respuesta está dentro del ámbito de la capacitación profesional (clínica, prevención, vigilancia epidemiológica, planificación, etc.). La continuidad de profesionales con formación técnica apropiada está sujeta a cambios políticos, disponibilidad de personal y de recursos suficientes, lo cual es una desventaja para la homogeneidad y la calidad de las intervenciones puestas en práctica.

Por último, hay factores culturales, sociales y religiosos que constituyen barreras que, en muchos países, obstaculizan buenas propuestas técnicas o decisiones gubernamentales que podrían proteger la salud pública y el bienestar general de los ciudadanos. En virtualmente toda América Latina, es muy difícil separar las creencias religiosas y culturales de la función del estado.

Conclusiones

Las estrategias para abordar el problema del VIH/SIDA están adaptadas a distintos entornos sobre la base de la propia dinámica singular. El VIH/SIDA en América Latina se enmarca en un entorno de baja endemicidad. En su mayor parte, la epidemia se concentra en poblaciones expuestas a un riesgo creciente de contraer la infección por el VIH. En los países estudiados, las poblaciones identificadas como grupos clave para las intervenciones incluyen los HSH, los pacientes con ITS, los TSC, los UDI y los presidiarios. Los entrevistados en la encuesta también identificaron otros grupos de población con vulnerabilidad creciente, para los cuales serían fundamentales las intervenciones (por ejemplo, los jóvenes y las mujeres). Las PVIHS constituyen un grupo prioritario ya que son decisivos para la eficacia de las intervenciones de prevención y pueden ser una fuente de infección cuando el acceso a servicios preventivos y de atención de salud es deficiente.

América Latina cuenta con la infraestructura y los conocimientos necesarios para hacer frente a la epidemia de manera eficiente y eficaz, si se suministran los recursos requeridos. Las necesidades varían y, por lo tanto, es importante adaptar las intervenciones para responder al perfil y la capacidad de cada país. En el Apéndice 1 se presentan hojas informativas de los países donde se identifican las principales áreas que se deben mejorar y se proponen soluciones para cada país.

Dado el gran valor agregado de una asignación adecuada de los recursos nacionales para ampliar la respuesta a la epidemia, los organismos internacionales y los programas están en posición de aumentar las intervenciones regionales o subregionales en áreas concretas. La cooperación conducirá a múltiples beneficios aportados por intervenciones eficaces, así como a una relación positiva entre costos y beneficios.

Los resultados de este estudio indican que las intervenciones más necesarias en la región son las siguientes:

- Fortalecer los programas nacionales de control del VIH/SIDA, trabajando en colaboración con la sociedad civil.

- Perfeccionar los métodos enfocados en la movilización social y la creación de una respuesta comunitaria.

- Reducir el riesgo de infección al expandir los programas para los grupos de población expuestos a mayor riesgo (por ejemplo, reducción del daño para los UDI, orientación, promoción del uso del condón y educación sexual).

- Reforzar los programas de reducción del riesgo y la vulnerabilidad en los grupos de población expuestos al riesgo más alto de contraer la infección.

- Mejorar el acceso a los servicios para los grupos de población con más alto riesgo.

- Establecer el entorno de atención de salud como un punto clave para las estrategias de prevención, asegurando que las PVIHS se incluyan como poblaciones beneficiarias de las intervenciones de prevención.

- Desarrollar la capacidad en distintas áreas de conocimientos especializados.
- Mejorar la capacidad para vigilar y evaluar la magnitud de la epidemia y la respuesta a ella.
- Definir los costos de las intervenciones, los vacíos financieros y las estrategias de asignación de recursos vinculadas con la respuesta al VIH/SIDA.
- Establecer normas legales y sociales de apoyo (por ejemplo, en relación con el género, la equidad, los derechos humanos, la estigmatización).
- Incluir sistemáticamente a las PVIHS y fomentar su participación activa.

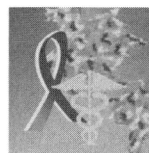 APÉNDICE 1

Hojas informativas de los países

(En algunos países, no se dispuso de tasas de la prevalencia para ciertos grupos de alto riesgo que, por consiguiente, no han sido incluidos.)

México

Situación de la epidemia del VIH/SIDA: concentrada

Cifras clave sobre el VIH/SIDA

- La tasa de infección es superior a 5% en por lo menos un grupo de alto riesgo.
- Se calcula que 0,29% de la población adulta vivía con VIH/SIDA a fines de 1999.
- Se calcula que 150 000 personas vivían con VIH/SIDA a fines de 1999.
- Se calcula que 4204 personas habían muerto por VIH/SIDA en 1999.

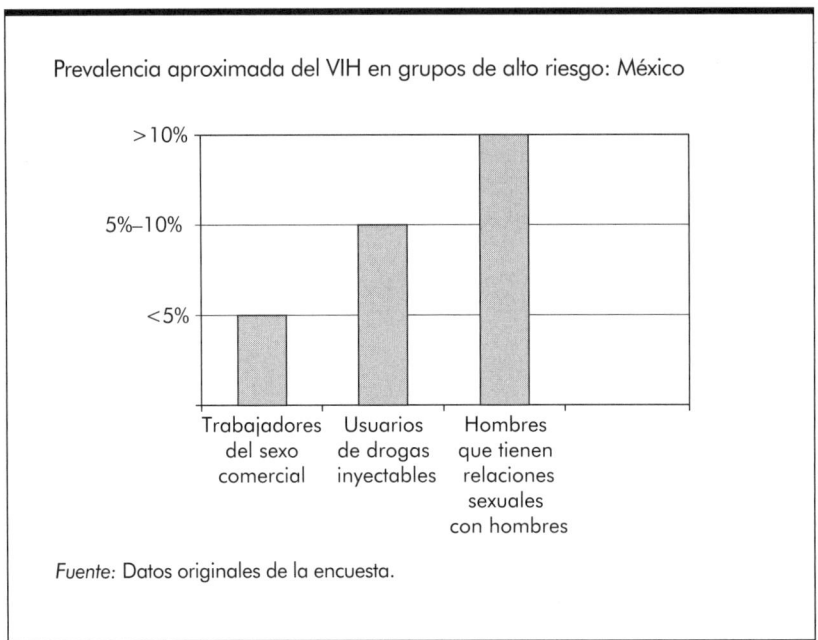

Puntos importantes acerca del VIH/SIDA en México

- México ocupa el tercer lugar en las Américas en cuanto al número de casos de SIDA, después de los Estados Unidos de América y el Brasil.
- Una gran proporción de trabajadores migrantes que regresan de los Estados Unidos infectan a sus compañeros íntimos.
- Los casos de SIDA en mujeres son más numerosos en las zonas rurales que en las urbanas.
- Las tasas de infecciones de transmisión sexual (ITS) son altas y las tasas de uso del condón son bajas.
- La prevalencia del VIH en las mujeres embarazadas fue de 0,6% en 1994 y de 0,09% en 1996-1998.
- El modo más común de transmisión es la relación sexual entre hombres.

Recursos financieros

El programa nacional del VIH/SIDA recibe la mayoría de sus fondos del gobierno federal y algunas contribuciones de organismos internacionales. Se dedica una parte de los fondos a las ONG.

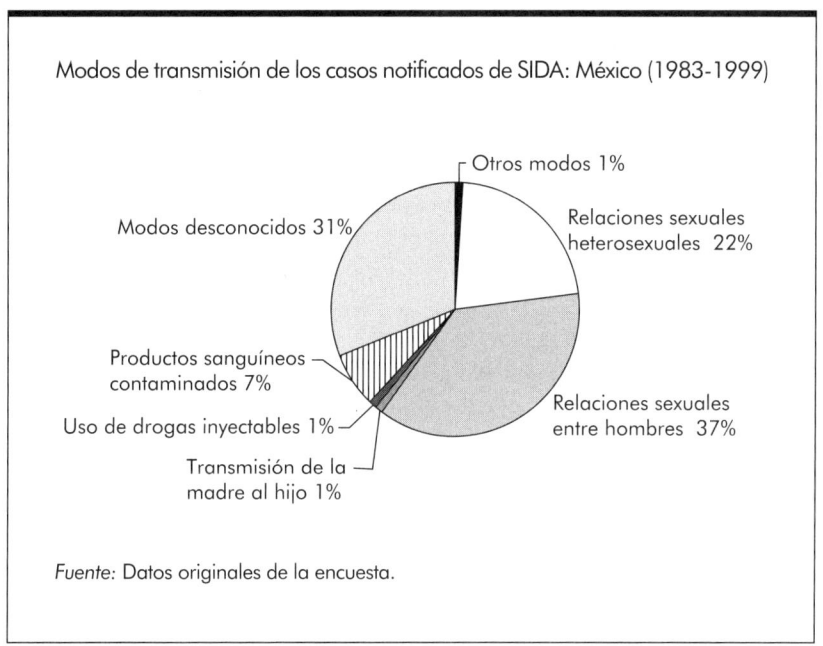

Modos de transmisión de los casos notificados de SIDA: México (1983-1999)

- Otros modos 1%
- Modos desconocidos 31%
- Relaciones sexuales heterosexuales 22%
- Productos sanguíneos contaminados 7%
- Uso de drogas inyectables 1%
- Transmisión de la madre al hijo 1%
- Relaciones sexuales entre hombres 37%

Fuente: Datos originales de la encuesta.

Prevención: problemas y retos

Adolescentes

Situación: no hay programas concentrados en los adolescentes realizados en colaboración con el ministerio de educación.

Reto: se debería introducir la educación sexual y sobre el VIH/SIDA en los programas escolares de estudio y es necesario llevar a cabo intervenciones orientadas a los adolescentes expuestos a alto riesgo.

Hombres que tienen relaciones sexuales con hombres (HSH)

Situación: están en marcha algunos programas.

Retos:
- Es preciso expandir los programas que están en marcha, en colaboración con las ONG que se concentran en los homosexuales, y con los estados y los municipios.
- Es necesario fortalecer los programas de información y educación, incluyendo la educación sobre el uso apropiado del condón. Tales programas deben orientarse a sitios frecuentados por HSH (por ejemplo, baños sauna).
- Se deben reducir las barreras sociales, culturales y legales a la homosexualidad.

Usuarios de drogas inyectables (UDI)

Situación: los programas actuales de reducción del daño ofrecen muy pequeña cobertura.

Retos:
- Se requieren programas de intercambio de agujas, promoción de la prueba de detección del VIH, educación para la salud y sustitución de la metadona. Es preciso que las ONG lleven a cabo los programas, en colaboración con el programa nacional de lucha contra las drogas.
- Hay que fortalecer la infraestructura de los centros para adictos a las drogas.

Presidiarios

Situación: son escasos los programas para presidiarios y tienen un alcance limitado.

Retos:
- Se requieren programas de promoción del uso del condón, pruebas de detección del VIH y educación para la salud.

- Es necesario planear programas de reducción del daño, basados en el intercambio de agujas y las instrucciones sobre cómo limpiar los instrumentos. Los programas deben estar dirigidos a las prisiones donde es más alta la prevalencia de UDI.

Financiamiento de los programas de las ONG

Reto: en el financiamiento de los programas se debe dar prioridad a los UDI y a los trabajadores del sexo comercial (TSC).

Transmisión vertical

Situación: la cobertura de las pruebas de detección del VIH para mujeres embarazadas es de solo 5%.

Reto: es necesario ampliar la cobertura de las pruebas de detección del VIH para mujeres embarazadas y se debe administrar tratamiento antirretroviral a todas las mujeres embarazadas VIH positivas.

Atención: problemas y retos

Diagnóstico

Situación: se diagnostica a 60% de los pacientes cuando ya están en etapas avanzadas de infección. El acceso a la prueba de detección es limitado debido a falta de demanda, discriminación, escasez de profesionales de la salud que la recomienden, alto costo y escasez de centros de diagnóstico anónimo.

Reto: se deben establecer centros de diagnóstico anónimo en las zonas de prevalencia elevada y se debe promover la prueba de detección del VIH entre los HSH, TSC y UDI.

Pruebas de seguimiento

Situación: se han efectuado recuentos de CD4 y determinaciones de la carga viral en 65% de los pacientes con VIH/SIDA.

Reto: es preciso fortalecer y expandir la red de laboratorios para aumentar la cobertura de las pruebas de diagnóstico y seguimiento.

Profilaxis contra infecciones oportunistas

Situación: la cobertura es limitada (solo 57% de los pacientes reciben este tratamiento).

Reto: se necesita capacitación continua en los dispensarios para atender y tratar a los pacientes con VIH/SIDA e infecciones asociadas.

Apoyo psicológico y social e integración al lugar de trabajo

Situación: estas actividades ofrecen una cobertura limitada.

Reto: hay que organizar programas que respondan a estas necesidades, en colaboración con ONG que cuenten con recursos propios y con los ministerios de trabajo y bienestar social.

Vigilancia epidemiológica: problemas y retos

Definición de casos, circuitos de notificación y procedimientos

Situación: los casos, los circuitos de notificación y los procedimientos no están definidos en los protocolos de trabajo; por consiguiente, la evaluación y las medidas correctivas exigen tareas intensivas.

Reto: se necesitan protocolos nacionales para los registros de casos del VIH y el SIDA, que especifiquen los procedimientos, las funciones y las responsabilidades en cada nivel dentro del sistema de vigilancia. Los protocolos también deben incluir planes para las evaluaciones periódicas del sistema.

Notificación incompleta

Situación: se estima que la notificación incompleta es de alrededor de 18,5%, con variaciones regionales.

Reto: los sistemas de notificación de casos de VIH/SIDA deben ser más exhaustivos y se necesitan sistemas para la vigilancia activa, por lo menos en las ciudades grandes.

Protección de la privacidad

Situación: la legislación actual sobre protección de la información personal no es lo suficientemente extensa para garantizar realmente la confidencialidad de la información durante todo el proceso de diagnóstico y tratamiento.

Reto: se necesitan mejores normas para garantizar la confidencialidad de la información personal.

Vigilancia centinela

Situación: la cobertura de la población (especialmente de los grupos de alto riesgo) y los procedimientos son deficientes.

Reto: se necesita elaborar un plan para la vigilancia centinela del VIH y los comportamientos que constituyen factores de riesgo, que especifique las poblaciones a vigilar, los métodos, el sistema de evaluación y la relación con la toma de decisiones vinculada con actividades de prevención. Siempre se debe dar prioridad a las poblaciones de alto riesgo.

Capacitación

Situación: no se ha proporcionado capacitación para la vigilancia epidemiológica en todos los niveles y no existe un plan integrado que consolide los sistemas de información sobre la población general, los sitios centinela y otras fuentes de información sobre casos de VIH/SIDA.

Retos:
- Se necesita un plan integrado de información para vigilar la epidemia mediante el programa nacional y la colaboración multisectorial.
- Es preciso proporcionar capacitación a todo el personal responsable de la vigilancia epidemiológica, el seguimiento de las intervenciones y la evaluación multisectorial.

Seguridad de la sangre: problemas y retos

Situación: las donaciones altruistas, voluntarias y no remuneradas se combinan actualmente con otras formas de donación de sangre.

Reto: es preciso formular políticas que establezcan que las donaciones altruistas, voluntarias y no remuneradas son la única opción para la donación o transfusión.

Guatemala

Situación de la epidemia del VIH/SIDA: concentrada

Cifras clave sobre el VIH/SIDA

- La tasa de infección es superior a 5% en por lo menos un grupo de alto riesgo.
- Se calculó que 1,4% de la población adulta vivía con VIH/SIDA a fines de 1999.

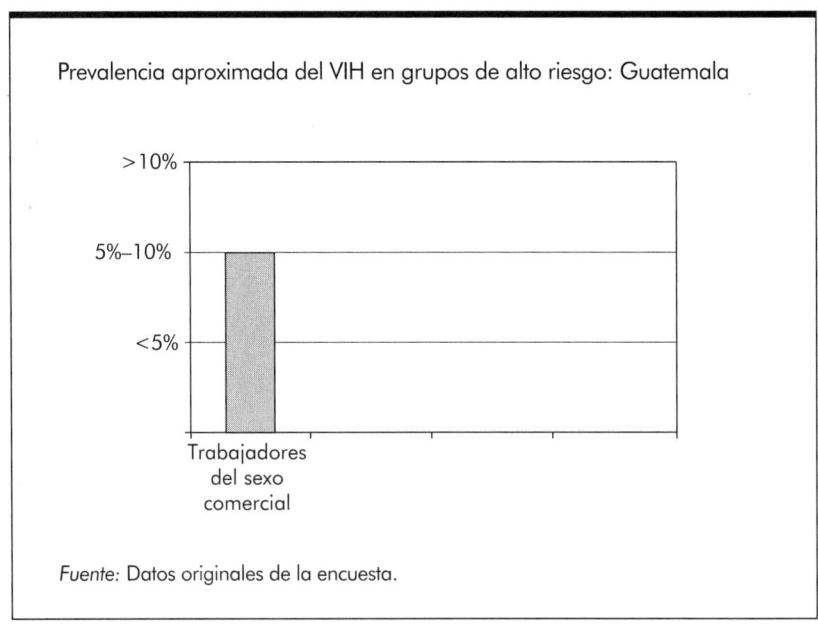

Prevalencia aproximada del VIH en grupos de alto riesgo: Guatemala

Fuente: Datos originales de la encuesta.

- Se calculó que 73 000 personas vivían con VIH/SIDA a fines de 1999.
- Cerca de 3600 personas murieron por el VIH/SIDA en 1999.

Puntos importantes acerca del VIH/SIDA en Guatemala

- La tasa de infección en mujeres embarazadas es inferior a 1%.
- La tasa de infección alcanza a 1,7% en las zonas urbanas de las tierras bajas. La infección por el VIH todavía es escasa o está ausente en las regiones de las tierras altas; el conocimiento del SIDA es muy limitado entre los grupos indígenas de las tierras altas y se debe aumentar ese conocimiento para evitar una rápida propagación.

Recursos financieros

El programa nacional recibe apoyo de organismos internacionales y no financia a ONG que trabajan con el VIH/SIDA.

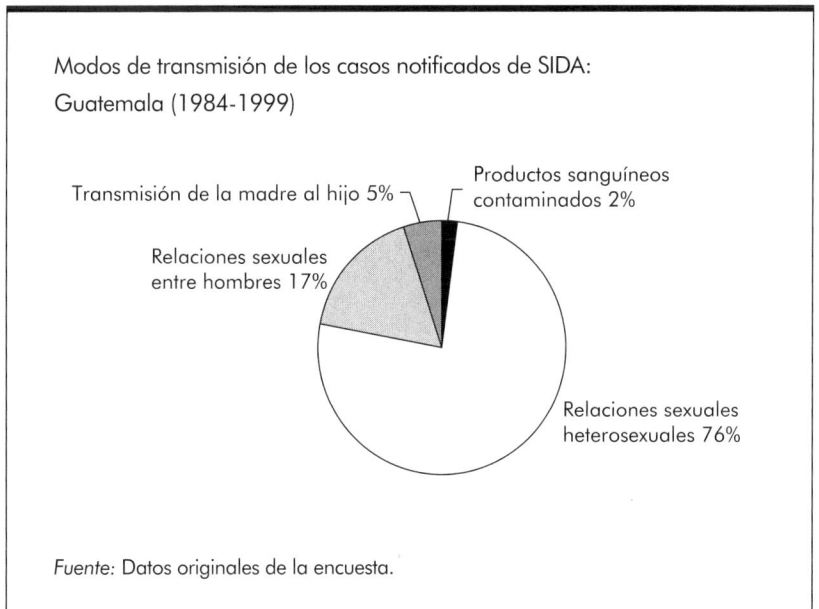

Prevención: problemas y retos

Población general

Situación: han habido pocas campañas de información o comunicación y en ninguna de ellas se ha promovido hasta el momento el uso del condón.

Reto: se deben elaborar y poner en práctica campañas que combatan la discriminación y fomenten el uso del condón.

Jóvenes y adolescentes

Situación: no hay programas de prevención basados en las escuelas sino actividades ocasionales en esas instituciones.

Reto: se debe introducir la educación sexual y sobre el VIH/SIDA en el programa escolar de estudios, en colaboración con las autoridades nacionales de educación.

HSH

Situación: están en marcha algunos programas.

Reto: es preciso ampliar los programas actualmente en marcha y coordinarlos con las ONG que trabajan en las ciudades grandes. Los programas deben concentrarse en el acceso a las pruebas de detección del VIH, la educación para la salud y la promoción del uso del condón.

TSC

Situación: existen algunos programas.

Reto: es necesario ampliar los programas para los TSC, en especial en la Ciudad de Guatemala y otras ciudades grandes. Los programas deben incluir campañas de información, promoción de la prueba de detección del VIH, distribución de condones y mejor acceso y resultados con respecto a los centros de salud, el tratamiento de las ITS y los centros de diagnóstico.

Presidiarios

Situación: existe un solo programa y su cobertura es baja.

Reto: se necesitan más programas para promover las pruebas de detección del VIH, distribuir condones y proveer educación para la salud.

Prioridades de las ONG

Reto: las ONG deben dar prioridad a los HSH y TSC en sus actividades y mantener el actual grado de compromiso con los jóvenes.

Transmisión vertical

Situación: no se sabe a cuántas mujeres embarazadas se les ofrece la prueba de detección del VIH y es escasa la profilaxis ARV contra la transmisión vertical (9%).

Reto: es preciso ofrecer la prueba de detección del VIH a todas las mujeres embarazadas en las zonas más afectadas y administrar la profilaxis ARV a todas las mujeres embarazadas VIH positivas.

Atención: problemas y retos

Diagnóstico

Situación: no es fácil el acceso a la prueba de detección del VIH. La mayoría de los pacientes son diagnosticados cuando la infección está en una etapa avanzada. Las principales barreras a las pruebas son el costo y la discriminación social.

Reto: son necesarios centros de diagnóstico anónimo de la infección por el VIH y se deben promover las pruebas de detección entre los grupos de alto riesgo.

Pruebas de seguimiento

Situación: la infraestructura de laboratorio es insuficiente; se efectúan las pruebas necesarias a solo un tercio de los pacientes (solamente se han efectuado recuentos de CD4 y determinaciones de la carga viral a 34% de los pacientes).

Reto: es preciso fortalecer y ampliar la red de laboratorios para proveer más pruebas de diagnóstico y seguimiento.

Asistencia social

Situación: es limitada la asistencia social para las personas afectadas por el VIH/SIDA.

Reto: se deben establecer programas para prestar apoyo a las PVIHS, en colaboración con los ministerios de bienestar social y de trabajo, y las ONG.

Tratamiento y profilaxis de las infecciones oportunistas

Situación: existe una cobertura adecuada de medicamentos para combatir infecciones oportunistas, pero lamentablemente la cobertura del tratamiento antirretroviral es baja (22%). Sesenta y cuatro por ciento de los pacientes no reciben antirretrovirales porque carecen de recursos financieros.

Reto: se debe aumentar la cobertura de tratamiento contra las infecciones oportunistas y su profilaxis.

Vigilancia epidemiológica: problemas y retos

Definición de casos, circuitos de notificación y procedimientos

Situación: los casos, los circuitos de notificación y los procedimientos no están definidos en los protocolos de trabajo; por consiguiente, la evaluación y las medidas correctivas exigen tareas intensivas.

Reto: se necesitan protocolos nacionales para los registros de casos del VIH y el SIDA, que especifiquen los procedimientos, las funciones y las responsabilidades en cada nivel dentro del sistema de vigilancia. Los protocolos también deben incluir planes para las evaluaciones periódicas del sistema.

Notificación incompleta

Situación: se calcula que la notificación incompleta es de alrededor de 50%.

Reto: los sistemas de notificación de casos de VIH/SIDA deben ser más exhaustivos y se necesitan sistemas para la vigilancia activa, por lo menos en las ciudades grandes.

Protección de la privacidad

Situación: la legislación actual sobre protección de la información personal no es lo suficientemente extensa para garantizar realmente la confidencialidad de la información durante todo el proceso de diagnóstico y tratamiento.

Reto: se necesitan mejores normas para garantizar la confidencialidad de la información personal.

Vigilancia centinela

Situación: la cobertura de la población (especialmente de los grupos de alto riesgo) y los procedimientos son deficientes.

Reto: se necesita elaborar un plan para la vigilancia centinela del VIH y los comportamientos que constituyen factores de riesgo, que especifique las poblaciones a vigilar, los métodos, el sistema de evaluación y la relación con la toma de decisiones vinculada con actividades de prevención. Siempre se debe dar prioridad a las poblaciones de alto riesgo.

Capacitación

Situación: no se ha proporcionado capacitación para la vigilancia epidemiológica en todos los niveles y no existe un plan integrado que consolide los sistemas de información sobre la población general, los sitios centinela y otras fuentes de información sobre casos de VIH/SIDA.

Retos:
- Se necesita un plan integrado de información para vigilar la epidemia mediante el programa nacional y la colaboración multisectorial.

- Es preciso proporcionar capacitación a todo el personal responsable de la vigilancia epidemiológica, el seguimiento de las intervenciones y la evaluación multisectorial.

Seguridad de la sangre: problemas y retos

Situación. Las donaciones altruistas, voluntarias y no remuneradas se combinan actualmente con otras formas de donación de sangre.

Reto. Es preciso formular políticas que establezcan que las donaciones altruistas, voluntarias y no remuneradas son la única opción para la donación o transfusión.

El Salvador

Situación de la epidemia del VIH/SIDA: concentrada

Cifras clave sobre el VIH/SIDA

- La tasa de infección es superior a 5% en por lo menos un grupo de alto riesgo.

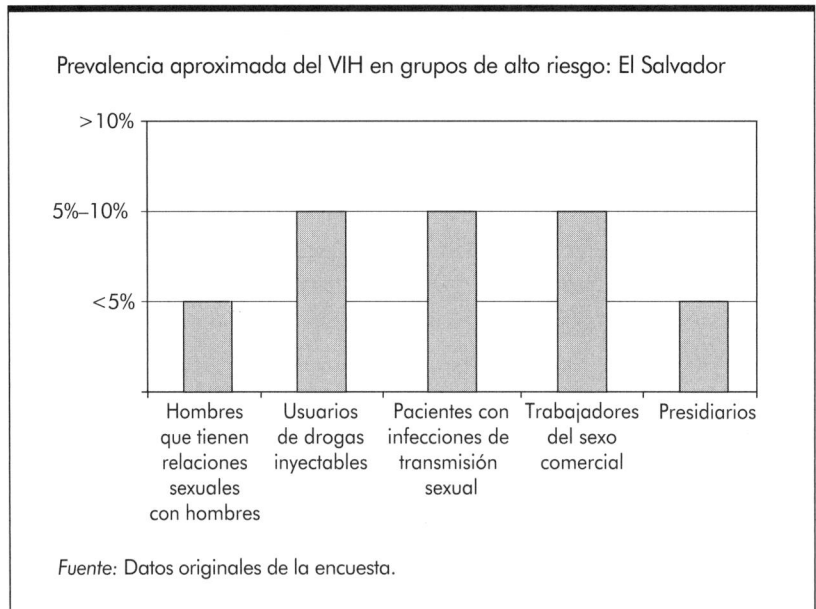

Fuente: Datos originales de la encuesta.

- Se calculó que 0,6% de la población adulta vivía con VIH/SIDA a fines de 1999.

- Se calculó que 20 000 personas vivían con VIH/SIDA a fines de 1999.

- Se calculó que 1300 personas habían muerto por el VIH/SIDA en 1999.

Puntos importantes acerca del VIH/SIDA en El Salvador

- Setenta y cinco por ciento de los casos notificados corresponden a San Salvador.

- La tasa de infección en mujeres embarazadas es inferior a 1%.

- La prevalencia del VIH entre las mujeres de edad fértil es de 0,5% (0%-1,1%).

- La prevalencia del VIH entre los donantes de sangre fue de 0,13% en 1996-1997.

- El modo más importante de transmisión es la relación sexual heterosexual.

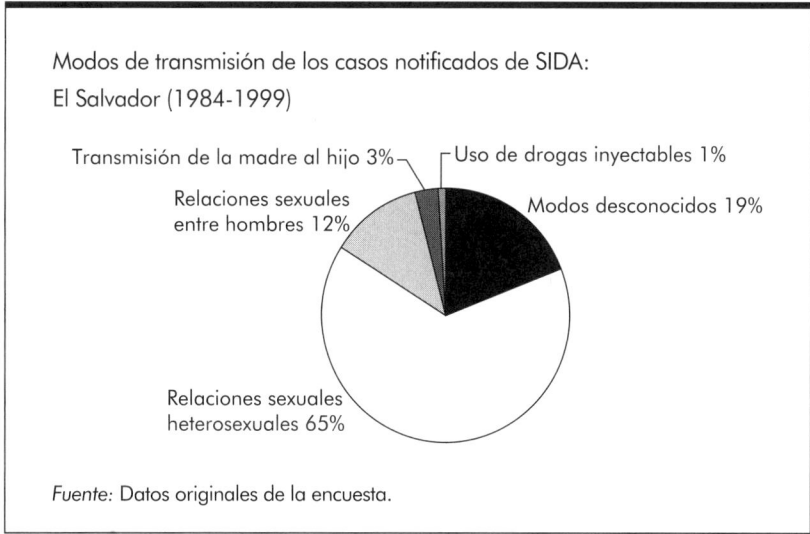

Modos de transmisión de los casos notificados de SIDA: El Salvador (1984-1999)

Transmisión de la madre al hijo 3%
Uso de drogas inyectables 1%
Relaciones sexuales entre hombres 12%
Modos desconocidos 19%
Relaciones sexuales heterosexuales 65%

Fuente: Datos originales de la encuesta.

Recursos financieros

El programa nacional de VIH/SIDA no recibe apoyo económico de organismos internacionales y no financia a ONG.

Prevención: problemas y retos

Población general

Situación: han habido pocas campañas dirigidas al público general y muy pocas de ellas enfocaron la promoción del uso del condón.

Reto: es preciso llevar a cabo campañas para combatir la discriminación y promover el uso del condón.

Adolescentes

Situación: no existe ningún plan en el ministerio de salud para incluir la educación sexual o la educación relacionada con el SIDA en el programa escolar de estudios.

Reto: en colaboración con el ministerio de salud, se deben iniciar programas de educación sexual, sobre el SIDA y las drogas en las escuelas, comenzando en las zonas con la prevalencia más elevada del VIH.

HSH

Situación: no hay programas para los HSH, solo actividades ocasionales.

Reto: es preciso formular una estrategia nacional para intervenciones orientadas a los HSH, en colaboración con los movimientos nacionales o locales de homosexuales. En la mayoría de los programas de las ONG, se debe dar prioridad a los HSH.

TSC

Situación: hay algunos programas en marcha.

Reto: es necesario ampliar los programas para los TSC, en especial en las ciudades grandes. Esos programas deben incluir campañas de información, promoción de las pruebas de detección del VIH, distribución de condones y mejor acceso a los centros de salud y a los centros de tratamiento de las infecciones de transmisión sexual (ITS) y de diagnóstico.

Presidiarios

Situación: existe un solo programa para los presidiarios, que ofrece poca cobertura.

Reto: es preciso ampliar el programa en marcha y establecer otros programas para promover el acceso a las pruebas de detección del VIH y el diagnóstico de ITS, y proveer educación para la salud.

Prioridades de las ONG

Reto: los programas de las ONG deben dar prioridad a los HSH y TSC.

Transmisión vertical

Situación: no se sabe a cuántas mujeres embarazadas se les ofrece la prueba de detección del VIH o cuántas recibieron profilaxis antirretroviral.

Reto: se deben ofrecer las pruebas de detección del VIH a todas las mujeres embarazadas en las regiones más afectadas y administrar profilaxis antirretroviral a todas las mujeres VIH positivas embarazadas.

Atención: problemas y retos

Diagnóstico

Situación: no es fácil el acceso a la prueba de detección del VIH. Sesenta por ciento de los pacientes diagnosticados con el VIH estaban en etapas avanzadas de infección. Las principales barreras para las pruebas son el costo y la discriminación social.

Reto: hay que establecer centros de diagnóstico anónimo y promover las pruebas de detección del VIH entre las poblaciones de alto riesgo.

Pruebas de seguimiento

Situación: se efectuó el recuento de CD4 a la mitad de los pacientes con VIH/SIDA y a solo 4% se les ha realizado una determinación de la carga viral.

Reto: es preciso fortalecer la red de laboratorios que efectúan estas pruebas y ampliarla para proporcionar una mayor cobertura con diagnóstico y pruebas de seguimiento.

Apoyo social e integración al lugar de trabajo

Situación: las actividades de apoyo social e integración al lugar de trabajo aún son escasas.

Reto: se deben promover iniciativas comunitarias de autoayuda así como programas sociales para las PVIHS en colaboración con los ministerios de bienestar social y de trabajo.

Tratamiento

Situación: la cobertura de tratamiento antirretroviral es baja (14%) y 52% de los pacientes con VIH/SIDA no reciben tratamiento antirretroviral porque carecen de recursos financieros.

Reto: aumentar la cobertura de tratamiento antirretroviral.

Vigilancia epidemiológica: problemas y retos

Definición de casos, circuitos de notificación y procedimientos

Situación: los casos, los circuitos de notificación y los procedimientos no están definidos en los protocolos de trabajo; por consiguiente, la evaluación y las medidas correctivas exigen tareas intensivas.

Reto: se necesitan protocolos nacionales para los registros de casos del VIH y el SIDA, que especifiquen los procedimientos, las funciones y las responsabilidades en cada nivel dentro del sistema de vigilancia. Los protocolos también deben incluir planes para las evaluaciones periódicas del sistema.

Notificación incompleta

Situación: se calcula que la notificación incompleta es de alrededor de 40%.

Reto: los sistemas de notificación de casos de VIH/SIDA deben ser más exhaustivos y se necesitan sistemas para la vigilancia activa, por lo menos en las ciudades grandes.

Protección de la privacidad

Situación: la legislación actual sobre protección de la información personal no es lo suficientemente extensa para garantizar realmente la confidencialidad de la información durante todo el proceso de diagnóstico y tratamiento.

Reto: se necesitan mejores normas para garantizar la confidencialidad de la información personal.

Vigilancia centinela

Situación: la cobertura de la población (especialmente de los grupos de alto riesgo) y los procedimientos son deficientes.

Reto: se necesita elaborar un plan para la vigilancia centinela del VIH y los comportamientos que constituyen factores de riesgo, que especifique las poblaciones a vigilar, los métodos, el sistema de evaluación y la relación con la toma de decisiones vinculada con actividades de prevención. Siempre se debe dar prioridad a las poblaciones de alto riesgo.

Capacitación

Situación: no se ha proporcionado capacitación para la vigilancia epidemiológica en todos los niveles y no existe un plan integrado que consolide los sistemas de información sobre la población general, los sitios centinela y otras fuentes de información sobre casos de VIH/SIDA.

Retos:
- Se necesita un plan integrado de información para vigilar la epidemia mediante el programa nacional y la colaboración multisectorial.

- Es preciso proporcionar capacitación a todo el personal responsable de la vigilancia epidemiológica, el seguimiento de las intervenciones y la evaluación multisectorial.

Notificación de casos

Situación: los médicos notifican los casos y también lo hacen personas ajenas al campo de la medicina.

Reto: se deben establecer normas para delegar la responsabilidad de la notificación de casos exclusivamente en el personal de atención de salud (clínicos o personal de laboratorio).

Seguridad de la sangre: problemas y retos

Situación: las donaciones altruistas, voluntarias y no remuneradas se combinan actualmente con otras formas de donación de sangre.

Reto: es preciso formular políticas que establezcan que las donaciones altruistas, voluntarias y no remuneradas son la única opción para la donación o transfusión.

Honduras

Situación de la epidemia del VIH/SIDA: generalizada

Cifras clave sobre el VIH/SIDA

- Se calculó que 1,9% de la población adulta vivía con VIH/SIDA a fines de 1999.
- Se calculó que un total de 63 000 personas vivían con VIH/SIDA a fines de 1999.
- Se calculó que 4200 personas murieron por el VIH/SIDA en 1999.

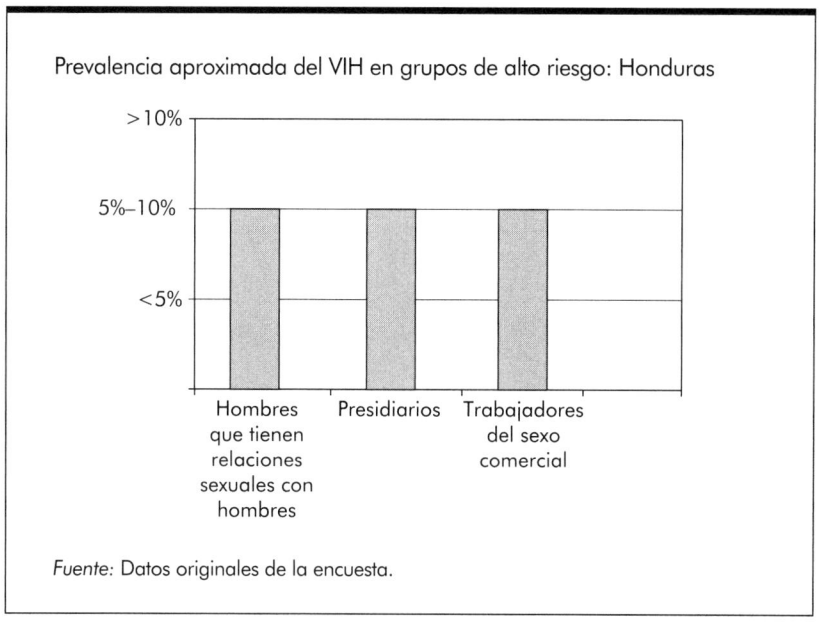

Puntos importantes acerca del VIH/SIDA en Honduras

- Honduras tiene la prevalencia más alta de infección por el VIH en toda América Latina.

- La proporción de mujeres infectadas es casi igual a la de hombres infectados y el SIDA es la principal causa de muerte entre las mujeres en edad fértil.

- Los garífunas tienen tasas de infección seis veces más altas que el promedio nacional.

- La prevalencia del VIH entre mujeres embarazadas es de 1,4% en general y de 2% a 5% en San Pedro Sula.

- La prevalencia entre los donantes de sangre es de 0,6% en Tegucigalpa y de 1,0% en San Pedro Sula.

- El modo más común de transmisión son las relaciones sexuales heterosexuales.

Recursos financieros

El programa nacional del VIH/SIDA recibe apoyo de organismos internacionales y financia a ONG.

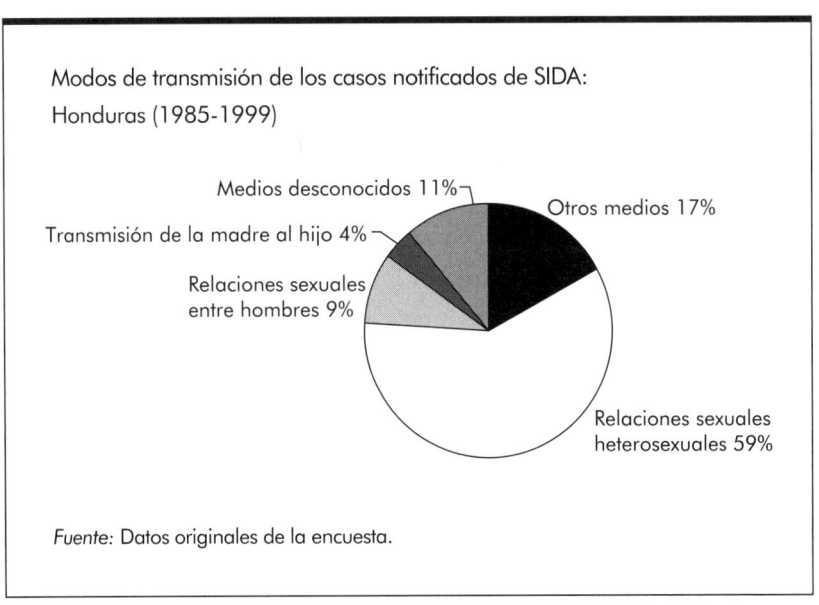

Prevención: problemas y retos

Población general

Situación: se están realizando algunas campañas.

Reto: es preciso llevar a cabo campañas para combatir la discriminación y promover el uso del condón.

Jóvenes y adolescentes

Situación: la cobertura de la educación sexual y sobre el SIDA es de alrededor de 50% en las escuelas públicas.

Retos:
- Se debe incrementar la cobertura de los programas basados en las escuelas, especialmente en las ciudades más afectadas.
- Es necesario concentrar los esfuerzos en los adolescentes expuestos a riesgo alto, así como en aquellos que no asisten a la escuela.

HSH

Situación: existen programas, pero su cobertura es escasa.

Reto: hay que fortalecer y ampliar los programas actuales, en colaboración con las ONG que trabajan con los HSH. Es preciso hacer hincapié en la información, la educación para la salud y la instrucción acerca del uso del condón. Esos programas deben llegar a los HSH en sus comunidades.

TSC

Situación: hay algunos programas en marcha.

Reto: es necesario ampliar los programas para los TSC en las ciudades grandes. Esos programas deben incluir campañas de información, promoción de las pruebas de detección del VIH, distribución de condones y mejor acceso a los centros de salud y a los centros de tratamiento de las ITS y de diagnóstico.

Presidiarios

Situación: actualmente no existen programas para los presidiarios.

Reto: es preciso diseñar y poner en práctica intervenciones dirigidas a los presidiarios que se concentren en la educación para la salud, la distribución de condones y el acceso a las pruebas de detección del VIH y al diagnóstico de la ITS y el VIH.

Financiamiento de las ONG

Reto: se deben asignar fondos a las ONG dando prioridad a las que llevan a cabo intervenciones orientadas a los HSH y los TSC.

Transmisión vertical

Situación: se ofrecen las pruebas de detección del VIH a muy pocas mujeres embarazadas (8%) y muy pocas mujeres embarazadas VIH positivas reciben profilaxis antirretroviral (20%).

Reto: es preciso ofrecer pruebas de detección del VIH a todas las mujeres embarazadas de las zonas más afectadas y proporcionar profilaxis antirretroviral a todas las mujeres embarazadas VIH positivas.

Atención: problemas y retos

Diagnóstico

Situación: no es fácil el acceso a las pruebas de detección del VIH debido a la discriminación social, el costo de la prueba y la poca frecuencia con que los profesionales de atención de salud recomiendan u ofrecen esas pruebas. Sesenta por ciento de los pacientes diagnosticados con el VIH estaban en etapas avanzadas de infección.

Retos

- Es preciso establecer centros de diagnóstico anónimo y promover las pruebas de detección del VIH entre los grupos de alto riesgo.
- Es necesario ampliar el manejo sintomático de las ITS y efectuar con más frecuencia pruebas de detección del VIH en los pacientes que presentan presuntas ITS.

Pruebas de seguimiento

Situación: se han efectuado recuentos de CD4 o determinaciones de la carga viral a muy pocos pacientes con VIH/SIDA (solo 3%) y la red de laboratorios no tiene capacidad para proporcionar la cobertura necesaria.

Reto: es preciso fortalecer y ampliar la red de laboratorios que efectúan esas pruebas con el fin de proveer una mayor cobertura con pruebas de diagnóstico y de seguimiento.

Tratamiento

Situación: 86% de los pacientes con VIH/SIDA no reciben tratamiento antirretroviral porque carecen de recursos financieros y solo 3% de los pacientes con VIH/SIDA reciben tratamiento antirretroviral de gran actividad (TARGA).

Reto: hay una gran necesidad de capacitar a los profesionales de atención de salud en el manejo clínico y el tratamiento de los pacientes con VIH/SIDA.

Apoyo psicológico y social e integración al lugar de trabajo

Situación: las actividades son aún muy débiles.

Reto: se deben promover iniciativas comunitarias de autoayuda, así como programas sociales para las personas que viven con VIH/SIDA en colaboración con los ministerios de bienestar social y de trabajo.

Vigilancia epidemiológica: problemas y retos

Definición de casos, circuitos de notificación y procedimientos

Situación: los casos, los circuitos de notificación y los procedimientos no están definidos en los protocolos de trabajo; por consiguiente, la evaluación y las medidas correctivas exigen tareas intensivas.

Reto: se necesitan protocolos nacionales para los registros de casos del VIH y el SIDA, que especifiquen los procedimientos, las funciones y las responsabilidades en cada nivel dentro del sistema de vigilancia. Los protocolos también deben incluir planes para las evaluaciones periódicas del sistema.

Notificación incompleta

Situación: se calculó que la notificación incompleta es de alrededor de 47%.

Reto: los sistemas de notificación de casos de VIH/SIDA deben ser más exhaustivos y se necesitan sistemas para la vigilancia activa.

Protección de la privacidad

Situación: la legislación actual sobre protección de la información personal no es lo suficientemente extensa para garantizar realmente la confidencialidad de la información durante todo el proceso de diagnóstico y tratamiento.

Reto: se necesitan mejores normas para garantizar la confidencialidad de la información personal.

Vigilancia centinela

Situación: la cobertura de la población (especialmente de los grupos de alto riesgo) y los procedimientos son deficientes.

Reto: se necesita elaborar un plan para la vigilancia centinela del VIH y los comportamientos que constituyen factores de riesgo, que especifique las poblaciones a vigilar, los métodos, el sistema de evaluación y la relación con la toma de decisiones vinculada con actividades de prevención. Siempre se debe dar prioridad a las poblaciones de alto riesgo.

Capacitación

Situación: no se ha proporcionado capacitación para la vigilancia epidemiológica en todos los niveles y no existe un plan integrado que consolide los sistemas de información sobre la población general, los sitios centinela y otras fuentes de información sobre casos de VIH/SIDA.

Retos:
- Se necesita un plan integrado de información para vigilar la epidemia mediante el programa nacional y la colaboración multisectorial.

- Es preciso proporcionar capacitación a todo el personal responsable de la vigilancia epidemiológica, el seguimiento de las intervenciones y la evaluación multisectorial.

Notificación de casos

Situación: los médicos notifican los casos y también lo hacen personas ajenas al campo de la medicina.

Reto: se deben establecer normas para delegar la responsabilidad de la notificación de casos exclusivamente en el personal de atención de salud (clínicos o personal de laboratorio).

Seguridad de la sangre: problemas y retos

Situación: las donaciones altruistas, voluntarias y no remuneradas se combinan actualmente con otras formas de donación de sangre.

Reto: es preciso formular políticas que establezcan que las donaciones altruistas, voluntarias y no remuneradas son la única opción para la donación o transfusión.

Nicaragua

Situación de la epidemia del VIH/SIDA: nivel bajo

Cifras clave sobre el VIH/SIDA

- La tasa de infección es inferior a 5% en grupos de alto riesgo.
- Se calculó que 0,2% de la población adulta vivía con VIH/SIDA a fines de 1999.
- Se calculó que 4900 personas vivían con VIH/SIDA a fines de 1999.
- Se calculó que 360 personas habían muerto por VIH/SIDA en 1999.

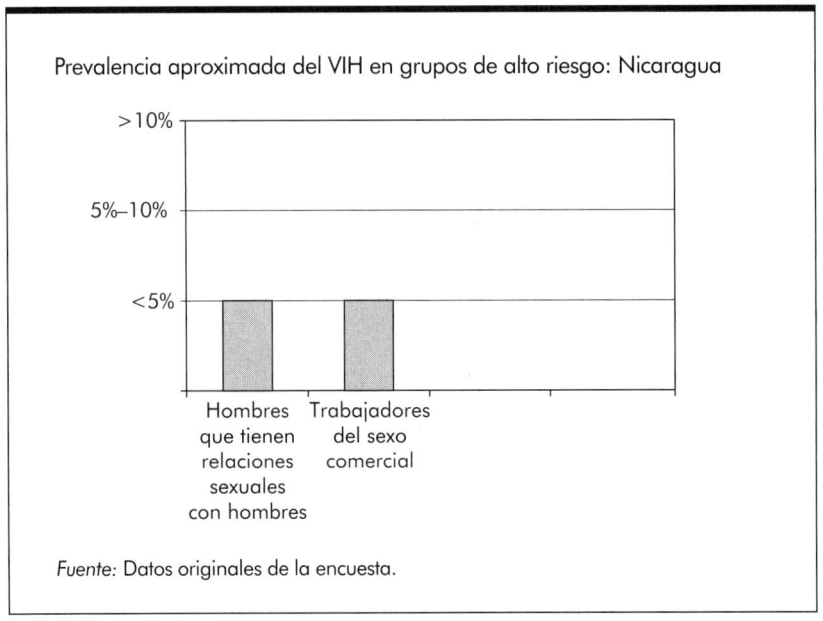

Puntos importantes acerca del VIH/SIDA en Nicaragua

- Más de 50% de los casos notificados de SIDA corresponden a Managua.
- No se dispone de datos de vigilancia sobre la prevalencia del VIH en mujeres embarazadas.
- Las tasas de gonorrea y sífilis son elevadas; el uso comunicado del condón es escaso.
- La tasa de infección en donantes de sangre es de 0,05%-0,09%.
- El modo más común de transmisión son las relaciones sexuales heterosexuales.

Recursos financieros

El programa nacional del VIH/SIDA recibe apoyo de los organismos internacionales y financia a las ONG.

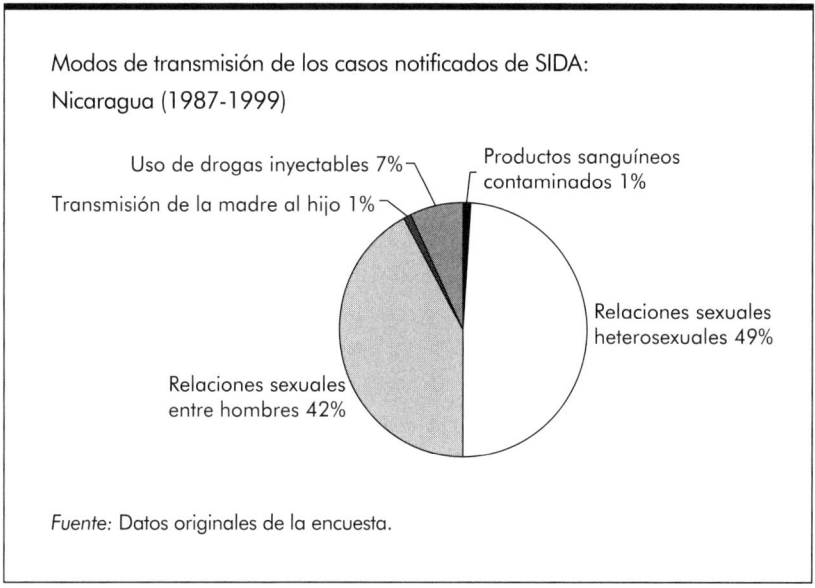

Prevención: problemas y retos

Jóvenes y adolescentes

Situación: la cobertura de educación formal es muy baja (32%).

Reto: es preciso ampliar los programas para los adolescentes que asisten a la escuela e iniciar o expandir programas para los adolescentes expuestos a alto riesgo o que no asisten a la escuela.

HSH

Situación: están en marcha algunos programas.

Reto: es necesario ampliar los programas para los HSH en las ciudades grandes. Las líneas telefónicas gratuitas de información para asistencia urgente pueden facilitar esta labor.

TSC

Situación: hay algunos programas en marcha.

Reto: es necesario ampliar los programas para los TSC, en especial en las ciudades grandes.

Presidiarios

Situación: los programas para los presidiarios son bastante recientes y ofrecen poca cobertura.

Reto: es necesario ampliar esos programas para cubrir a más presidiarios y se debe incluir en ellos la distribución de condones y la educación para la salud.

Atención: problemas y retos

Diagnóstico

Situación: casi todos los pacientes de VIH/SIDA son diagnosticados cuando la infección ya está avanzada o se ha desarrollado completamente el SIDA. La prueba de detección del VIH es gratuita en algunos centros de salud.

Retos:
- Eliminar las principales barreras para la realización de las pruebas: los profesionales a menudo no ofrecen realizar la prueba y los problemas de discriminación social desalientan el acceso.

- Para facilitar la detección temprana, es preciso promover la prueba de detección del VIH y ampliar la disponibilidad de la prueba en los centros de salud.

Pruebas de seguimiento

Situación: la red de laboratorios que realizan recuentos de CD4 y determinación de la carga viral es insuficiente. Se ha realizado el recuento de CD4 o la determinación de la carga viral en menos de 1% de los pacientes con VIH/SIDA.

Reto: es preciso ampliar los servicios ofrecidos por los laboratorios.

Tratamiento

Situación: 72% de los pacientes no reciben antirretrovirales porque carecen de recursos financieros y solo 3% de los pacientes con VIH/SIDA reciben TARGA.

Reto: aumentar el porcentaje de pacientes que reciben el tratamiento que necesitan.

Apoyo psicológico y social e integración al lugar de trabajo

Situación: la cobertura de estas actividades es escasa.

Reto: se deben aumentar los recursos de los centros de salud y las ONG para que puedan proporcionar más servicios psicológicos y sociales.

Vigilancia epidemiológica: problemas y retos

Definición de casos, circuitos de notificación y procedimientos

Situación: los casos, los circuitos de notificación y los procedimientos no están definidos en los protocolos de trabajo; por consiguiente, la evaluación y las medidas correctivas exigen tareas intensivas.

Reto: se necesitan protocolos nacionales para los registros de casos del VIH y el SIDA, que especifiquen los procedimientos, las funciones y las responsabilidades en cada nivel dentro del sistema de vigilancia. Los protocolos también deben incluir planes para las evaluaciones periódicas del sistema.

Notificación incompleta

Situación: se calcula que la notificación incompleta es de alrededor de 60%.

Reto: los sistemas de notificación de casos de VIH/SIDA deben ser más exhaustivos y se necesitan sistemas para la vigilancia activa.

Protección de la privacidad

Situación: la legislación actual sobre protección de la información personal no es lo suficientemente extensa para garantizar realmente la confidencialidad de la información durante todo el proceso de diagnóstico y tratamiento.

Reto: se necesitan mejores normas para garantizar la confidencialidad de la información personal.

Vigilancia centinela

Situación: la cobertura de la población (especialmente de los grupos de alto riesgo) y los procedimientos son deficientes.

Reto: se necesita elaborar un plan para la vigilancia centinela del VIH y los comportamientos que constituyen factores de riesgo, que especifique las poblaciones a vigilar, los métodos, el sistema de evaluación y la relación con la toma de decisiones vinculada con actividades de prevención. Siempre se debe dar prioridad a las poblaciones de alto riesgo.

Capacitación

Situación: no se ha proporcionado capacitación para la vigilancia epidemiológica en todos los niveles y no existe un plan integrado que consolide los sistemas de información sobre la población general, los sitios centinela y otras fuentes de información sobre casos de VIH/SIDA.

Retos:
- Se necesita un plan integrado sobre la información para vigilar la epidemia mediante el programa nacional y la colaboración multisectorial.
- Es preciso proporcionar capacitación a todo el personal responsable de la vigilancia epidemiológica, el seguimiento de las intervenciones y la evaluación multisectorial.

Seguridad de la sangre: problemas y retos

Situación: las donaciones altruistas, voluntarias y no remuneradas se combinan actualmente con otras formas de donación de sangre.

Reto: es preciso formular políticas que establezcan que las donaciones altruistas, voluntarias y no remuneradas son la única opción para la donación o transfusión.

Costa Rica

Situación de la epidemia del VIH/SIDA: concentrada

Cifras clave sobre el VIH/SIDA

- La tasa de infección es inferior a 5% en los grupos de alto riesgo.
- Se calculó que 0,53% de la población adulta vivía con VIH/SIDA a fines de 1999.

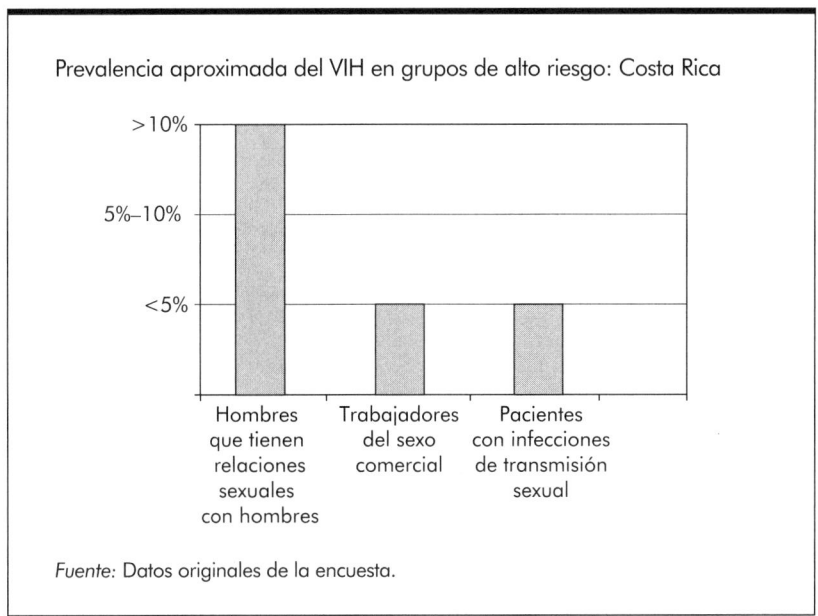

- Se calculó que 12 000 personas vivían con VIH/SIDA a fines de 1999.
- Se calculó que 750 personas habían muerto por VIH/SIDA en 1999.

Puntos importantes acerca del VIH/SIDA en Costa Rica

- El seguro social universal provee atención a los pacientes con VIH/SIDA, incluyendo el tratamiento antirretroviral para todos.
- Las infecciones por el VIH/SIDA están concentradas en las zonas urbanas.
- Costa Rica es un caso excepcional en Centroamérica por el predominio de HSH en los casos notificados de SIDA.
- La prevalencia del VIH en las mujeres embarazadas es inferior a 5%.

Recursos financieros

El programa nacional de VIH/SIDA recibe apoyo de organismos internacionales y no financia a las ONG.

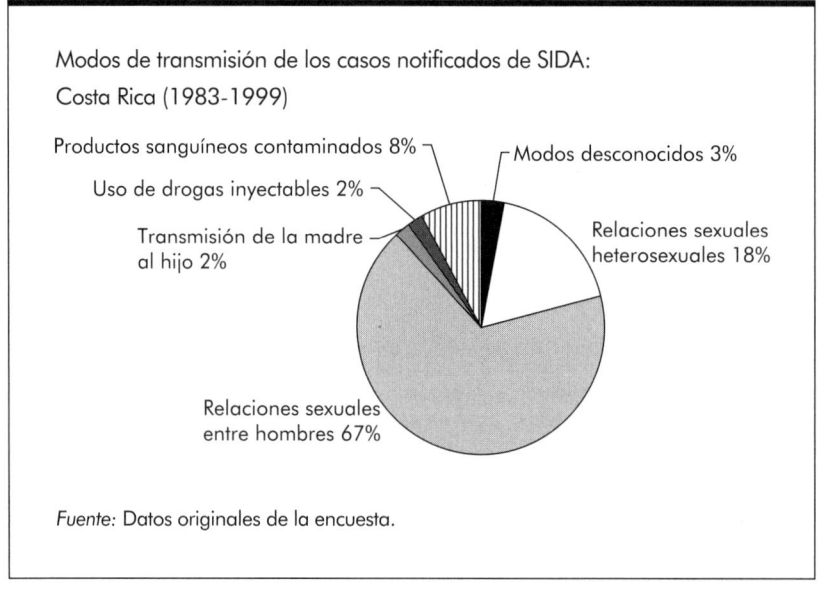

Modos de transmisión de los casos notificados de SIDA: Costa Rica (1983-1999)

Productos sanguíneos contaminados 8%
Modos desconocidos 3%
Uso de drogas inyectables 2%
Relaciones sexuales heterosexuales 18%
Transmisión de la madre al hijo 2%
Relaciones sexuales entre hombres 67%

Fuente: Datos originales de la encuesta.

Prevención: problemas y retos

Población general

Situación: han habido pocas campañas de información y prevención y ninguna de ellas ha promovido el uso del condón.

Reto: es preciso efectuar más campañas dirigidas a la población general y los jóvenes, que se concentren en la promoción del uso del condón.

Jóvenes y adolescentes

Situación: actualmente no existen programas basados en las escuelas.

Reto: es necesario incorporar la educación sexual y sobre el VIH/SIDA en el programa escolar de estudios, en colaboración con las autoridades nacionales de educación.

HSH

Situación: en la actualidad no existen programas para los HSH, sino actividades ocasionales.

Retos:
- Es preciso formular una estrategia nacional para iniciativas orientadas a los HSH, en colaboración con movimientos locales y nacionales de homosexuales.
- En los programas de las ONG se debe asignar prioridad a los HSH.

TSC

Situación: solo se han realizado actividades ocasionales y no ha habido intervenciones para los hombres TSC ni los travestis.

Reto: es necesario establecer un programa que incluya campañas de información, promoción de las pruebas de detección del VIH, distribución de condones y mejor acceso a los centros de salud y a los centros de tratamiento de las ITS y de diagnóstico, y a sus resultados.

Presidiarios

Situación: hay algunos programas en marcha.

Reto: se deben diseñar y poner en práctica más intervenciones orientadas a los presidiarios, que se concentren en la educación para la salud, la distribución de condones y el acceso a los servicios de salud, las pruebas de detección y el diagnóstico de ITS y la infección por el VIH.

Transmisión vertical

Situación: se recomiendan las pruebas universales para todas las mujeres embarazadas, pero se desconoce la cobertura real.

Reto: es preciso efectuar una evaluación para determinar la tasa de oferta y realización de las pruebas y se deben ofrecer con más frecuencia las pruebas de detección del VIH.

Acceso a los condones

Situación: el acceso a los condones es limitado.

Reto: es preciso aumentar la disponibilidad de condones en farmacias y supermercados, los sitios frecuentados por HSH, centros educativos y universidades.

Atención: problemas y retos

Tratamiento

Situación: es muy alta la cobertura de atención de salud y tratamiento.

Reto: se necesitan programas para capacitar a los profesionales de salud en el manejo clínico de los pacientes con VIH/SIDA y la administración de tratamientos antirretrovirales.

Apoyo psicológico y social e integración al lugar de trabajo

Situación: las actividades de apoyo social e integración al lugar de trabajo aún son escasas.

Reto: deben promoverse iniciativas comunitarias autorrespaldadas; así como programas sociales para las PVIHS, en colaboración con los ministerios de bienestar social y de trabajo.

Vigilancia epidemiológica: problemas y retos

Definición de casos, circuitos de notificación y procedimientos

Situación: los casos, los circuitos de notificación y los procedimientos no están definidos en los protocolos de trabajo; por consiguiente, la evaluación y las medidas correctivas exigen tareas intensivas.

Reto: se necesitan protocolos nacionales para los registros de casos del VIH y el SIDA, que especifiquen los procedimientos, las funciones y las responsabilidades en cada nivel dentro del sistema de vigilancia. Los protocolos también deben incluir planes para las evaluaciones periódicas del sistema.

Notificación incompleta

Situación: se estima que la notificación incompleta es de alrededor de 50%.

Reto: los sistemas de notificación de casos de VIH/SIDA deben ser más exhaustivos y se necesitan sistemas para la vigilancia activa.

Protección de la privacidad

Situación: la legislación actual sobre protección de la información personal no es lo suficientemente extensa para garantizar realmente la confidencialidad de la información durante todo el proceso de diagnóstico y tratamiento.

Reto: se necesitan mejores normas para garantizar la confidencialidad de la información personal.

Vigilancia centinela

Situación: la cobertura de la población (especialmente de los grupos de alto riesgo) y los procedimientos son deficientes.

Reto: se necesita elaborar un plan para la vigilancia centinela del VIH y los comportamientos que constituyen factores de riesgo, que especifique las poblaciones a vigilar, los métodos, el sistema de evaluación y la relación con la toma de decisiones vinculada con actividades de prevención. Siempre se debe dar prioridad a las poblaciones de alto riesgo.

Capacitación

Situación: no se ha proporcionado capacitación para la vigilancia epidemiológica en todos los niveles y no existe un plan integrado que consolide los sistemas de información sobre la población general, los sitios centinela y otras fuentes de información sobre casos de VIH/SIDA.

Retos:
- Se necesita un plan integrado sobre la información para vigilar la epidemia mediante el programa nacional y la colaboración multisectorial.
- Es preciso proporcionar capacitación a todo el personal responsable de la vigilancia epidemiológica, el seguimiento de las intervenciones y la evaluación multisectorial.

Seguridad de la sangre: problemas y retos

Situación: las donaciones altruistas, voluntarias y no remuneradas se combinan actualmente con otras formas de donación de sangre.

Reto: es preciso formular políticas que establezcan que las donaciones altruistas, voluntarias y no remuneradas son la única opción para la donación o transfusión.

Panamá

Situación de la epidemia del VIH/SIDA: grado bajo

Cifras clave sobre el VIH/SIDA
- La tasa de infección es inferior a 5% en los grupos de alto riesgo.

- Se calculó que 1,5% de la población adulta vivía con VIH/SIDA a fines de 1999.
- Se calculó que 24 000 personas vivían con VIH/SIDA a fines de 1999.
- Se calculó que 1200 personas habían muerto por VIH/SIDA en 1999.
- El modo más común de transmisión es la relación sexual entre hombres.

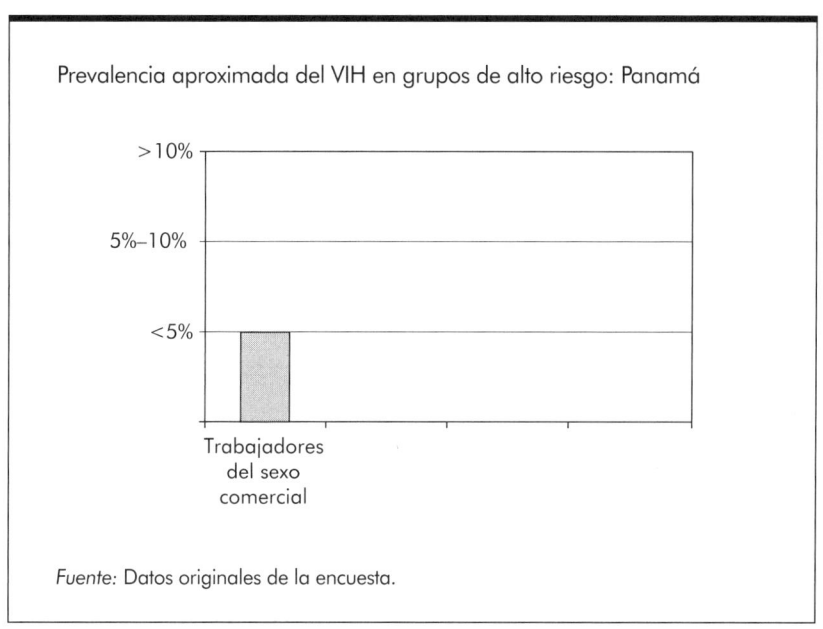

Puntos importantes acerca del VIH/SIDA en Panamá

- Panamá tiene la segunda tasa más alta de VIH/SIDA en Centroamérica, pero se carece de datos de la vigilancia acerca de los grupos de alto riesgo.
- La infección por el VIH y las ITS están aumentando.

- Se informó que 5,8% de los presidiarios eran VIH positivos en 1991.
- La prevalencia del VIH en las mujeres embarazadas fue de 0,9% en 1997.
- El modo más común de transmisión son las relaciones sexuales heterosexuales.

Recursos financieros

El programa nacional de VIH/SIDA recibe apoyo económico de organismos internacionales y no financia a ONG nacionales. El programa nacional de Panamá es el programa nacional de control del VIH/SIDA más nuevo en América Latina y todavía no ha logrado articular una respuesta nacional integrada.

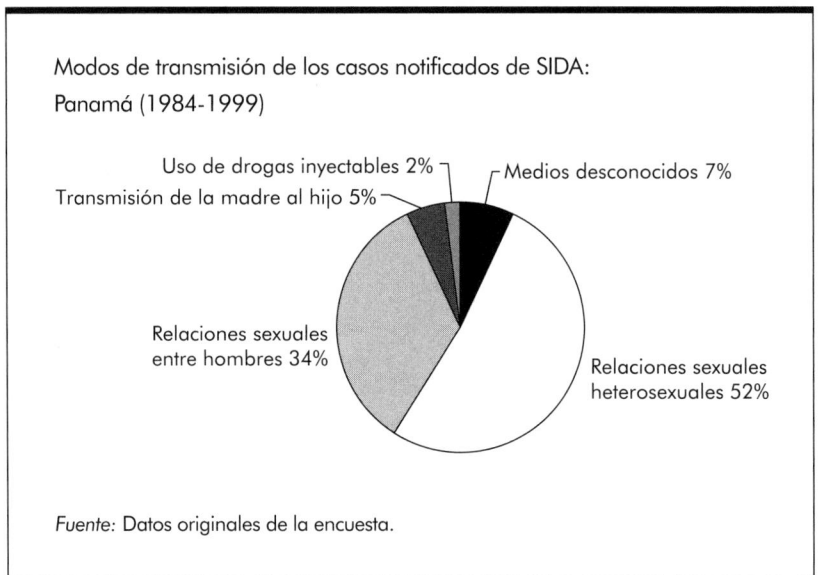

Modos de transmisión de los casos notificados de SIDA: Panamá (1984-1999)

Uso de drogas inyectables 2%
Transmisión de la madre al hijo 5%
Medios desconocidos 7%
Relaciones sexuales entre hombres 34%
Relaciones sexuales heterosexuales 52%

Fuente: Datos originales de la encuesta.

Prevención: problemas y retos

Población general

Situación: las campañas de prevención e información han sido insuficientes.

Reto: se necesitan más campañas de promoción del uso del condón entre los jóvenes.

Jóvenes y adolescentes

Situación: no existen programas de prevención basados en las escuelas.

Retos:
- Se debe introducir la educación sexual y sobre el VIH/SIDA en el programa escolar de estudios, en colaboración con las autoridades nacionales de educación.
- Es preciso elaborar programas de educación para la salud orientados específicamente a los adolescentes expuestos a alto riesgo.

HSH

Situación: no hay programas para los HSH.

Retos:
- Es preciso formular una estrategia nacional para intervenciones orientadas a los HSH, en colaboración con los movimientos nacionales y locales de homosexuales.
- Los programas de las ONG deben dar prioridad a los HSH.

TSC

Situación: no existen programas para los TSC. Es obligatorio el control sanitario, pero los individuos deben pagar por los servicios.

Retos:
- Se necesita un programa para proporcionar información, promover la prueba de detección del VIH y distribuir condones a los TSC, así como mejorar y ampliar el acceso a los centros de salud y los centros para ITS donde se puedan obtener servicios gratuitos.
- Es preciso apoyar a las ONG que trabajan con los TSC.

Presidiarios

Situación: se está preparando un programa para los presidiarios, pero ofrece poca cobertura.

Reto: ese programa debe ser ampliado para promover el acceso a las pruebas de detección del VIH, el diagnóstico de ITS y la distribución de condones.

Transmisión vertical

Situación: no se sabe a cuántas mujeres embarazadas se les ofrece la prueba de detección del VIH o cuántas recibieron profilaxis antirretroviral.

Reto: es necesario evaluar la cobertura de las pruebas de detección del VIH para mujeres embarazadas y promover el acceso a la profilaxis para las mujeres embarazadas VIH positivas.

Acceso a los condones

Situación: solo se pueden conseguir condones en las farmacias y los supermercados.

Reto: se debería disponer de condones en muchos más lugares, especialmente en los sitios que frecuentan los TSC y los HSH, así como en los centros educativos y juveniles.

Movimientos comunitarios y ONG

Situación: es escasa la participación de la comunidad y las ONG en las actividades relacionadas con el VIH/SIDA.

Reto: es preciso fortalecer las respuestas comunitarias, apoyar a las ONG y crear otras organizaciones nuevas.

Atención: problemas y retos

Diagnóstico

Situación: las barreras para la realización de pruebas de detección del VIH incluyen la escasez de la demanda y la discriminación.

Reto: es necesario expandir los centros de diagnóstico anónimo y ofrecer la prueba de detección del VIH en los centros de diagnóstico y tratamiento de ITS.

Pruebas de seguimiento

Situación: la cobertura de las pruebas de laboratorio es limitada. Se han efectuado recuentos de CD4 y determinaciones de la carga viral a solo 24% de los pacientes con VIH/SIDA.

Reto: se debe fortalecer y ampliar la red de laboratorios que proporcionan estas pruebas.

Profilaxis contra infecciones oportunistas

Situación: la cobertura de profilaxis contra infecciones oportunistas es baja (45%).

Reto: se necesita capacitación continua en las clínicas para el manejo de los pacientes con VIH/SIDA en los dispensarios. Esta capacitación debe incluir las recomendaciones actuales sobre medidas profilácticas y tratamientos antirretrovirales.

Vigilancia epidemiológica: problemas y retos

Definición de casos, circuitos de notificación y procedimientos

Situación: los casos, los circuitos de notificación y los procedimientos no están definidos en los protocolos de trabajo; por consiguiente, la evaluación y las medidas correctivas exigen tareas intensivas.

Reto: se necesitan protocolos nacionales para los registros de casos del VIH y el SIDA, que especifiquen los procedimientos, las funciones y las responsabilidades en cada nivel dentro del sistema de vigilancia. Los protocolos también deben incluir planes para las evaluaciones periódicas del sistema.

Notificación incompleta

Situación: se estima que la notificación incompleta es de alrededor de 32%.

Reto: los sistemas de notificación de casos de VIH/SIDA deben ser más exhaustivos y se necesitan sistemas para la vigilancia activa.

Protección de la privacidad

Situación: la legislación actual sobre protección de la información personal no es lo suficientemente extensa para garantizar realmente la confidencialidad de la información durante todo el proceso de diagnóstico y tratamiento.

Reto: se necesitan mejores normas para garantizar la confidencialidad de la información personal.

Vigilancia centinela

Situación: la cobertura de la población (especialmente de los grupos de alto riesgo) y los procedimientos son deficientes.

Reto: se necesita elaborar un plan para la vigilancia centinela del VIH y los comportamientos que constituyen factores de riesgo, que especifique las poblaciones a vigilar, los métodos, el sistema de evaluación y la relación con la toma de decisiones vinculada con actividades de prevención. Siempre se debe dar prioridad a las poblaciones de alto riesgo.

Capacitación

Situación: no se ha proporcionado capacitación para la vigilancia epidemiológica en todos los niveles y no existe un plan integrado que consolide los sistemas de información sobre la población general, los sitios centinela y otras fuentes de información sobre casos de VIH/SIDA.

Retos:
- Se necesita un plan integrado de información para vigilar la epidemia mediante el programa nacional y la colaboración multisectorial.
- Es preciso proporcionar capacitación a todo el personal responsable de la vigilancia epidemiológica, el seguimiento de las intervenciones y la evaluación multisectorial.

Notificación de casos

Situación: los médicos notifican los casos y también lo hacen personas ajenas al campo de la medicina.

Reto: se deben establecer normas para delegar la responsabilidad de la notificación de casos exclusivamente en el personal de atención de salud (clínicos o personal de laboratorio).

Seguridad de la sangre: problemas y retos

Situación: las donaciones altruistas, voluntarias y no remuneradas se combinan actualmente con otras formas de donación de sangre.

Reto: es preciso formular políticas que establezcan que las donaciones altruistas, voluntarias y no remuneradas son la única opción para la donación o transfusión.

Brasil

Situación de la epidemia del VIH/SIDA: concentrada

Cifras clave sobre el VIH/SIDA

- La tasa de infección es superior a 5% en por lo menos un grupo de alto riesgo.
- Se calculó que 0,60% de la población adulta vivía con VIH/SIDA a fines de 1999.
- Se calculó que 540 000 personas vivían con VIH/SIDA a fines de 1999.
- Se calculó que 18 000 personas habían muerto por VIH/SIDA en 1999.

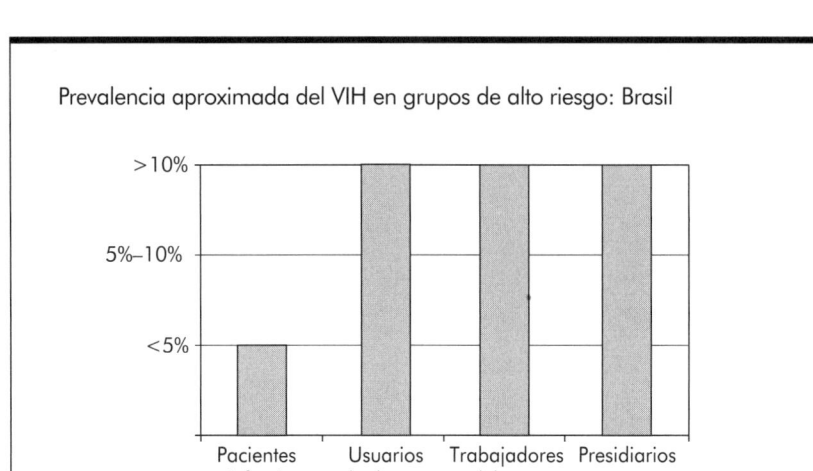

Puntos importantes acerca del VIH/SIDA en el Brasil

- Brasil ocupa el segundo lugar en las Américas en número de casos de SIDA, después de los Estados Unidos.
- La importancia del uso de drogas inyectables como vía de transmisión del VIH está en aumento.
- La epidemia está concentrada en el sudeste del país, pero se propaga hacia el nordeste.
- El gobierno proporciona medicamentos antirretrovirales genéricos de producción local a las personas que viven con VIH/SIDA.
- El principal modo de transmisión son las relaciones sexuales entre hombres.
- La prevalencia del VIH en las mujeres embarazadas era de 0,6%-1,5% (2,6%-3,3% en Porto Alegre) en 1996-1997.

Recursos financieros

El país recibe apoyo financiero de organismos internacionales y financia a las ONG.

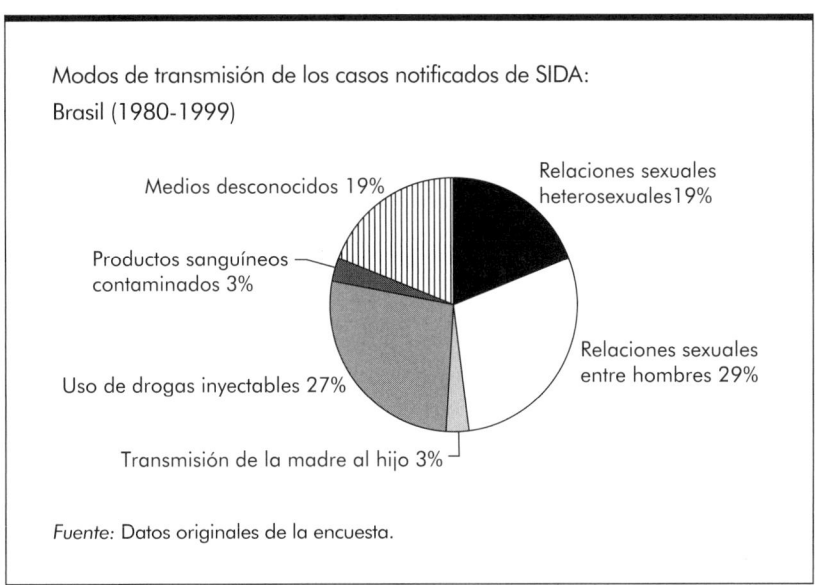

Prevención: problemas y retos

HSH

Situación: la prevalencia entre los HSH es elevada. Están en marcha algunos programas.

Retos:
- Es preciso expandir los programas que están en marcha, en colaboración con las ONG que se concentran en los homosexuales, los estados y los municipios.
- Es necesario fortalecer los programas de información y educación, incluyendo la educación sobre el uso apropiado del condón. Esos

programas deben orientarse a los sitios frecuentados por HSH (por ejemplo, los baños sauna).

TSC

Situación: hay algunos programas en marcha con cobertura limitada.

Reto: es necesario ampliar la cobertura de los programas, inclusive los programas para hombres TSC. Los programas de las ONG deben dar prioridad a los TSC que trabajan en las calles y en clubes.

UDI

Situación: recientemente se han iniciado programas de reducción del daño, cuya cobertura es limitada.

Reto: se necesitan programas de intercambio de agujas, en particular mediante programas de extensión. Los farmacéuticos y los centros de salud deben participar en los programas de intercambio de agujas con el fin de aumentar la cobertura.

Presidiarios

Situación: recientemente se han iniciado programas en las prisiones; las tasas de infección por el VIH son elevadas.

Retos:
- Los programas para los presidiarios deben incluir la promoción de la prueba de detección del VIH, el diagnóstico y el tratamiento de las ITS y la educación para la salud.
- Hay que planificar programas de reducción del daño basados en el intercambio de agujas y las instrucciones sobre cómo limpiar los instrumentos. Estos programas deben dirigirse a las prisiones con la prevalencia más alta de UDI y ser coordinados con los servicios proporcionados fuera de las prisiones para asegurar continuidad.

Transmisión vertical

Situación: se ofrecen pruebas de detección del VIH a solo 50% de las mujeres embarazadas y únicamente 40% de las mujeres embarazadas VIH positivas reciben profilaxis antirretroviral.

Reto: es preciso ofrecer pruebas de detección del VIH a todas las mujeres embarazadas y aumentar la profilaxis antirretroviral para las mujeres embarazadas VIH positivas.

Atención: problemas y retos

Diagnóstico

Situación: se efectúa el diagnóstico a 75% de los pacientes cuando ya están en etapas avanzadas de la infección o esta ya ha progresado al SIDA.

Reto: con el fin de promover el diagnóstico temprano, es necesario fomentar las pruebas de detección mediante la creación y expansión de centros de diagnóstico anónimo y programas para grupos de alto riesgo, incluidas las personas con ITS.

Pruebas de seguimiento

Situación: se han efectuado recuentos de CD4 y determinaciones de la carga viral en solo 8% de los pacientes. La red de laboratorios tiene una cobertura limitada en los estados y municipios.

Reto: es necesario fortalecer la red de laboratorios e incorporar laboratorios nuevos para aumentar la disponibilidad de recuentos de CD4 y determinaciones de la carga viral.

Profilaxis contra infecciones oportunistas

Situación: la cobertura es muy baja (13%).

Reto: se necesita capacitación para la atención y el tratamiento de los pacientes con VIH/SIDA, de acuerdo con las normas y pautas actuales.

Apoyo psicológico y social e integración al lugar de trabajo

Situación: estas actividades ofrecen una cobertura limitada.

Reto: en colaboración con las ONG y los ministerios de trabajo y bienestar social, se deben organizar programas para mejorar la atención social y psicológica en ciertas zonas.

Vigilancia epidemiológica: problemas y retos

Definición de casos, circuitos de notificación y procedimientos

Situación: los casos, los circuitos de notificación y los procedimientos no están definidos en los protocolos de trabajo; por consiguiente, la evaluación y las medidas correctivas exigen tareas intensivas.

Reto: se necesitan protocolos nacionales para los registros de casos del VIH y el SIDA, que especifiquen los procedimientos, las funciones y las responsabilidades en cada nivel dentro del sistema de vigilancia. Los protocolos también deben incluir planes para las evaluaciones periódicas del sistema.

Notificación incompleta

Situación: se calcula que la notificación incompleta es de alrededor de 5% a 10%, lo cual probablemente es una subestimación de la tasa real de notificación incompleta.

Reto: los sistemas de notificación de casos de VIH/SIDA deben ser más exhaustivos y es preciso facilitar la labor de los sistemas para la vigilancia activa que ya existen.

Protección de la privacidad

Situación: la legislación actual sobre protección de la información personal no es lo suficientemente extensa para garantizar realmente la confidencialidad de la información durante todo el proceso de diagnóstico y tratamiento.

Reto: se necesitan mejores normas para garantizar la confidencialidad de la información personal.

Vigilancia centinela

Situación: la cobertura de la población (especialmente de los grupos de alto riesgo) y los procedimientos son deficientes.

Reto: se necesita elaborar un plan para la vigilancia centinela del VIH y los comportamientos que constituyen factores de riesgo, que especifique las poblaciones a vigilar, los métodos, el sistema de evaluación y la relación con la toma de decisiones vinculada con actividades de prevención. Siempre se debe dar prioridad a las poblaciones de alto riesgo.

Capacitación

Situación: no se ha proporcionado capacitación para la vigilancia epidemiológica en todos los niveles y no existe un plan integrado que consolide los sistemas de información sobre la población general, los sitios centinela y otras fuentes de información sobre casos de VIH/SIDA.

Retos:
- Se necesita un plan integrado de información para vigilar la epidemia mediante el programa nacional y la colaboración multisectorial.
- Es preciso proporcionar capacitación a todo el personal responsable de la vigilancia epidemiológica, el seguimiento de las intervenciones y la evaluación multisectorial.

Registro de casos de VIH/SIDA

Situación: el acceso al tratamiento antirretroviral ha aumentado y hay una reducción de los casos de SIDA y de la mortalidad.

Reto: se debe crear un registro universal para la infección por el VIH.

Seguridad de la sangre: problemas y retos

Situación: las donaciones altruistas, voluntarias y no remuneradas se combinan actualmente con otras formas de donación de sangre.

Reto: es preciso formular políticas que establezcan que las donaciones altruistas, voluntarias y no remuneradas son la única opción para la donación o transfusión.

Venezuela

Situación de la epidemia del VIH/SIDA: grado bajo

Cifras clave sobre el VIH/SIDA

- La tasa de infección es inferior a 5% en los grupos de alto riesgo.
- Se calculó que 0,49% de la población adulta vivía con VIH/SIDA a fines de 1999.

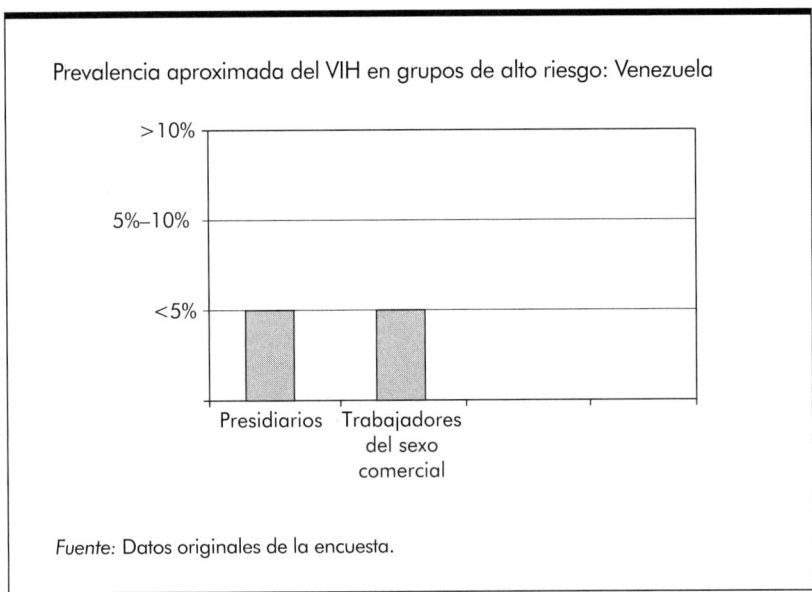

Prevalencia aproximada del VIH en grupos de alto riesgo: Venezuela

Fuente: Datos originales de la encuesta.

- Se calculó que un total de 62 000 personas vivían con VIH/SIDA a fines de 1999.
- Se calcula que 2000 personas habían muerto por el VIH/SIDA en 1999.

Puntos importantes acerca del VIH/SIDA en Venezuela

- Se dispone de poca información acerca de la epidemia del VIH/SIDA en Venezuela; los datos indican que la epidemia puede haber avanzado más de lo que señalan las estadísticas oficiales.
- Se piensa que está aumentando la infección por el VIH en las zonas turísticas, industriales y mineras.
- Se ha informado que la prevalencia más alta del VIH en Venezuela afecta a las islas del Caribe (por ejemplo, la isla Margarita).
- La prevalencia del VIH en las mujeres embarazadas fue de 0,0% (1996).
- El modo principal de transmisión es la relación sexual entre hombres.

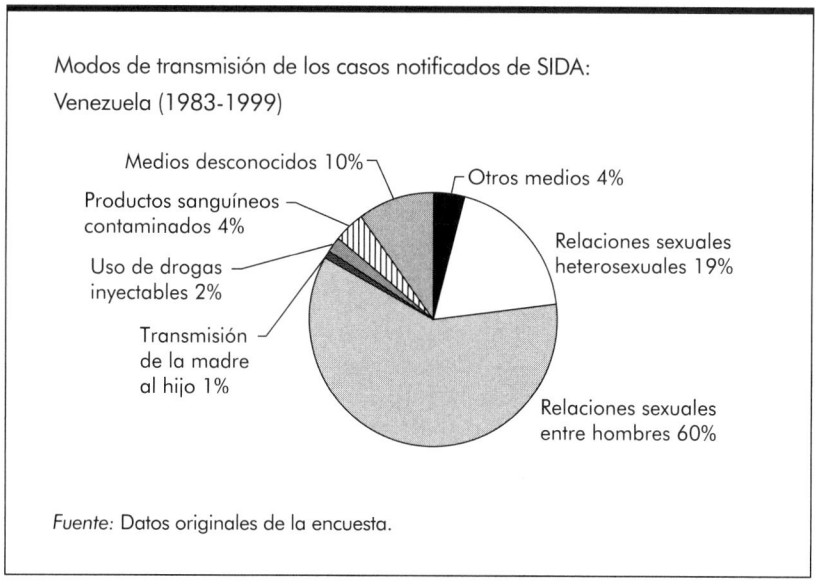

Modos de transmisión de los casos notificados de SIDA: Venezuela (1983-1999)

- Medios desconocidos 10%
- Productos sanguíneos contaminados 4%
- Uso de drogas inyectables 2%
- Transmisión de la madre al hijo 1%
- Otros medios 4%
- Relaciones sexuales heterosexuales 19%
- Relaciones sexuales entre hombres 60%

Fuente: Datos originales de la encuesta.

Recursos financieros

El programa nacional del VIH/SIDA recibe apoyo de organismos internacionales y no financia a las ONG.

Prevención: problemas y retos

Adolescentes

Situación: hay algunos programas en marcha.

Reto: se necesitan programas dirigidos a los adolescentes expuestos a alto riesgo. Se deben expandir esos programas en las principales zonas urbanas.

HSH

Situación: están en marcha algunos programas.

Retos:
- Es preciso ampliar los programas ya existentes y coordinarlos con las ONG en las ciudades grandes.
- Los programas deben basarse en un mayor acceso a las pruebas de detección del VIH, la educación para la salud y la promoción del uso del condón.

UDI

Situación: actualmente no hay programas orientados a los UDI.

Reto: se necesitan programas de extensión para los UDI, que promuevan las pruebas de detección del VIH, la difusión de información y la educación. Estos programas también deben fomentar el uso del condón y el intercambio de agujas.

Presidiarios

Situación: en la actualidad no existen programas orientados a los presidiarios.

Reto: se deben poner en práctica programas para promover las pruebas de detección del VIH, distribuir condones y proporcionar educación para la salud.

Prioridades de las ONG

Reto: los programas de las ONG deben dar prioridad a los HSH, TSC y UDI.

Acceso a los condones

Retos:
- Hay que aplicar estrategias de comercialización para aumentar la disponibilidad de condones en zonas importantes (por ejemplo, sitios frecuentados por HSH y TSC y escuelas).
- Es necesario el control de calidad de los condones.

Atención: problemas y retos

Diagnóstico

Situación: 60% de los pacientes son diagnosticados con el VIH cuando la infección ya está en una etapa avanzada.

Retos:
- Es preciso establecer centros de diagnóstico anónimo.
- Se deben promover las pruebas de detección del VIH en los grupos de alto riesgo.

Pruebas de seguimiento

Situación: la red de laboratorios que realizan recuentos de CD4 y determinación de la carga viral es pequeña; no obstante, se han efectuado esas pruebas a más de 80% de los pacientes.

Reto: es preciso evaluar la actual red de laboratorios y fortalecerla para aumentar el número de laboratorios que realizan recuentos de CD4 y determinación de la carga viral.

Tratamiento

Situación: menos de 50% de los pacientes reciben tratamiento antirretroviral; alrededor de 30% de los pacientes no reciben antirretrovirales por carecer de recursos financieros.

Reto: aumentar el número de pacientes que reciben el tratamiento que necesitan.

Servicios sociales

Situación: los servicios sociales son limitados.

Reto: hay que establecer programas de apoyo para las PVIHS, en colaboración con los ministerios de bienestar social y de trabajo, por conducto de las ONG.

Vigilancia epidemiológica: problemas y retos

Definición de casos, circuitos de notificación y procedimientos

Situación: los casos, los circuitos de notificación y los procedimientos no están definidos en los protocolos de trabajo; por consiguiente, la evaluación y las medidas correctivas exigen tareas intensivas.

Reto: se necesitan protocolos nacionales para los registros de casos del VIH y el SIDA, que especifiquen los procedimientos, las funciones y las responsabilidades en cada nivel dentro del sistema de vigilancia. Los protocolos también deben incluir planes para las evaluaciones periódicas del sistema.

Notificación incompleta

Situación: no se cuenta con datos, pero se estima que es elevada.

Reto: los sistemas de notificación de casos de VIH/SIDA deben ser más exhaustivos y se necesitan sistemas para la vigilancia activa.

Protección de la privacidad

Situación: la legislación actual sobre protección de la información personal no es lo suficientemente extensa para garantizar realmente la confidencialidad de la información durante todo el proceso de diagnóstico y tratamiento.

Reto: se necesitan mejores normas para garantizar la confidencialidad de la información personal.

Vigilancia centinela

Situación: la cobertura de la población (especialmente de los grupos de alto riesgo) y los procedimientos son deficientes.

Reto: se necesita elaborar un plan para la vigilancia centinela del VIH y los comportamientos que constituyen factores de riesgo, que especifique las poblaciones a vigilar, los métodos, el sistema de evaluación y la relación con la toma de decisiones vinculada con actividades de prevención. Siempre se debe dar prioridad a las poblaciones de alto riesgo.

Capacitación

Situación: no se ha proporcionado capacitación para la vigilancia epidemiológica en todos los niveles y no existe un plan integrado que consolide los sistemas de información sobre la población general, los sitios centinela y otras fuentes de información sobre casos de VIH/SIDA.

Retos:
- Se necesita un plan integrado de información para vigilar la epidemia mediante el programa nacional y la colaboración multisectorial.
- Es preciso proporcionar capacitación a todo el personal responsable de la vigilancia epidemiológica, el seguimiento de las intervenciones y la evaluación multisectorial.

Seguridad de la sangre: problemas y retos

Situación: las donaciones altruistas, voluntarias y no remuneradas se combinan actualmente con otras formas de donación de sangre.

Reto: es preciso formular políticas que establezcan que las donaciones altruistas, voluntarias y no remuneradas son la única opción para la donación o transfusión.

Colombia

Situación de la epidemia del VIH/SIDA: concentrada

Cifras clave sobre el VIH/SIDA

- La tasa de infección es superior a 5% en por lo menos un grupo de alto riesgo.
- Se calculó que 0,45% de la población adulta vivía con VIH/SIDA a fines de 1999.
- Se calculó que 120 356 personas vivían con VIH/SIDA a fines de 1999.

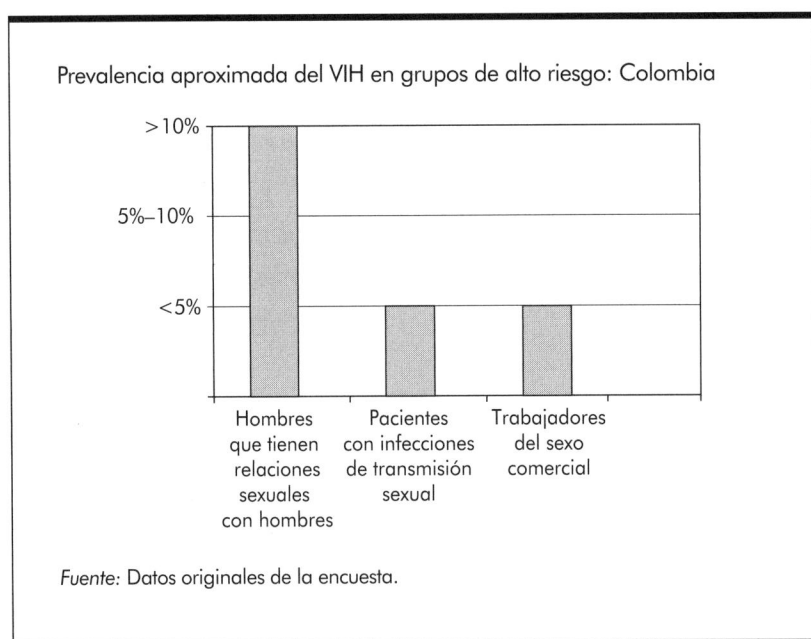

Fuente: Datos originales de la encuesta.

- Se calcula que 1423 personas habían muerto por VIH/SIDA en 1999.

Puntos importantes acerca del VIH/SIDA en Colombia

- Se ha comunicado una prevalencia de más de 10% entre TSC adolescentes.
- Las relaciones sexuales entre hombres son el principal modo de transmisión en las tierras altas, mientras que la transmisión heterosexual es más común en el litoral atlántico.
- La prevalencia del VIH entre las mujeres embarazadas es de 0,1%-0,7%.
- La prevalencia del VIH entre los donantes de sangre es inferior a 1%.
- El principal modo de transmisión son las relaciones sexuales entre hombres.

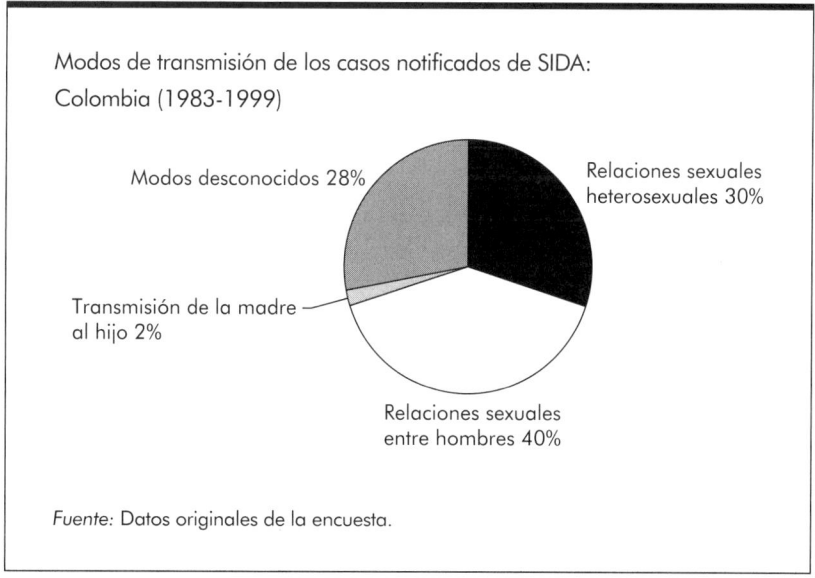

Modos de transmisión de los casos notificados de SIDA: Colombia (1983-1999)

- Modos desconocidos 28%
- Relaciones sexuales heterosexuales 30%
- Transmisión de la madre al hijo 2%
- Relaciones sexuales entre hombres 40%

Fuente: Datos originales de la encuesta.

Recursos financieros

El programa nacional del VIH/SIDA no recibe apoyo de los organismos internacionales, pero financia a las ONG.

Prevención: problemas y retos

Población general

Situación: hay algunas campañas en marcha.

Reto: es preciso intensificar las campañas orientadas a la población general, con el propósito de combatir la discriminación y promover el uso del condón.

Adolescentes

Situación: no existen programas de educación sexual o en relación con el VIH/SIDA en el actual programa escolar de estudios, ni hay intervenciones orientadas a los adolescentes expuestos a alto riesgo.

Reto: en colaboración con el ministerio de salud, se deben diseñar programas para incorporar la educación sexual y la relacionada con el VIH en las escuelas. Estos programas deben ser llevados a cabo en colaboración con organizaciones juveniles y ONG que se concentren en los adolescentes expuestos a alto riesgo.

HSH

Situación: se han iniciado recientemente algunos programas a los que es preciso fortalecer y expandir.

Reto: se deben elaborar programas, en colaboración con ONG y miembros del movimiento homosexual, concentrados en la promoción de las pruebas de detección del VIH, la educación para la salud y el fomento del uso del condón.

TSC

Situación: hay algunos programas en marcha.

Reto: es necesario ampliar los programas para los TSC, en especial en las ciudades grandes para aumentar el acceso a las pruebas de detección del VIH, mejorar el diagnóstico y tratamiento de las ITS y promover el uso sistemático del condón.

UDI

Situación: se han encontrado cantidades considerables de consumidores de cocaína y heroína inyectables en Colombia.

Reto: se necesitan programas de extensión que lleguen a los UDI y promuevan las pruebas de detección del VIH, el intercambio de agujas y el uso del condón.

Presidiarios

Situación: no existen programas orientados a los presidiarios.

Reto: se deben poner en práctica programas extensos que promuevan las pruebas de detección del VIH, distribuyan condones y provean educación para la salud.

Prioridades de las ONG

Reto: la mayoría de los programas de las ONG deben dar prioridad a los HSH y UDI.

Transmisión vertical

Reto: es preciso ofrecer las pruebas de detección del VIH a todas las mujeres embarazadas y reducir la transmisión vertical mediante el tratamiento profiláctico antirretroviral.

Atención: problemas y retos

Diagnóstico

Situación: 50% de los pacientes diagnosticados con el VIH se encuentran en etapas avanzadas de la infección o cuando esta se ha convertido en SIDA.

Reto: se deben establecer centros de diagnóstico anónimo y ofrecer más pruebas de detección del VIH en los centros de tratamiento de ITS.

Tratamiento

Situación: la cobertura del tratamiento antirretroviral es baja.

Apoyo psicológico y social e integración al lugar de trabajo

Situación: las actividades de apoyo social e integración al lugar de trabajo son limitadas.

Reto: en colaboración con ONG que cuenten con recursos propios y los ministerios de bienestar social y de trabajo, hay que organizar programas que respondan a esas necesidades.

Vigilancia epidemiológica: problemas y retos

Definición de casos, circuitos de notificación y procedimientos

Situación: los casos, los circuitos de notificación y los procedimientos no están definidos en los protocolos de trabajo; por consiguiente, la evaluación y las medidas correctivas exigen tareas intensivas.

Reto: se necesitan protocolos nacionales para los registros de casos del VIH y el SIDA, que especifiquen los procedimientos, las funciones y las responsabilidades en cada nivel dentro del sistema de vigilancia. Los protocolos también deben incluir planes para las evaluaciones periódicas del sistema.

Notificación incompleta

Situación: se calcula que la notificación incompleta es de alrededor de 80%.

Reto: los sistemas de notificación de casos de VIH/SIDA deben ser más exhaustivos y se necesitan sistemas para la vigilancia activa.

Protección de la privacidad

Situación: la legislación actual sobre protección de la información personal no es lo suficientemente extensa para garantizar realmente la confidencialidad de la información durante todo el proceso de diagnóstico y tratamiento.

Reto: se necesitan mejores normas para garantizar la confidencialidad de la información personal.

Vigilancia centinela

Situación: la cobertura de la población (especialmente de los grupos de alto riesgo) y los procedimientos son deficientes.

Reto: se necesita elaborar un plan para la vigilancia centinela del VIH y los comportamientos que constituyen factores de riesgo, que especifique las poblaciones a vigilar, los métodos, el sistema de evaluación y la relación con la toma de decisiones vinculada con actividades de prevención. Siempre se debe dar prioridad a las poblaciones de alto riesgo.

Capacitación

Situación: no se ha proporcionado capacitación para la vigilancia epidemiológica en todos los niveles y no existe un plan integrado que consolide los sistemas de información sobre la población general, los sitios centinela y otras fuentes de información sobre casos de VIH/SIDA.

Retos:
- Se necesita un plan integrado de información para vigilar la epidemia mediante el programa nacional y la colaboración multisectorial.
- Es preciso proporcionar capacitación a todo el personal responsable de la vigilancia epidemiológica, el seguimiento de las intervenciones y la evaluación multisectorial.

Registro de casos de VIH/SIDA

Situación: ha habido un aumento del acceso al tratamiento antirretroviral, así como una reducción de los casos de SIDA y la mortalidad por esta enfermedad.

Reto: crear un registro universal de la infección por el VIH.

Seguridad de la sangre: problemas y retos

Situación: las donaciones altruistas, voluntarias y no remuneradas se combinan actualmente con otras formas de donación de sangre.

Reto: es preciso formular políticas que establezcan que las donaciones altruistas, voluntarias y no remuneradas son la única opción para la donación o transfusión.

Ecuador

Situación de la epidemia del VIH/SIDA: grado bajo

Cifras clave sobre el VIH/SIDA

- La tasa de infección es inferior a 5% en por lo menos un grupo de alto riesgo.
- Se calculó que 0,3% de la población adulta vivía con VIH/SIDA a fines de 1999.
- Se calculó que 19 000 personas vivían con VIH/SIDA a fines de 1999.
- Se calculó que 1400 personas habían muerto por el VIH/SIDA en 1999.

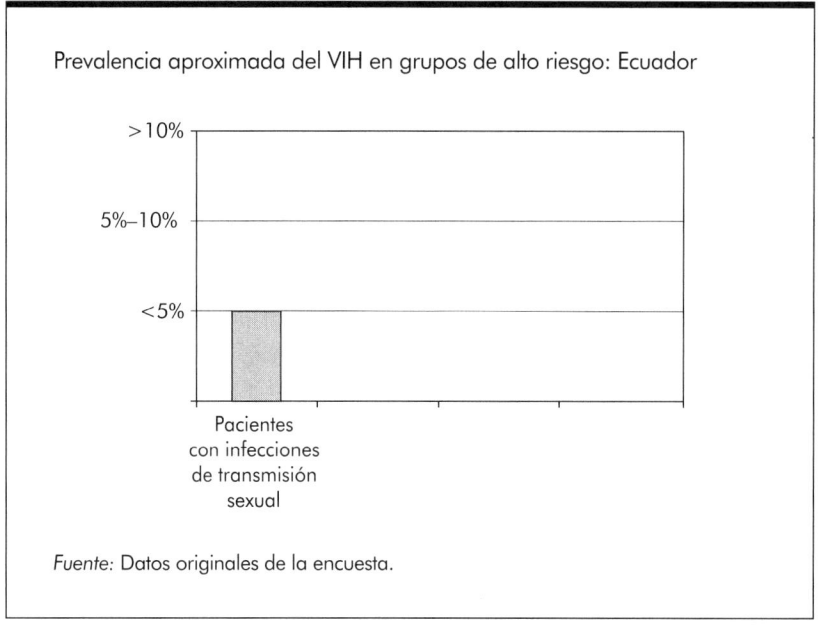

Puntos importantes acerca del VIH/SIDA en el Ecuador

- Los datos acerca del VIH/SIDA son escasos.
- La prevalencia de infecciones de transmisión sexual entre los TSC y los adolescentes es elevada.
- El uso del condón y la disponibilidad de condones son bajos.
- No hay un plan multisectorial para combatir el VIH/SIDA. Es preciso buscar el consenso entre todos los actores pertinentes (ministerios, profesionales y ONG).
- La prevalencia del VIH en las mujeres embarazadas es de 0,05% (0,3% en Guayaquil).
- La prevalencia del VIH entre los donantes de sangre es de 0,26%.

Recursos financieros

El programa nacional del VIH/SIDA recibe apoyo de organismos internacionales, pero no financia a las ONG.

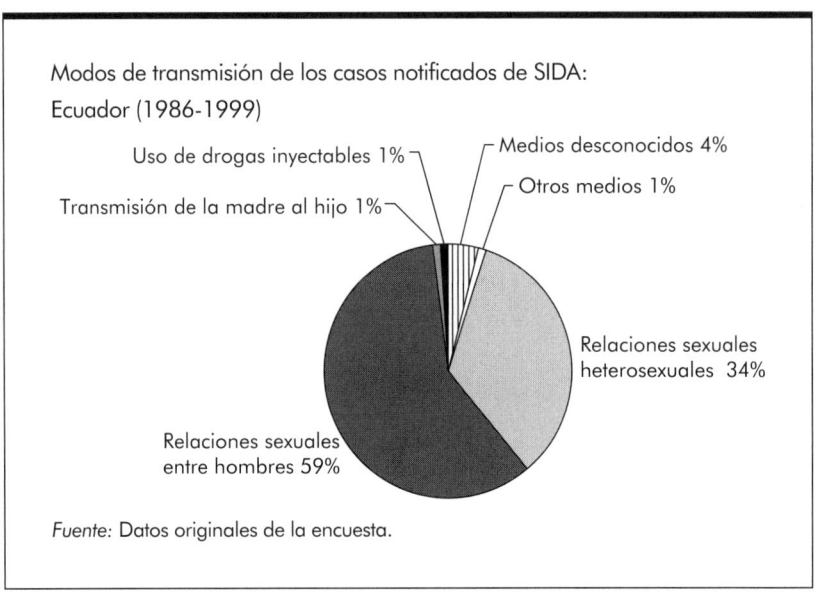

Modos de transmisión de los casos notificados de SIDA: Ecuador (1986-1999)
- Uso de drogas inyectables 1%
- Medios desconocidos 4%
- Otros medios 1%
- Transmisión de la madre al hijo 1%
- Relaciones sexuales heterosexuales 34%
- Relaciones sexuales entre hombres 59%

Fuente: Datos originales de la encuesta.

Prevención: problemas y retos

Población general

Situación: las actividades orientadas a la población general han sido escasas.

Reto: es necesario planificar campañas orientadas a la población general (dirigidas específicamente a los adultos y los jóvenes), con el fin de combatir la discriminación y promover el uso del condón.

Adolescentes

Situación: no se imparte educación sexual o vinculada con el VIH/SIDA en las escuelas. Es muy bajo el nivel de escolaridad hasta los 14 años de edad (solo 36%).

Retos:
- En colaboración con el ministerio de educación, se debe diseñar un programa para incorporar la educación sobre el VIH/SIDA en el programa escolar de estudios en las zonas de prevalencia elevada.
- También se deben prever programas para los adolescentes expuestos a alto riesgo que no asisten a la escuela. Estos programas podrían ser puestos en práctica por conducto de las ONG.

HSH

Situación: no existen programas orientados a los HSH.

Retos:
- Se deben realizar intervenciones para promover la educación, la prevención y las pruebas de detección del VIH, así como el uso del condón, en colaboración con las ONG que trabajan con el movimiento homosexual.
- Es preciso expandir y mejorar los centros de diagnóstico de ITS y los centros que ofrecen pruebas anónimas de detección del VIH.

TSC

Situación: hay programas, pero su cobertura es limitada. No existen programas para los TSC varones.

Retos:
- Se deben poner en práctica programas para promover la información, la prevención, las pruebas de detección del VIH y el uso del condón, en colaboración con las ONG.
- Hay que facilitar el acceso de hombres y mujeres TSC a centros de salud, para el diagnóstico y tratamiento de las ITS y las pruebas de detección del VIH.

Presidiarios

Situación: no existen programas orientados a los presidiarios.

Reto: hay que poner en marcha programas que promuevan las pruebas de detección del VIH, distribuyan condones y proporcionen información.

Acceso a los condones

Situación: el acceso a los condones es limitado.

Reto: es necesario establecer programas para comercializar los condones y aumentar su disponibilidad en los sitios frecuentados por HSH, jóvenes y TSC. Es preciso incrementar el acceso a los condones en los centros comerciales.

Transmisión vertical

Situación: no se ofrece en forma sistemática la prueba de detección del VIH a todas las mujeres embarazadas y se desconoce el grado de cobertura con tratamiento profiláctico antirretroviral.

Reto: en colaboración con asociaciones de ginecología y servicios de salud, se deben ampliar las pruebas de detección del VIH para mujeres embarazadas en las zonas de prevalencia alta y hay que garantizar el tratamiento profiláctico antirretroviral para todas las mujeres embarazadas VIH positivas.

Atención: problemas y retos

Diagnóstico

Situación: el acceso a las pruebas de detección del VIH es limitado a causa del costo, la discriminación y la falta de demanda. La mayoría de los pacientes con VIH son diagnosticados cuando se hallan en etapas avanzadas de la infección.

Reto: es necesario establecer centros de diagnóstico anónimo en las zonas de prevalencia alta, donde se ofrezca el diagnóstico en forma gratuita.

Pruebas de seguimiento

Situación: solo 33% de los pacientes han tenido recuentos de CD4 y determinación de la carga viral.

Reto: es preciso fortalecer la red de laboratorios de diagnóstico.

Profilaxis contra infecciones oportunistas y tratamiento

Situación: es baja la cobertura de diagnóstico y tratamiento de infecciones oportunistas. Más de 50% de los pacientes reciben TARGA; 36% de los pacientes no reciben tratamiento por falta de recursos financieros.

Reto: mejorar el diagnóstico y tratamiento de las infecciones oportunistas y aumentar el porcentaje de pacientes que reciben el tratamiento que necesitan.

Vigilancia epidemiológica: problemas y retos

Definición de casos, circuitos de notificación y procedimientos

Situación: los casos, los circuitos de notificación y los procedimientos no están definidos en los protocolos de trabajo; por consiguiente, la evaluación y las medidas correctivas exigen tareas intensivas.

Reto: se necesitan protocolos nacionales para los registros de casos del VIH y el SIDA, que especifiquen los procedimientos, las funciones y las responsabilidades en cada nivel dentro del sistema de vigilancia. Los protocolos también deben incluir planes para las evaluaciones periódicas del sistema.

Notificación incompleta

Situación: no se dispone de datos, pero se estima que es elevada la notificación incompleta.

Reto: los sistemas de notificación de casos de VIH/SIDA deben ser más exhaustivos y se necesitan sistemas para la vigilancia activa.

Protección de la privacidad

Situación: la legislación actual sobre protección de la información personal no es lo suficientemente extensa para garantizar realmente la confidencialidad de la información durante todo el proceso de diagnóstico y tratamiento.

Reto: se necesitan mejores normas para garantizar la confidencialidad de la información personal.

Vigilancia centinela

Situación: la cobertura de la población (especialmente de los grupos de alto riesgo) y los procedimientos son deficientes.

Reto: se necesita elaborar un plan para la vigilancia centinela del VIH y los comportamientos que constituyen factores de riesgo, que especifique las poblaciones a vigilar, los métodos, el sistema de evaluación y la relación con la toma de decisiones vinculada con actividades de prevención. Siempre se debe dar prioridad a las poblaciones de alto riesgo.

Capacitación

Situación: no se ha proporcionado capacitación para la vigilancia epidemiológica en todos los niveles y no existe un plan integrado que consolide los sistemas de información sobre la población general, los sitios centinela y otras fuentes de información sobre casos de VIH/SIDA.

Retos:
- Se necesita un plan integrado de información para vigilar la epidemia mediante el programa nacional y la colaboración multisectorial.
- Es preciso proporcionar capacitación a todo el personal responsable de la vigilancia epidemiológica, el seguimiento de las intervenciones y la evaluación multisectorial.

Seguridad de la sangre: problemas y retos

Situación: las donaciones altruistas, voluntarias y no remuneradas se combinan actualmente con otras formas de donación de sangre.

Reto: es preciso formular políticas que establezcan que las donaciones altruistas, voluntarias y no remuneradas son la única opción para la donación o transfusión.

Perú

Situación de la epidemia del VIH/SIDA: concentrada

Cifras clave sobre el VIH/SIDA

- La tasa de infección es superior a 5% en por lo menos un grupo de alto riesgo.
- Se calculó que 0,35% de la población adulta vivía con VIH/SIDA a fines de 1999.

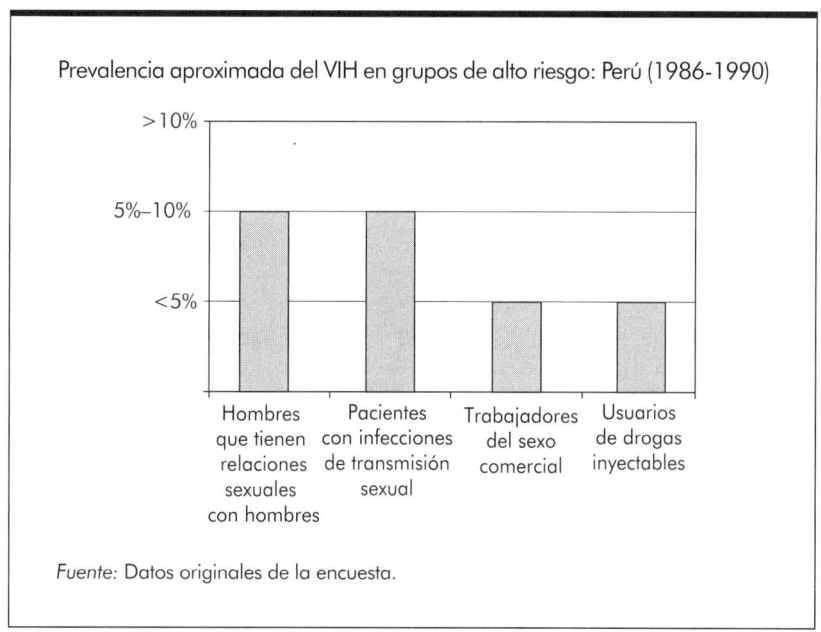

Prevalencia aproximada del VIH en grupos de alto riesgo: Perú (1986-1990)

Fuente: Datos originales de la encuesta.

- Se calculó que 48 000 personas vivían con VIH/SIDA a fines de 1999.
- Un número estimado de 4100 personas habían muerto por VIH/SIDA en 1999.

Puntos importantes acerca del VIH/SIDA en el Perú

- El VIH/SIDA se concentra entre los pobres de las ciudades costeras, especialmente en Lima.
- La infección por el VIH está aumentando en Iquitos como resultado del turismo homosexual.
- La prevalencia de infecciones de ITS es elevada, pero rara vez se busca tratamiento.
- La prevalencia del VIH en las mujeres embarazadas es inferior a 1%; se encontraron prevalencias de 0,23%-0,58% en las mujeres de 15 a 24 años de edad en Lima (0,3% en 1999).

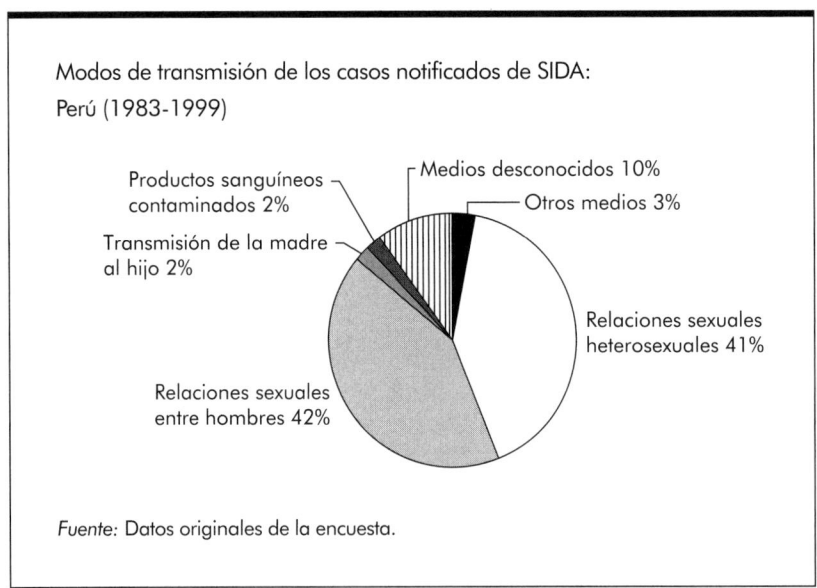

Modos de transmisión de los casos notificados de SIDA: Perú (1983-1999)

Productos sanguíneos contaminados 2%
Transmisión de la madre al hijo 2%
Medios desconocidos 10%
Otros medios 3%
Relaciones sexuales heterosexuales 41%
Relaciones sexuales entre hombres 42%

Fuente: Datos originales de la encuesta.

- La prevalencia del VIH entre los donantes de sangre es de 0,24%.
- Los modos más comunes de transmisión son las relaciones sexuales entre hombres y las relaciones sexuales heterosexuales.

Recursos financieros

El programa nacional del VIH/SIDA recibe apoyo de organismos internacionales, pero no financia a las ONG.

Prevención: problemas y retos

Población general

Situación: las campañas de información y prevención han sido escasas, así como las de promoción del uso del condón.

Reto: es necesario aumentar las campañas orientadas a los jóvenes, con el propósito de combatir la discriminación y promover el uso del condón.

Jóvenes y adolescentes

Situación: no se brinda educación sexual ni existen programas educativos sobre el VIH/SIDA en las escuelas.

Retos:
- En colaboración con el ministerio de educación, es preciso esas actividades en el programa escolar de estudios.
- Se deben incrementar las intervenciones dirigidas a los adolescentes expuestos a alto riesgo.

TSC

Situación: están en marcha algunos programas.

Reto: es preciso ampliar los programas en las ciudades grandes con el fin de incrementar el acceso a las pruebas de detección del VIH y aumentar la disponibilidad de las pruebas en los centros de tratamiento de ITS, con el propósito de asegurar el control y la promoción de las pruebas de detección.

Presidiarios

Situación: recientemente se han establecido programas, pero ofrecen una cobertura limitada.

Reto: hay que poner en práctica programas para proporcionar educación para la salud, distribuir condones y ofrecer las pruebas de detección del VIH.

Acceso a los condones

Retos:
- Se debe aumentar el acceso a los condones, especialmente en los sitios frecuentados por HSH y jóvenes.
- Hay que poner en práctica programas de control de la calidad de los condones.

ONG

Situación: existen pocas ONG que trabajen en este país.

Reto: es preciso promover movimientos comunitarios de colaboración que den prioridad a las actividades relacionadas con los TSC y HSH.

Atención: problemas y retos

Diagnóstico

Situación: el acceso a las pruebas de detección es limitado a causa del costo y el riesgo de discriminación. El diagnóstico de 80% de los pacientes con VIH se efectuó en etapas avanzadas de la infección o cuando esta ya se había convertido en SIDA.

Reto: es necesario expandir los centros de diagnóstico anónimo y aumentar los sitios donde se realizan diagnósticos gratuitos.

Pruebas de seguimiento

Situación: se han efectuado por lo menos un recuento de CD4 y la determinación de la carga viral a solo 14% de los pacientes.

Reto: es preciso fortalecer la red de laboratorios que realizan pruebas de diagnóstico.

Tratamiento

Situación: 72% de los pacientes no tienen acceso al tratamiento antirretroviral por carecer de recursos financieros y solo 10% reciben TARGA.

Reto: aumentar el porcentaje de pacientes que reciben el tratamiento que necesitan.

Apoyo psicológico y social e integración al lugar de trabajo

Situación: las actividades de este tipo son limitadas.

Reto: en colaboración con ONG y los ministerios de bienestar social y de trabajo, se deben organizar programas de apoyo social y empleo.

Vigilancia epidemiológica: problemas y retos

Definición de casos, circuitos de notificación y procedimientos

Situación: los casos, los circuitos de notificación y los procedimientos no están definidos en los protocolos de trabajo; por consiguiente, la evaluación y las medidas correctivas exigen tareas intensivas.

Reto: se necesitan protocolos nacionales para los registros de casos del VIH y el SIDA, que especifiquen los procedimientos, las funciones y las responsabilidades en cada nivel dentro del sistema de vigilancia. Los protocolos también deben incluir planes para las evaluaciones periódicas del sistema.

Notificación incompleta

Situación: no se dispone de datos, pero se estima que la notificación incompleta es entre moderada y alta.

Reto: los sistemas de notificación de casos de VIH/SIDA deben ser más exhaustivos y hay que ampliar los sistemas para la vigilancia activa que ya existen.

Protección de la privacidad

Situación: la legislación actual sobre protección de la información personal no es lo suficientemente extensa para garantizar realmente la confidencialidad de la información durante todo el proceso de diagnóstico y tratamiento.

Reto: se necesitan mejores normas para garantizar la confidencialidad de la información personal.

Vigilancia centinela

Situación: la cobertura de la población (especialmente de los grupos de alto riesgo) y los procedimientos son deficientes.

Reto: se necesita elaborar un plan para la vigilancia centinela del VIH y los comportamientos que constituyen factores de riesgo, que especifique las poblaciones a vigilar, los métodos, el sistema de evaluación y la relación con la toma de decisiones vinculada con actividades de prevención. Siempre se debe dar prioridad a las poblaciones de alto riesgo.

Capacitación

Situación: no se ha proporcionado capacitación para la vigilancia epidemiológica en todos los niveles y no existe un plan integrado que consolide los sistemas de información sobre la población general, los sitios centinela y otras fuentes de información sobre casos de VIH/SIDA.

Retos:
- Se necesita un plan integrado de información para vigilar la epidemia mediante el programa nacional y la colaboración multisectorial.

- Es preciso proporcionar capacitación a todo el personal responsable de la vigilancia epidemiológica, el seguimiento de las intervenciones y la evaluación multisectorial.

Seguridad de la sangre: problemas y retos

Situación: las donaciones altruistas, voluntarias y no remuneradas se combinan actualmente con otras formas de donación de sangre.

Reto: es preciso formular políticas que establezcan que las donaciones altruistas, voluntarias y no remuneradas son la única opción para la donación o transfusión.

Bolivia

Situación de la epidemia del VIH/SIDA: grado bajo

Cifras clave sobre el VIH/SIDA

- La tasa de infección es inferior a 5% en por lo menos un grupo de alto riesgo.
- Se calculó que 0,1% de la población adulta vivía con VIH/SIDA a fines de 1999.

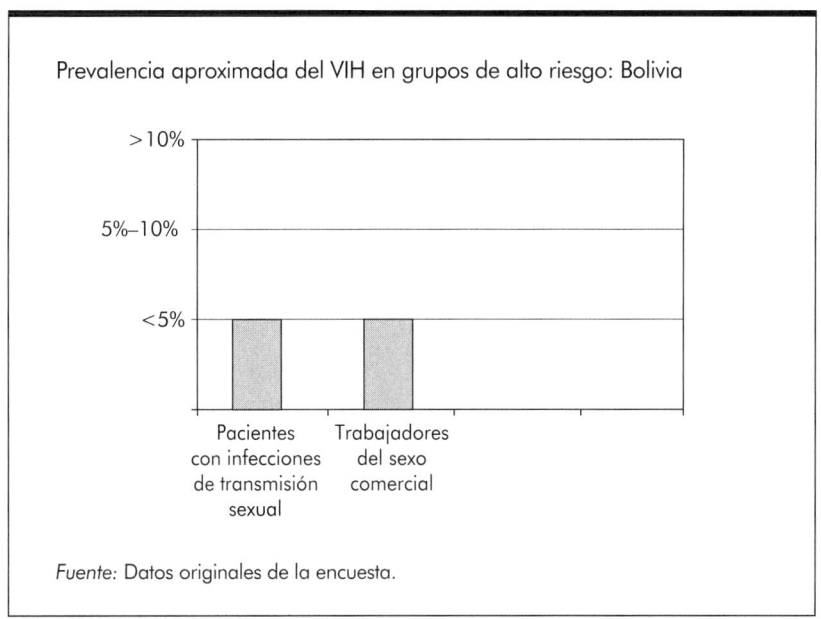

Prevalencia aproximada del VIH en grupos de alto riesgo: Bolivia

Fuente: Datos originales de la encuesta.

- Se calculó que un total de 4200 personas vivían con VIH/SIDA a fines de 1999.
- Se estima que 380 personas habían muerto por el VIH/SIDA en 1999.

Puntos importantes acerca del VIH/SIDA en Bolivia

- El VIH/SIDA se concentra en las zonas urbanas del corredor central: La Paz, Cochabamba y Santa Cruz.
- Las ITS, incluida la sífilis y la gonorrea, están en aumento.
- Menos de la mitad de la sangre donada se somete a análisis para determinar la presencia del VIH.
- La prevalencia de ITS es elevada, pero rara vez se busca tratamiento.
- La prevalencia del VIH en las mujeres embarazadas es de 0%-0,5%.

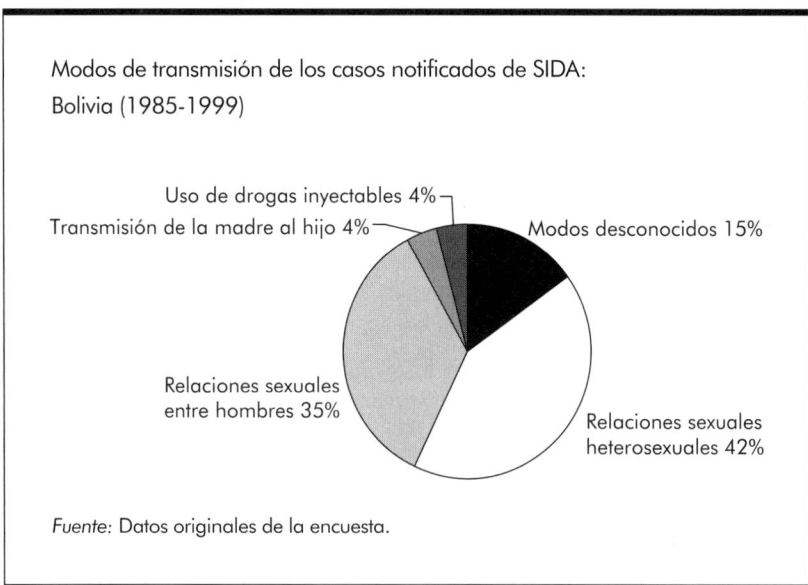

Modos de transmisión de los casos notificados de SIDA: Bolivia (1985-1999)

Uso de drogas inyectables 4%
Transmisión de la madre al hijo 4%
Modos desconocidos 15%
Relaciones sexuales entre hombres 35%
Relaciones sexuales heterosexuales 42%

Fuente: Datos originales de la encuesta.

- El modo más común de transmisión son las relaciones sexuales heterosexuales.

Recursos financieros

El programa nacional no recibe fondos de organismos internacionales y no financia a las ONG. No existe un plan multisectorial para combatir el VIH/SIDA.

Problemas y retos generales

- Se necesita una definición única del SIDA.
- Se debe establecer un sistema para la notificación de casos de infección por el VIH.
- Se debe establecer un protocolo nacional para el registro de casos de VIH y SIDA.
- Se necesitan mejores normas para proteger la confidencialidad de la información personal.
- El personal que trabaja para la vigilancia epidemiológica necesita capacitación, y se debe crear un programa nacional de vigilancia del VIH que incluya la vigilancia del comportamiento como factor de riesgo. Esos programas deben asignar prioridad a los grupos de riesgo alto y riesgo variable.
- Se debe aumentar la exhaustividad de la notificación de casos de VIH y SIDA mediante el establecimiento de sistemas de vigilancia más activos, por lo menos en las ciudades grandes.
- Se debe vincular la información con la toma de decisiones.
- Se deben planificar evaluaciones periódicas del sistema de vigilancia.

Prevención: problemas y retos

Situación: no se cuenta con datos sobre actividades de prevención para la población general o grupos específicos.

Reto: es necesario diseñar y poner en práctica una estrategia de prevención, que de prioridad a las siguientes intervenciones:

- Campañas para la población general y los jóvenes donde se haga hincapié en combatir la discriminación y promover el uso del condón.
- Programas para los hombres que tienen relaciones sexuales con hombres, en colaboración con las ONG, con el propósito de informar, prestar servicios para el diagnóstico de las ITS y promover las pruebas de detección del VIH y el uso del condón.
- Programas para los trabajadores del comercio sexual dirigidos a facilitar el acceso a los servicios de diagnóstico y tratamiento de ITS, proveer información y promover las pruebas de detección del VIH y el uso del condón.
- Programas en las prisiones dirigidos a proveer información, promover las pruebas de detección del VIH y distribuir condones.

Transmisión vertical

Situación: no se ofrecen pruebas de detección del VIH a las mujeres embarazadas.

Reto: en colaboración con las sociedades de ginecología y los servicios de salud, hay que poner en práctica programas que faciliten la oferta de pruebas de detección del VIH a todas las mujeres embarazadas.

Atención: problemas y retos

Diagnóstico

Situación: el acceso a las pruebas es limitado a causa del costo, el riesgo de discriminación y la falta de demanda. La mayoría de los pacientes diagnosticados con el VIH presentan etapas avanzadas de la infección.

Reto: es necesario ampliar los centros de diagnóstico anónimo en las zonas de prevalencia elevada y las pruebas deben ser gratuitas.

Pruebas de seguimiento

Situación: solo 10% de los pacientes han recibido por lo menos un recuento de CD4 y determinación de la carga viral.

Reto: es preciso fortalecer la red de laboratorios que realizan pruebas de diagnóstico.

Diagnóstico y tratamiento de infecciones oportunistas

Situación: la cobertura es baja y el empleo del tratamiento antirretroviral no concuerda con las pautas actuales.

Reto: se necesitan programas de capacitación continua para los clínicos sobre el manejo y el tratamiento de los pacientes con el VIH/SIDA e infecciones asociadas.

Vigilancia epidemiológica: problemas y retos

Definición de casos, circuitos de notificación y procedimientos

Situación: los casos, los circuitos de notificación y los procedimientos no están definidos en los protocolos de trabajo; por consiguiente, la evaluación y las medidas correctivas exigen tareas intensivas.

Reto: se necesitan protocolos nacionales para los registros de casos del VIH y el SIDA, que especifiquen los procedimientos, las funciones y las responsabilidades en cada nivel dentro del sistema de vigilancia. Los protocolos también deben incluir planes para las evaluaciones periódicas del sistema.

Notificación incompleta

Situación: se calcula que la notificación incompleta es de alrededor de 30% para la infección por el VIH y de 60% para el SIDA.

Reto: los sistemas de notificación de casos de VIH/SIDA deben ser más exhaustivos y se requieren sistemas para la vigilancia activa.

Protección de la privacidad

Situación: la legislación actual sobre protección de la información personal no es lo suficientemente extensa para garantizar realmente la confidencialidad de la información durante todo el proceso de diagnóstico y tratamiento.

Reto: se necesitan mejores normas para garantizar la confidencialidad de la información personal.

Vigilancia centinela

Situación: la cobertura de la población (especialmente de los grupos de alto riesgo) y los procedimientos son deficientes.

Reto: se necesita elaborar un plan para la vigilancia centinela del VIH y los comportamientos que constituyen factores de riesgo, que especifique las poblaciones a vigilar, los métodos, el sistema de evaluación y la relación con la toma de decisiones vinculada con actividades de prevención. Siempre se debe dar prioridad a las poblaciones de alto riesgo.

Capacitación

Situación: no se ha proporcionado capacitación para la vigilancia epidemiológica en todos los niveles y no existe un plan integrado que consolide los sistemas de información sobre la población general, los sitios centinela y otras fuentes de información sobre casos de VIH/SIDA.

Retos:
- Se necesita un plan integrado de información para vigilar la epidemia mediante el programa nacional y la colaboración multisectorial.
- Es preciso proporcionar capacitación a todo el personal responsable de la vigilancia epidemiológica, el seguimiento de las intervenciones y la evaluación multisectorial.

Seguridad de la sangre: problemas y retos

Situación: las donaciones altruistas, voluntarias y no remuneradas se combinan actualmente con otras formas de donación de sangre.

Reto: es preciso formular políticas que establezcan que las donaciones altruistas, voluntarias y no remuneradas son la única opción para la donación o transfusión.

Argentina

Situación de la epidemia del VIH/SIDA: concentrada

Cifras clave sobre el VIH/SIDA

- La tasa de infección es superior a 5% en por lo menos un grupo de alto riesgo.
- Se calculó que por lo menos 0,66% de la población adulta vivía con VIH/SIDA a fines de 1999.

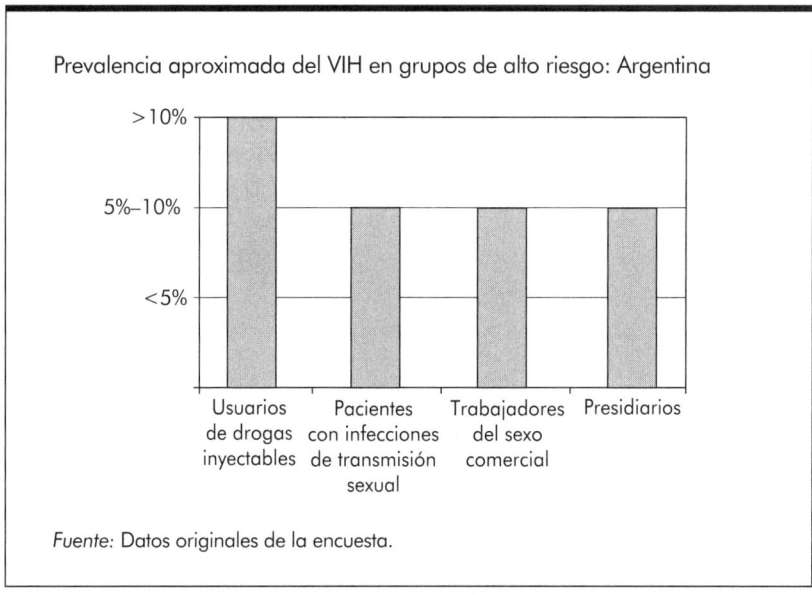

Fuente: Datos originales de la encuesta.

- Se calculó que un total de 130 000 personas vivían con VIH/SIDA a fines de 1999.
- Se calculó que 1800 personas habían muerto por el VIH/SIDA en 1999.

Puntos importantes acerca del VIH/SIDA en la Argentina

- La prevalencia del VIH en las mujeres embarazadas es de 0,56%-0,66% (hasta 2% en zonas urbanas).
- La tasa de prevalencia del VIH entre los donantes de sangre es de 0,13%.
- El modo más común de transmisión es el uso de drogas inyectables.

Recursos financieros

El programa nacional del VIH/SIDA recibe apoyo de organismos internacionales y financia a las ONG. El presupuesto del programa de control de VIH/SIDA es uno de los más altos en el Cono Sur.

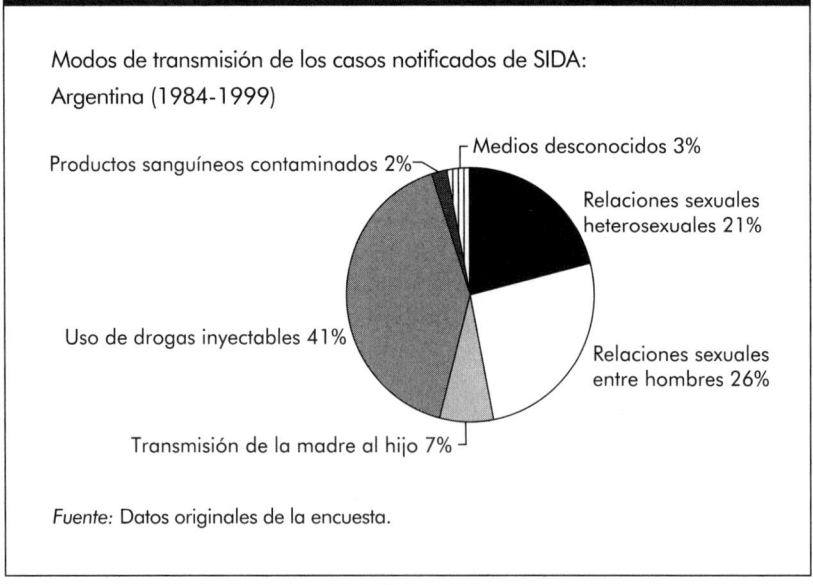

Modos de transmisión de los casos notificados de SIDA: Argentina (1984-1999)

- Medios desconocidos 3%
- Productos sanguíneos contaminados 2%
- Relaciones sexuales heterosexuales 21%
- Uso de drogas inyectables 41%
- Relaciones sexuales entre hombres 26%
- Transmisión de la madre al hijo 7%

Fuente: Datos originales de la encuesta.

Prevención: problemas y retos

Población general

Situación: ha habido pocas campañas para la población general, ninguna de ellas concentrada en la promoción del condón.

Reto: es preciso establecer campañas para combatir la discriminación y promover el uso del condón.

Adolescentes

Situación: no existe ningún plan en el ministerio de salud para incluir la educación sexual o sobre el SIDA en el programa escolar de estudios.

Reto: en colaboración con el ministerio de salud, es preciso iniciar en las escuelas programas de educación sexual, sobre el SIDA y las drogas, comenzando en las zonas donde la prevalencia del VIH es más alta.

UDI

Situación: recientemente se han iniciado programas de reducción del daño, pero su cobertura es insuficiente.

Reto: se necesitan con urgencia actividades que incluyan programas de intercambio de agujas, la promoción del uso del condón y de las pruebas de detección del VIH (por conducto de las ONG) y el establecimiento de centros y servicios de atención de salud para los adictos a las drogas.

Presidiarios

Situación: los programas en las prisiones son escasos y es preciso ampliarlos.

Retos:
- Se deben ampliar los programas parea cubrir a más presidiarios y los programas tienen que incluir la promoción del uso del condón y las pruebas de detección del VIH, junto con la educación para la salud.

- Hay que planificar programas de reducción del daño basados en el intercambio de agujas e instrucciones sobre cómo limpiar los instrumentos. Los programas deben ser dirigidos a las prisiones donde la prevalencia de UDI es más alta.

Prioridades de las ONG

Reto: en la mayoría de los programas de las ONG, se debe dar prioridad a los HSH y los UDI.

Transmisión vertical

Situación: se ofrecen pruebas de detección del VIH a alrededor de 70% de las mujeres embarazadas; 90% de las mujeres embarazadas VIH positivas reciben tratamiento profiláctico antirretroviral.

Reto: es preciso ofrecer las pruebas de detección del VIH a todas las mujeres embarazadas y administrar la profilaxis antirretroviral a todas las mujeres embarazadas VIH positivas.

Atención: problemas y retos

Diagnóstico

Situación: el acceso a las pruebas de detección del VIH es limitado. De los pacientes con VIH, en 60% de los casos se efectúa el diagnóstico cuando la infección ya está en una etapa avanzada.

Reto: es preciso establecer centros de diagnóstico anónimo en las zonas donde la prevalencia es más alta.

Pruebas de seguimiento

Situación: se ha realizado un recuento de CD4 y determinación de la carga viral a 80% de los pacientes con VIH/SIDA.

Reto: se debe fortalecer y ampliar la red de laboratorios para proporcionar mayor cobertura de pruebas de diagnóstico y seguimiento.

Profilaxis contra infecciones oportunistas

Situación: la cobertura es limitada (55%).

Reto: se necesitan programas para la capacitación continua de los clínicos en el manejo y tratamiento de los pacientes con VIH/SIDA e infecciones relacionadas.

Apoyo psicológico y social e integración al lugar de trabajo

Situación: las actividades de este tipo son limitadas.

Reto: en colaboración con ONG que cuenten con recursos propios y los ministerios de bienestar social y de trabajo, hay que organizar programas que respondan a esas necesidades.

Vigilancia epidemiológica: problemas y retos

Definición de casos, circuitos de notificación y procedimientos

Situación: los casos, los circuitos de notificación y los procedimientos no están definidos en los protocolos de trabajo; por consiguiente, la evaluación y las medidas correctivas exigen tareas intensivas.

Reto: se necesitan protocolos nacionales para los registros de casos del VIH y el SIDA, que especifiquen los procedimientos, las funciones y las responsabilidades en cada nivel dentro del sistema de vigilancia. Los protocolos también deben incluir planes para las evaluaciones periódicas del sistema.

Notificación incompleta

Situación: se calcula que la notificación incompleta es de 20%.

Reto: los sistemas de notificación de casos de VIH/SIDA deben ser más exhaustivos y se necesitan sistemas para la vigilancia activa.

Protección de la privacidad

Situación: la legislación actual sobre protección de la información personal no es lo suficientemente extensa para garantizar realmente la confidencialidad de la información durante todo el proceso de diagnóstico y tratamiento.

Reto: se necesitan mejores normas para garantizar la confidencialidad de la información personal.

Vigilancia centinela

Situación: la cobertura de la población (especialmente de los grupos de alto riesgo) y los procedimientos son deficientes.

Reto: se necesita elaborar un plan para la vigilancia centinela del VIH y los comportamientos que constituyen factores de riesgo, que especifique las poblaciones a vigilar, los métodos, el sistema de evaluación y la relación con la toma de decisiones vinculada con actividades de prevención. Siempre se debe dar prioridad a las poblaciones de alto riesgo.

Capacitación

Situación: no se ha proporcionado capacitación para la vigilancia epidemiológica en todos los niveles y no existe un plan integrado que consolide los sistemas de información sobre la población general, los sitios centinela y otras fuentes de información sobre casos de VIH/SIDA.

Retos:
- Se necesita un plan integrado de información para vigilar la epidemia mediante el programa nacional y la colaboración multisectorial.
- Es preciso proporcionar capacitación a todo el personal responsable de la vigilancia epidemiológica, el seguimiento de las intervenciones y la evaluación multisectorial.

Registro de casos de VIH/SIDA

Situación: el acceso al tratamiento antirretroviral ha aumentado y han disminuido los casos de SIDA y la mortalidad causada por la enfermedad.

Reto: se debe crear un registro universal de la infección por el VIH.

Seguridad de la sangre: problemas y retos

Situación: las donaciones altruistas, voluntarias y no remuneradas se combinan actualmente con otras formas de donación de sangre.

Reto: es preciso formular políticas que establezcan que las donaciones altruistas, voluntarias y no remuneradas son la única opción para la donación o transfusión.

Paraguay

Situación de la epidemia del VIH/SIDA: concentrada

Cifras clave sobre el VIH/SIDA

- En general, los datos de Paraguay son escasos.
- La tasa de infección es inferior a 5% en los grupos de alto riesgo.
- Se calculó que 0,11% de la población adulta vivía con VIH/SIDA a fines de 1999.

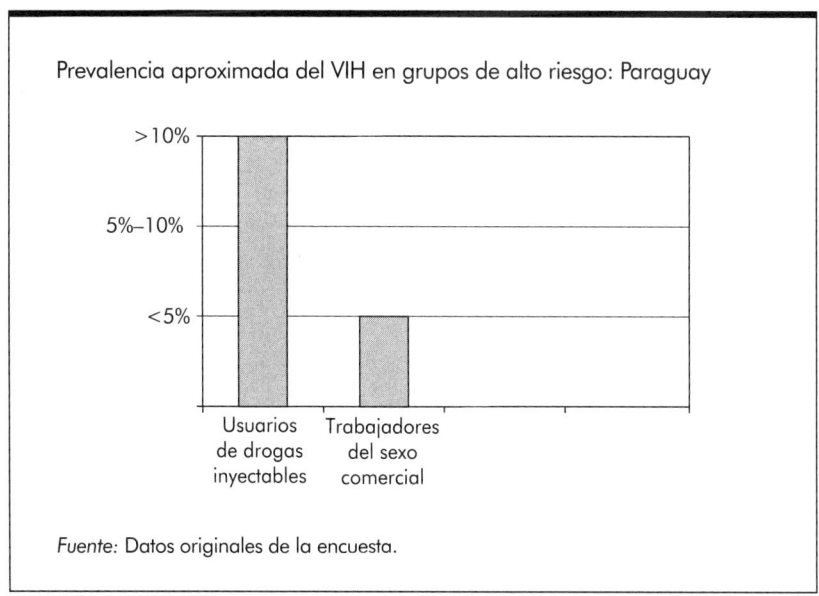

- Se calculó que un total de 3000 personas vivían con VIH/SIDA a fines de 1999.

- Un número estimado de 220 personas habían muerto por el VIH/SIDA en 1999.

Puntos importantes acerca del VIH/SIDA en Paraguay

- La prevalencia del VIH en las mujeres embarazadas es inferior a 0,1%.

- La prevalencia estimada entre los reclutas es de 1%.

- La prevalencia del VIH entre los donantes de sangre es de 0,17%.

- El modo más común de transmisión son las relaciones sexuales heterosexuales y las relaciones sexuales entre hombres.

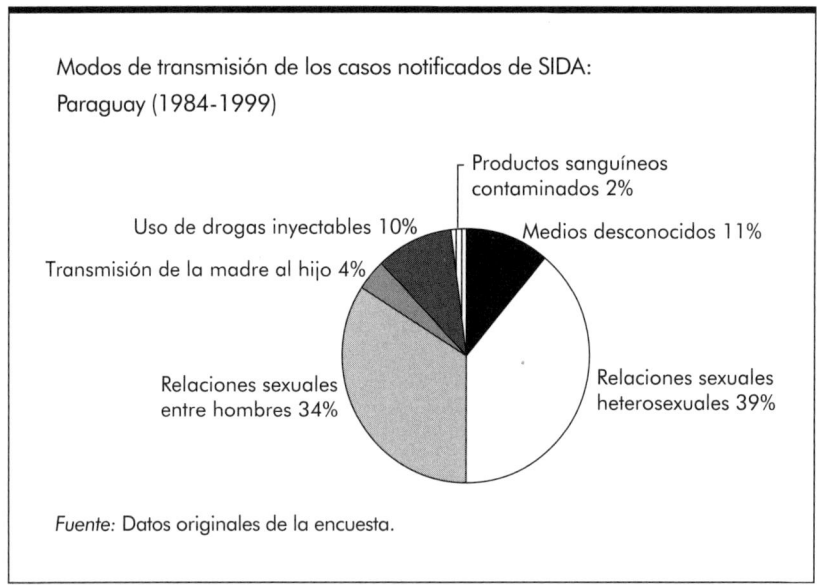

Recursos financieros

El programa nacional del VIH/SIDA recibe apoyo de los organismos internacionales, pero no financia a las ONG. El presupuesto nacional del programa de control del VIH/SIDA es uno de los más altos en el Cono Sur.

Problemas y retos generales

Situación: es escaso el grado de acuerdo multisectorial en el programa nacional. Hay poca coherencia en el gobierno o las ONG en la lucha contra el VIH/SIDA. No existe una comisión nacional para la evaluación del programa nacional de control del VIH/SIDA.

Reto: es necesario aumentar la colaboración multisectorial y establecer vínculos entre el gobierno y las ONG. Se debe crear una comisión nacional para evaluar el programa nacional de control del VIH/SIDA.

Prevención: problemas y retos

HSH

Situación: recientemente se han iniciado programas que es preciso fortalecer y expandir.

Reto: en colaboración con las ONG y el movimiento homosexual, los programas deben hacer hincapié en la promoción de las pruebas de detección del VIH, la educación para la salud y el fomento del uso del condón.

TSC

Situación: hay algunos programas en marcha.

Reto: es necesario ampliar los programas para los TSC en las ciudades grandes. Los programas deben contribuir a aumentar el acceso a las pruebas de detección del VIH, distribuir condones y mejorar el acceso a los servicios en los centros de salud y los centros de tratamiento de las ITS.

UDI

Situación: los programas orientados a los UDI son insuficientes.

Reto: se necesitan programas de intercambio de agujas y de promoción de la pruebas de detección del VIH y del uso del condón. Esas actividades podrían ser realizadas por ONG, centros de salud y centros de asistencia para los adictos a las drogas.

Presidiarios

Situación: los programas orientados a los presidiarios son escasos y es preciso ampliarlos.

Retos:
- Se deben ampliar los programas para cubrir a más presidiarios e incluir la promoción del uso del condón y las pruebas de detección del VIH, junto con la educación para la salud.
- Hay que planificar programas de reducción del daño, basados en el intercambio de agujas y las instrucciones sobre cómo limpiar los instrumentos. Es necesario orientar los programas a las prisiones donde la prevalencia de UDI es más alta.

Prioridades de las ONG

Reto: en los programas y proyectos de las ONG se debe dar prioridad a los HSH.

Transmisión vertical

Situación: se desconoce el número de mujeres embarazadas a quienes se les ofrece la prueba de detección del VIH o la profilaxis antirretroviral.

Reto: se deben poner en práctica programas para evaluar la tasa de pruebas de detección del VIH y los casos reales que existen en este grupo de población.

Atención: problemas y retos

Diagnóstico

Situación: más de la mitad de los pacientes son diagnosticados cuando la infección por el VIH ya está en una etapa avanzada o se ha convertido en SIDA. Las principales barreras a las pruebas son la falta de demanda, la discriminación social y la baja disponibilidad de centros de diagnóstico.

Reto: se necesitan centros de diagnóstico anónimo de la infección por el VIH y se debe ofrecer la prueba en los centros de tratamiento de las ITS.

Pruebas de seguimiento

Situación: solo 55% de los pacientes con VIH/SIDA han obtenido un recuento de CD4 y determinación de la carga viral.

Reto: es preciso evaluar la red de laboratorios y fortalecerla para aumentar el número de laboratorios que realizan el diagnóstico y las pruebas de seguimiento.

Tratamiento

Situación: uno de cada cuatro pacientes no recibe tratamiento antirretroviral por falta de recursos financieros. Cuarenta y cuatro por ciento de los pacientes reciben TARGA.

Reto: aumentar el porcentaje de pacientes que reciben el tratamiento que necesitan.

Apoyo psicológico y social e integración al lugar de trabajo

Situación: son limitadas las actividades de ese tipo.

Reto: es preciso apoyar los movimientos comunitarios autosuficientes y los programas de protección social para las PVIHS, en colaboración con los ministerios de bienestar social y de trabajo.

Vigilancia epidemiológica: problemas y retos

Definición de casos, circuitos de notificación y procedimientos

Situación: los casos, los circuitos de notificación y los procedimientos no están definidos en los protocolos de trabajo; por consiguiente, la evaluación y las medidas correctivas exigen tareas intensivas.

Reto: se necesitan protocolos nacionales para los registros de casos del VIH y el SIDA, que especifiquen los procedimientos, las funciones y las responsabilidades en cada nivel dentro del sistema de vigilancia. Los protocolos también deben incluir planes para las evaluaciones periódicas del sistema.

Notificación incompleta

Situación: no se cuenta con datos, pero se estima que la notificación incompleta es entre moderada y alta.

Reto: los sistemas de notificación de casos de VIH/SIDA deben ser más exhaustivos y se necesitan sistemas para la vigilancia activa.

Protección de la privacidad

Situación: la legislación actual sobre protección de la información personal no es lo suficientemente extensa para garantizar realmente la confidencialidad de la información durante todo el proceso de diagnóstico y tratamiento.

Reto: se necesitan mejores normas para garantizar la confidencialidad de la información personal.

Vigilancia centinela

Situación: la cobertura de la población (especialmente de los grupos de alto riesgo) y los procedimientos son deficientes.

Reto: se necesita elaborar un plan para la vigilancia centinela del VIH y los comportamientos que constituyen factores de riesgo, que especifique las poblaciones a vigilar, los métodos, el sistema de evaluación y la relación con la toma de decisiones vinculada con actividades de prevención. Siempre se debe dar prioridad a las poblaciones de alto riesgo.

Capacitación

Situación: no se ha proporcionado capacitación para la vigilancia epidemiológica en todos los niveles y no existe un plan integrado que consolide los sistemas de información sobre la población general, los sitios centinela y otras fuentes de información sobre casos de VIH/SIDA.

Retos:
- Se necesita un plan integrado de información para vigilar la epidemia mediante el programa nacional y la colaboración multisectorial.
- Es preciso proporcionar capacitación a todo el personal responsable de la vigilancia epidemiológica, el seguimiento de las intervenciones y la evaluación multisectorial.

Seguridad de la sangre: problemas y retos

Situación: las donaciones altruistas, voluntarias y no remuneradas se combinan actualmente con otras formas de donación de sangre.

Reto: es preciso formular políticas que establezcan que las donaciones altruistas, voluntarias y no remuneradas son la única opción para la donación o transfusión.

Uruguay

Situación de la epidemia del VIH/SIDA: concentrada

Cifras clave sobre el VIH/SIDA

- La tasa de infección es superior a 5% en por lo menos un grupo de alto riesgo.
- Se calculó que 0,37% de la población adulta vivía con VIH/SIDA a fines de 1999.
- Se calculó que un total de 6000 personas vivían con VIH/SIDA a fines de 1999.
- Un número estimado de 150 personas habían muerto por el VIH/SIDA en 1999.

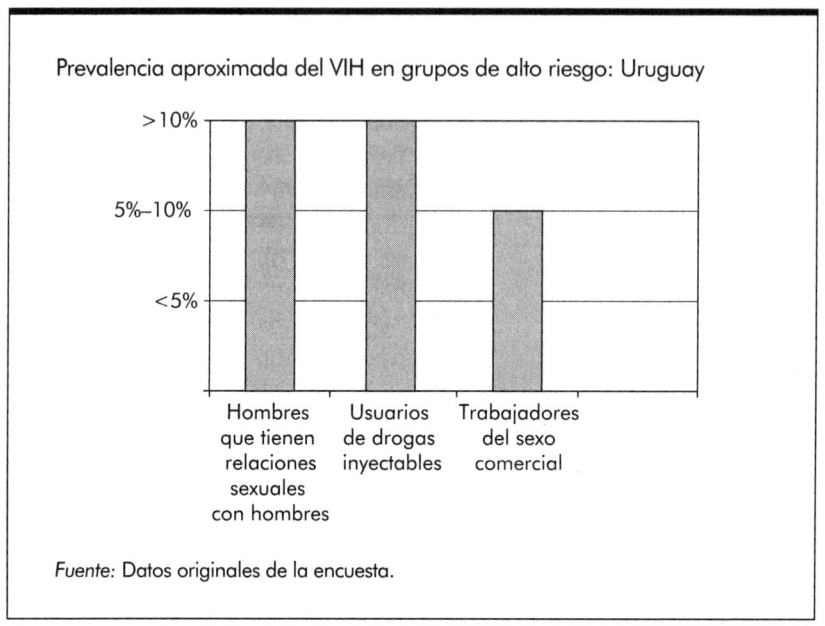

Puntos importantes acerca del VIH/SIDA en el Uruguay

- La prevalencia del VIH en las mujeres embarazadas es de 0,23%.
- En 1993, 6% de los reclutas estaban infectados por el VIH.
- La prevalencia del VIH entre los donantes de sangre es de 0,6%.
- El modo más común de transmisión es la relación sexual entre hombres.

Recursos financieros

El programa nacional del VIH/SIDA recibe apoyo de organismos internacionales y financia a las ONG.

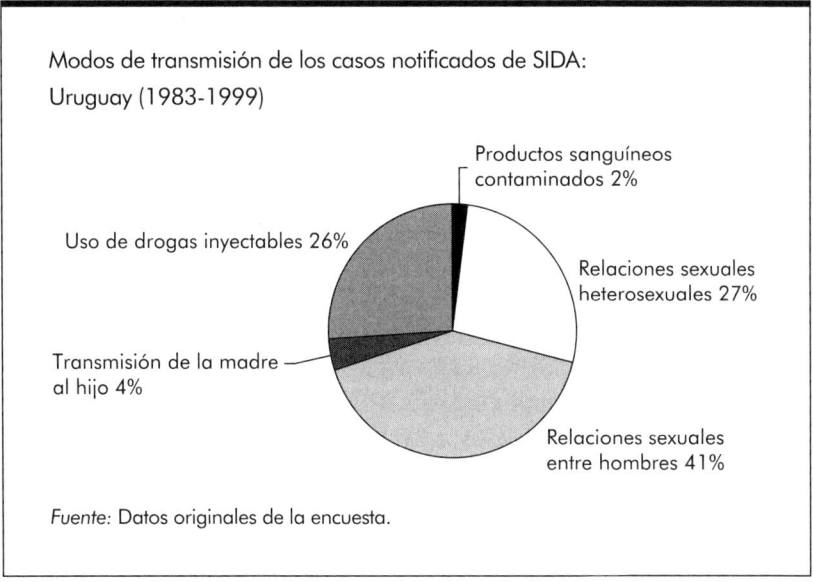

Prevención: problemas y retos

Adolescentes

Situación: la cobertura de educación sexual y de educación sobre el VIH/SIDA es inferior a 50% en las escuelas públicas.

Retos:
- Es preciso ampliar los programas de educación basados en las escuelas, especialmente en las ciudades más afectadas.
- También se deben ampliar los programas para adolescentes y jóvenes expuestos a alto riesgo que no asisten a las escuelas.

HSH

Situación: hay algunas actividades ocasionales iniciadas recientemente, que tienen una cobertura limitada.

Reto: es necesario establecer programas, con la colaboración de las ONG y miembros del movimiento de homosexuales, que se concentren en la promoción de las pruebas de detección del VIH, la educación para la salud y el fomento del uso del condón.

TSC

Situación: existen algunos programas en marcha.

Reto: es necesario ampliar los programas orientados a los TSC en las ciudades grandes. Esos programas deben promover la prueba de detección del VIH, distribuir condones a todos los TSC y mejorar el acceso a las pruebas en los centros de salud y los centros de tratamiento de las ITS.

UDI

Situación: el grado de infección por el VIH es elevado, pero aún no existen programas de reducción del daño.

Reto: se requieren programas de intercambio de agujas y la promoción de las pruebas de detección del VIH y el uso del condón, la difusión de información y la educación para la salud, así como la realización de pruebas en los dispensarios para adictos a las drogas. Esas actividades podrían ser realizadas por ONG, centros de atención de salud y centros para adictos a las drogas.

Presidiarios

Situación: son escasos los programas en las prisiones y es preciso expandirlos.

Retos:
- Se deben ampliar los programas para cubrir a más presidiarios e incluir la promoción de las pruebas de detección del VIH y del uso del condón, junto con la educación para la salud.
- Hay que planificar programas de reducción del daño, basados en el intercambio de agujas y las instrucciones sobre cómo limpiar los instrumentos. Se deben orientar los programas a las prisiones donde es más elevada la prevalencia de UDI.

Prioridades de las ONG

Reto: en relación con el financiamiento, las ONG deben dar prioridad a los programas orientados a los UDI.

Atención: problemas y retos

Diagnóstico

Situación: el acceso a las pruebas de detección del VIH es limitado por la discriminación y la falta de demanda. En 60% de los pacientes se efectúa el diagnóstico cuando la infección ya está en una etapa avanzada.

Reto: se necesitan centros de diagnóstico anónimo en las zonas de alta prevalencia.

Tratamiento

Situación: 55% de los pacientes con el VIH/SIDA reciben TARGA; 8% no reciben el tratamiento por falta de recursos financieros.

Reto: aumentar el porcentaje de pacientes que reciben el tratamiento que necesitan.

Apoyo psicológico y social e integración al lugar de trabajo

Situación: las actividades de este tipo son limitadas.

Reto: en colaboración con las ONG y los ministerios de bienestar social y de trabajo, se deben organizar programas para mejorar los servicios psicológicos y sociales.

Vigilancia epidemiológica: problemas y retos

Definición de casos, circuitos de notificación y procedimientos

Situación: los casos, los circuitos de notificación y los procedimientos no están definidos en los protocolos de trabajo; por consiguiente, la evaluación y las medidas correctivas exigen tareas intensivas.

Reto: se necesitan protocolos nacionales para los registros de casos del VIH y el SIDA, que especifiquen los procedimientos, las funciones y las responsabilidades en cada nivel dentro del sistema de vigilancia. Los protocolos también deben incluir planes para las evaluaciones periódicas del sistema.

Notificación incompleta

Situación: se calcula que la notificación incompleta es de 10% a 15%.

Reto: los sistemas de notificación de casos de VIH/SIDA deben ser más exhaustivos y se necesitan sistemas para la vigilancia activa.

Protección de la privacidad

Situación: la legislación actual sobre protección de la información personal no es lo suficientemente extensa para garantizar realmente la confidencialidad de la información durante todo el proceso de diagnóstico y tratamiento.

Reto: se necesitan mejores normas para garantizar la confidencialidad de la información personal.

Vigilancia centinela

Situación: la cobertura de la población (especialmente de los grupos de alto riesgo) y los procedimientos son deficientes.

Reto: se necesita elaborar un plan para la vigilancia centinela del VIH y los comportamientos que constituyen factores de riesgo, que especifique las poblaciones a vigilar, los métodos, el sistema de evaluación y la relación con la toma de decisiones vinculada con actividades de prevención. Siempre se debe dar prioridad a las poblaciones de alto riesgo.

Capacitación

Situación: no se ha proporcionado capacitación para la vigilancia epidemiológica en todos los niveles y no existe un plan integrado que consolide los sistemas de información sobre la población general, los sitios centinela y otras fuentes de información sobre casos de VIH/SIDA.

Retos:
- Se necesita un plan integrado de información para vigilar la epidemia mediante el programa nacional y la colaboración multisectorial.
- Es preciso proporcionar capacitación a todo el personal responsable de la vigilancia epidemiológica, el seguimiento de las intervenciones y la evaluación multisectorial.

Seguridad de la sangre: problemas y retos

Situación: las donaciones altruistas, voluntarias y no remuneradas se combinan actualmente con otras formas de donación de sangre.

Reto: es preciso formular políticas que establezcan que las donaciones altruistas, voluntarias y no remuneradas son la única opción para la donación o transfusión.

Chile

Situación de la epidemia del VIH/SIDA: concentrada

Cifras clave sobre el VIH/SIDA

- La tasa de infección es inferior a 5% en los grupos de alto riesgo.
- Se calculó que 0,19% de la población adulta vivía con VIH/SIDA a fines de 1999.
- Se calculó que un total de 15 000 personas vivían con VIH/SIDA a fines de 1999.
- Un número estimado de 1000 personas habían muerto por el VIH/SIDA en 1999.

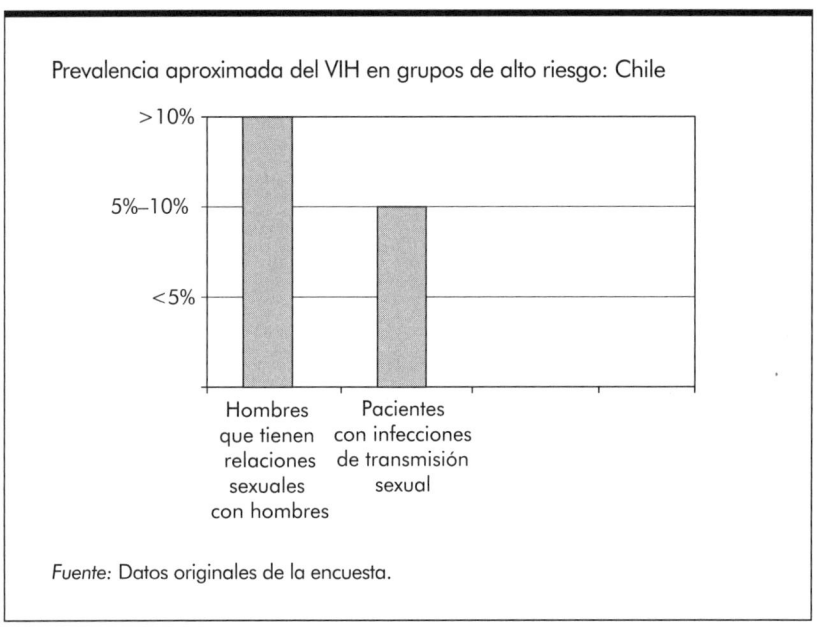

Puntos importantes acerca del VIH/SIDA en Chile

- La prevalencia del VIH en las mujeres embarazadas es de 0,1%.
- Si bien las relaciones sexuales entre hombres siguen siendo la causa de la mayoría de los casos, está aumentando la transmisión heterosexual del VIH.
- La prevalencia del VIH entre los donantes de sangre es inferior a 0,1%.
- El modo más común de transmisión son las relaciones sexuales entre hombres.

Recursos financieros

El programa nacional del VIH/SIDA recibe apoyo de organismos internacionales y financia a las ONG. El presupuesto del programa de control del VIH/SIDA es unos de los más altos en el Cono Sur.

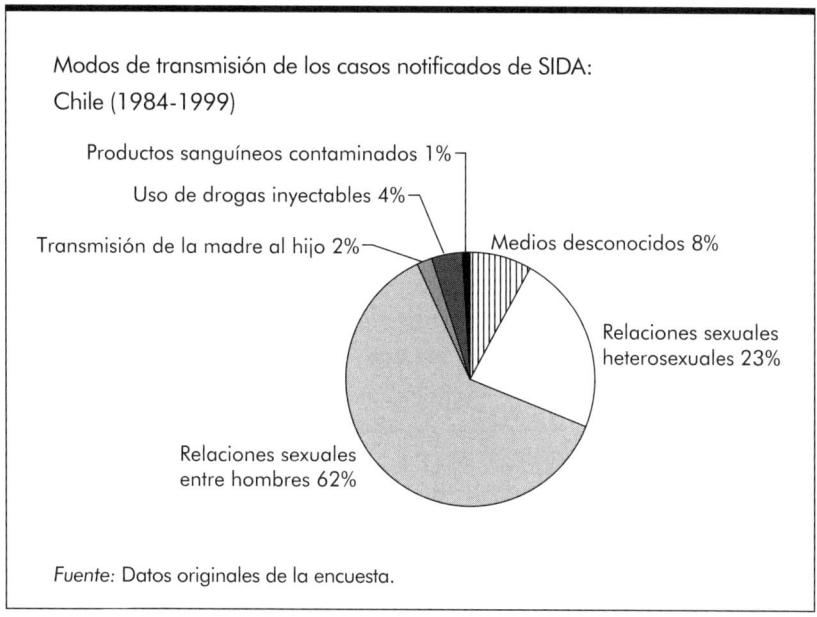

Fuente: Datos originales de la encuesta.

Prevención: problemas y retos

Población general

Situación: ha habido pocas campañas de información y comunicación y, hasta el momento, ninguna de ellas ha promovido el uso del condón.

Reto: es preciso crear campañas para combatir la discriminación y promover el uso del condón.

Adolescentes

Situación: actualmente no existe ningún plan en el ministerio de educación para incluir la educación sexual, incluyendo la educación concerniente al VIH/SIDA y las drogas, en el programa escolar de estudios.

Retos:
- Comenzando en las zonas con una prevalencia alta del VIH, se deben introducir la educación sexual y sobre el VIH/SIDA en el

programa escolar de estudios, en colaboración con las autoridades nacionales de educación.

- Conjuntamente con ONG y asociaciones juveniles, se deben establecer programas orientados a los adolescentes expuestos a un alto riesgo.

HSH

Situación: hay algunas actividades ocasionales iniciadas recientemente, pero su cobertura es limitada.

Reto: es necesario poner en marcha programas que se concentren en la promoción de las pruebas de detección del VIH, la educación para la salud y el fomento del uso del condón, en colaboración con ONG y miembros del movimiento de homosexuales.

TSC

Situación: hay algunos programas en marcha.

Reto: es necesario ampliar los programas para TSC en las ciudades grandes e incluir a los TSC varones. Estos programas contribuirán a aumentar el acceso a las pruebas de detección del VIH, el diagnóstico y tratamiento de las ITS y el uso sistemático del condón.

UDI

Situación: se han iniciado recientemente programas de reducción del daño, pero su cobertura es limitada.

Reto: es preciso establecer programas para el intercambio de agujas, la promoción de las pruebas de detección del VIH y el uso del condón. Esas actividades podrían ser realizadas por ONG, centros de atención de salud y centros para la asistencia de adictos a las drogas.

Presidiarios

Situación: los programas en las prisiones son escasos y es necesario expandirlos.

Retos:
- Se debe ampliar estos programas para cubrir a más presidiarios; los programas deben incluir la promoción del uso del condón y de las pruebas de detección del VIH, junto con la educación para la salud.
- Los programas de reducción del daño deben basarse en el intercambio de agujas y las instrucciones sobre cómo limpiar los instrumentos. Se deben dirigir estos programas a las prisiones con la prevalencia más alta de UDI.

Transmisión vertical

Situación: no se sabe a cuántas mujeres embarazadas se les ofrece la prueba de detección del VIH, pero se administra profilaxis antirretroviral a 100% de las mujeres embarazadas VIH positivas.

Reto: es preciso ofrecer la prueba de detección del VIH a todas las mujeres embarazadas y administrar la profilaxis con antirretrovirales a todas las mujeres embarazadas VIH positivas.

Atención: problemas y retos

Diagnóstico

Situación: se puede mejorar el acceso a las pruebas de detección del VIH. Las principales barreras a las pruebas son el costo y la discriminación social.

Reto: se necesitan centros de diagnóstico anónimo y se deben promover las pruebas en los grupos de alto riesgo.

Pruebas de seguimiento

Situación: se han efectuado pruebas de recuento de CD4 y de determinación de la carga viral a 72% de los pacientes.

Reto: es preciso fortalecer y ampliar la red de laboratorios para proporcionar una mayor cobertura con las pruebas de diagnóstico y seguimiento.

Apoyo psicológico y social e integración al lugar de trabajo

Situación: las actividades de ese tipo son limitadas.

Reto: en colaboración con ONG que cuenten con recursos propios y los ministerios de bienestar social y de trabajo, se deben organizar programas que respondan a esas necesidades.

Vigilancia epidemiológica: problemas y retos

Definición de casos, circuitos de notificación y procedimientos

Situación: los casos, los circuitos de notificación y los procedimientos no están definidos en los protocolos de trabajo; por consiguiente, la evaluación y las medidas correctivas exigen tareas intensivas.

Reto: se necesitan protocolos nacionales para los registros de casos del VIH y el SIDA, que especifiquen los procedimientos, las funciones y las responsabilidades en cada nivel dentro del sistema de vigilancia. Los protocolos también deben incluir planes para las evaluaciones periódicas del sistema.

Notificación incompleta

Situación: se calcula que la notificación incompleta es de 14%.

Reto: los sistemas de notificación de casos de VIH/SIDA deben ser más exhaustivos y se necesitan sistemas para la vigilancia activa.

Protección de la privacidad

Situación: la legislación actual sobre protección de la información personal no es lo suficientemente extensa para garantizar realmente la confidencialidad de la información durante todo el proceso de diagnóstico y tratamiento.

Reto: se necesitan mejores normas para garantizar la confidencialidad de la información personal.

Vigilancia centinela

Situación: la cobertura de la población (especialmente de los grupos de alto riesgo) y los procedimientos son deficientes.

Reto: se necesita elaborar un plan para la vigilancia centinela del VIH y los comportamientos que constituyen factores de riesgo, que especifique las poblaciones a vigilar, los métodos, el sistema de evaluación y la relación con la toma de decisiones vinculada con actividades de prevención. Siempre se debe dar prioridad a las poblaciones de alto riesgo.

Capacitación

Situación: no se ha proporcionado capacitación para la vigilancia epidemiológica en todos los niveles y no existe un plan integrado que consolide los sistemas de información sobre la población general, los sitios centinela y otras fuentes de información sobre casos de VIH/SIDA.

Retos:
- Se necesita un plan integrado de información para vigilar la epidemia mediante el programa nacional y la colaboración multisectorial.
- Es preciso proporcionar capacitación a todo el personal responsable de la vigilancia epidemiológica, el seguimiento de las intervenciones y la evaluación multisectorial.

Registro de casos de VIH/SIDA

Situación: se ha incrementado el acceso al tratamiento antirretroviral y han disminuido los casos de SIDA y la mortalidad por la enfermedad.

Reto: se debe crear un registro universal de la infección por el VIH.

Seguridad de la sangre: problemas y retos

Situación: las donaciones altruistas, voluntarias y no remuneradas se combinan actualmente con otras formas de donación de sangre.

Reto: es preciso formular políticas que establezcan que las donaciones altruistas, voluntarias y no remuneradas son la única opción para la donación o transfusión.

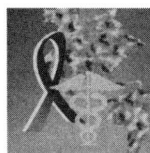

APÉNDICE 2

Colaboradores del estudio

Directores de los programas nacionales

Mabel Bianco — Argentina
Vito Rivas Vargas — Bolivia
Paulo Teixeira — Brasil
Anabela Arredondo-Paz y Edith Ortiz Núñez — Chile
Carlos Hernández — Colombia
Ignacio Salom-Echeverría — Costa Rica
María Helena Acosta — Ecuador
Gladys de Bonilla — El Salvador
Dori Lucas-Alecio — Guatemala
Marco Alvarenga — Honduras
Patricia Uribe-Zúñiga — México
Matilde Román Rivas — Nicaragua
Norma García Paredes — Panamá
Marco Aguayo — Paraguay
Lourdes Kunsunoki — Perú
Margarita Serra — Uruguay
Deisy Matos — Venezuela

Organizaciones no gubernamentales

Argentina

Silvia Kurlat — Federación Argentina de SIDA y Salud (FASS)
Gustavo Karaman — Asociación Civil Don Jaime de Nevares
Rafael Fedra — Sigla
Graciela Touzé y Diana Rossi — Intercambios
Carlos Mendes — NEXO

Bolivia

Jayne Lyons — Care, Bolivia
Edgar Valdez Carrizo — Instituto de Desarrollo Humano (IDH)
Edwing Holguín — Centro Integral del Adolescente y SIDA (CAIA-SIDA)
Violeta Ross — Más Vida (Asociación Seropositivos)
Liesolotte de Barragán — Fundación San Gabriel

Brasil

Rosa Beatriz Marinho — GAPA/BA
Veriano Terto Jr. — ABIA
Célia Ruthes — GAPA/RS
J. Humberto Mello — RNP+ (Núcleo de São José do Rio Preto)
Eduardo Luis Barbosa — GIV/SP

Chile

Daniel Esteban Palma Sepúlveda — FRENASIDA
Herminda González — Fundación Margen
Bernardina Flores Rivas y Marco Becerra Silva — Corporación Chilena de Prevención del SIDA

Colombia

Jennypher Calderón y Alfredo Mejía — Liga Colombiana de Lucha contra el SIDA

Constanza Molina — Eco de Libertad
Sulma Manco — CORMUJER
Fabián Medina — Fundación Darse

Costa Rica

Miriam Fernández Esquivel — Fundesida
María Solano — Asociación Costarricense de Personas que Viven con VIH/SIDA
Cristina Garita — Fundación VIDA
Edgar Mora González — Fundación Niños de Dios
Daria Suárez — CIPAC/DDHH

Ecuador

Orlando Montoya Herrera — Fundación Ecuatoriana Equidad
Ana Cordero Cueva — Fundación Pájara Pinta
Irene León — FEDAEPS
Margarita Quevedo — Kimirina
María Cecilia Gutiérrez — Fundación Dios, Vida y Esperanza

El Salvador

Jorge Hernández y Samuel Castro González — Asociación Demográfica Salvadoreña (ADS)
Jorge Odir Miranda — Asociación Atlacatl (AIDES)
Cristina Roque y Suzzane Calderón — Asociación de Mujeres Flor de Piedra
Ricardo Arturo y Yolanda Barrientos — Fundación Olof Palme
Francisco Cartagena — Fundación Guadalupe
Julio Osegueda — FUNDASIDA

Guatemala

Annelise Salazar — Asociación de Salud Integral
Gustavo Castellanos Aragón — Centro de Desarrollo Humano de Guatemala

Cristina Calderón — Fundación Preventiva del SIDA "Fernando Iturbe"
Hugo Valladares Morales — Asociación Gente Nueva
Erickson Chiclayo Salas-Cornejo — Asociación Gente Positiva
Rubén Mayorga Sagastume, María Antonieta Rodríguez y Amarilis Barrios — OASIS

Honduras

Sadith Cáceres y Javier Cálix — PRODIM
Marco Antonio Alonza — Asociación Colectivo Violeta
Martha Manley Rodríguez — Gaviota
Rosa González — ASONAPVSIDAH

México

Sandra Peniche Quintal — UNASSE
Javier Martínez Badillo — PTSC
Carlos García de León — AVE
Alicia Yolanda Reyes Alexánder — Amigos Previniendo el SIDA, A.C.
Juan Jacobo Hernández Chávez — Colectivo Sol, A.C., México

Nicaragua

Leonel Argüello Irigoyen — CEPS
Norman Gutiérrez Morgan — Centro para la Prevención y Educación del SIDA
Rita Arauz — Fundación Nimehuatzin
Hazele Fonseca Navarro — Xochiquetzal
Flor de María Alvarado — ASONVIHSIDA
Ernesto López — Cruz Roja Nicaragüense
Edgar Jiménez Vargas
Pascual Orteills

Panamá

Alfonso Lavergne y Elsi de Castillo — APLAFA
Maribel Coco y Lacina Méndez — ANADESAC
Orlando Quintero — Fundación Pro Bienestar y Dignidad de las Personas Afectadas por el VIH/SIDA (PROBIDSIDA)
Ricardo Beteta — Hombre y Mujeres de Panamá

Paraguay

Mirta Ruiz Díaz — Fundación VENCER
Ramón Martín Morán — REMAR Paraguay
Natalia Cerdido y Bernardo Puente — Grupo Luna Nueva
Manuel Fresco y Maura Villasanti — PREVER

Perú

Guido Mazzotti y Robinson Abello — Asociación Vía Libre
Domingo Cueto y Pablo Anamaría — PROSA
Aldo Araujo Neyra — Movimiento Homosexual de Lima
Carmen Murguia Pardo — Instituto de Educación y Salud
Julia Campos Guevara — Centro de Estudios con la Juventud
Eduardo Ticona Chávez — Hospital Nacional Dos de Mayo

Uruguay

Milka de Souza — FRANSIDA
María Luz Osimani y Juan José Meré — IDES
Patricia Ongay, Francisco Ottonelli y María Salgado — IELSUR
Walter Florencio, Alvez Mariño y Fernando Roccati — ATRU
Teresa Fernández Crepo y Magdalena Carrere — AMEPU
Rosario Viana y Susana Gerschuni Valmaggia — ASEPO

Venezuela

Feliciano Reyna — Acción Solidaria
Noris Ruiz — Agrupación de Mujeres Activistas Seropositivas
Norelia Albarrán y Bárbara Martínez — Fundación Marozo
Raiza Marín de Alizo — Resurrexit
Renate Koch y Edgar Carrasco — Acción Ciudadana Contra el SIDA (ACCSI)

Médicos

Argentina

Pedro Cahn — Fundación Huésped
Omar Sued —Hospital Fernández
Raúl Bortolozzi — Hospital Alberdi
Hugo Alberto Roland — Hospital Rawson
Víctor Bittar — Hospital Central, Mendoza

Bolivia

Ronald Andrade — Instituto Nacional de Laboratorios de Salud
Carlos Guachalla — Hospital Obrero
Saúl Pantoja — Caja Nacional de Salud

Brasil

Eduardo Sprinz — Hospital Petrópolis
Artur Kalicham — Hospital de São Paulo
David Uip — Hospital das Clínicas e INCOR
José Luiz de Andrade Neto — Curitiba
Cláudio Palombo — Centro Previdenciário de Niteroi
Rosana Del Bianco

Chile

Carlos Pérez Cortés — Fundación Arriarán
Ema Ripoll Moraga — Hospital Carlos Van Buren
Marcelo Wolff — Fundación Arriarán

Colombia

Guillermo Parda — Fundación Santafé
Berta Gómez — Clínica San Pedro Claver (Seguro Social)
Chantal Aristizábal — Hospital Central Policía Nacional
Otto Sussman — Hospital de San Ignacio

Costa Rica

Ricardo Boza Cordero — Hospital San Juan de Dios
María Paz León
Ignacio Salóm
Oscar Porras Madrigal — Clínica de Infección por VHI, Hospital de Niños

Ecuador

Jacinto Vargas — Instituto Ecuatoriano de Seguridad Social
Richard Douce — Hospital Vozandes
Xavier Ochoa — Hospital Vicente Corral Moscoso
Fernando Mosquera — Hospital Carlos Andrade Marín

El Salvador

Jorge Panameño — Hospital de Especialidades del Seguro Social
José Ernesto Navarro Marín — Clínicas Médicas
Rolando Cedillos — Hospital Nacional Rosales
Joaquín Viana — Hospital de Oncología del Seguro Social
Mario Gamero — Hospital Benjamín Bloom

Guatemala

Carlos Rodolfo Mejía Villatoro — Hospital Roosevelt
Pedro Vilanueva Mirón — Infecto Centro
Eduardo Arathon — Hospital General San Juan de Dios

Honduras

Dennis Padgett Moncada — Instituto Hondureño de Seguro Social
F. Alvarado Matute
Norma Solórzano — Instituto Nacional del Tórax
Maribel Rivera Medina — Hospital Escuela

México

Patricia Volkow
Samuel Ponce de León — Instituto Nacional de Ciencias Médicas y Nutrición
Carlos Ávila
Aurora Orzechowski Rallo
Noris Pavua Ruz — Cínica para Niños con Inmunodeficiencias, Universidad Nacional Autónoma de México

Nicaragua

Guillermo Porras
Carlos Quant

Panamá

Xavier Saez Llorens — Hospital del Niño
Néstor Sosa — Royal Center

Paraguay

Perla Ortellado
Manuel Arbo
Adolfo Galeano — Instituto de Medicina Tropical

Perú

Carlos Seas Ramos — Facultad de Medicina e Instituto de Medicina Tropical, Universidad Peruana Cayetano Heredia
José Ricardo Losno García — Clínica San Borja
Raúl Salazar Castro — Hospital Almenara
Pablo Grados Torres — Hospital María Auxiliadora
Luis Cuellar Ponce de León — Instituto Nacional de Enfermedades Neoplásicas

Uruguay

Ignacio Mirazo — Servicio de Enfermedades Infecto Contagiosas "Doctor José Scosería"
Eduardo Savio — Facultad de Medicina, Universidad de la República
Pablo Cappucio — Hospital de Higiene

Venezuela

Regina López — Unidad de Inmunosuprimidos, Dirección de Sanidad de las Fuerzas Armadas
Manuel Guzmán Blanco — Hospital Vargas de Caracas
María Eugenia Cavazza — Laboratorio CITOMED
Bernardo Vainrub — Hospital de Clínicas
Anselmo Rosales — Instituto Venezolano de los Seguros Sociales

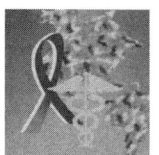

Referencias

Adam BD. In Nicaragua: homosexuality without a gay world. *J Homosex* 1993;24(3–4):171–181.

Adams, IK. Ten year analysis of the clinica AMMOR street kids cohort: high incidence of risk behaviour, low incidence of HIV infection. *International Conference on AIDS* 2000;13(1):404. (Abstract TuPeC3356).

Argentina, Ministerio de Salud, Unidad Coordinadora Ejecutora VIH/SIDA y ETS. *Boletín sobre el SIDA en la República Argentina*. Buenos Aires: Ministerio de Salud; 2000.

Ávila MM, Casanueva E, Piccardo C, *et al*. HIV-1 and hepatitis B virus infections in adolescents lodged in security institutes of Buenos Aires. *Pediatr AIDS HIV Infect* 1996;7:346–349.

Barbosa de Carvalho H, Mesquita F, Massad E, Carvalho Bueno R, Turienzo Lopes G. Ruiz MA, *et al*. HIV and infections of similar transmission patterns in a drug injector's community of Santos, Brazil. *J Acquir Defic Syndr Hum Retrovirol* 1996;12(1):84–92.

Barbosa R, Pupo LR, Pluciennik A, Oliveira MPR, Monteiro MCS, Melo MBP, *et al*. An evaluation of condom distribution by public health system in the State of São Paulo, Brazil. *International Conference on AIDS* 2000;13(2):514. (Abstract ThPeD5769).

Belo M, Belo MTCT, Sanches K, Trajman A, Teixeira EG, Selig L, Castello Branco MM. Risk for tuberculosis in AIDS patients in Rio de Janeiro, Brazil. *International Conference on AIDS* 2000;13(2):142. (Abstract WePeC4422).

Belza MJ, Llacer A, Mora R, Morales M, Castilla J, De la Fuente L. Sociodemographic characteristics and HIV risk behaviour patterns of male sex workers in Madrid, Spain. *AIDS Care* 2001;13:677–682.

Bergenstrom A, Sherr L. A review of HIV testing policies and procedures for pregnant women in public maternity units of Porto Alegre, Rio Grande do Sul, Brazil. *AIDS Care* 2000;12:177–186.

Bolivia, Ministerio de Salud y Previsión Social, Organización Panamericana de la Salud. *Diagnóstico de los sistemas de vigilancia epidemiológica de VIH/SIDA/ITS del Área Andina*. La Paz: Ministerio de Salud y Previsión Social; 2000a.

Bolivia, Programa Nacional de ITS/SIDA. *Plan estratégico 2000–2004 de prevención y control de las infecciones de transmisión sexual VIH-SIDA*. La Paz: Programa Nacional de ITS/SIDA; 2000b.

Bueno R, Mesquita F, Kral A, Reingold A, Sanches M, Haddad I. Drug using and sexual safety: trends in the 1990s in Santos Metropolitan Region, Brazil. *International Conference on AIDS* 2000;13(1);419. (Abstract TuPeC3429).

Burattini M, Massad E, Rozman M. Azevedo R, Carvalho H. Correlation between HIV and HCV in Brazilian prisoners: evidence for parenteral transmission inside prison. *Rev Saude Publica* 2000;34:431–436.

Busza JR. Promoting the positive: responses to stigma and discrimination in Southeast Asia. *AIDS Care* 2001;13:441–456.

Cáceres CF, Chequer P. Men who have sex with men and the HIV epidemic in Latin America and the Caribbean. *International Conference on AIDS* 2000;13(2)433. (Abstract ThOrD688).

Cáceres CF, Rosasco AM. The margin has many sides: diversity among gay and homosexually active men in Lima. *Cult Health Sex* 1999;1:261–275.

Cáceres CF, Vanoss Marín B, Sid Hudes E. Sexual coercion among Youth and young adults in Lima, Peru. *J Adolesc Health* 2000;27:361–367.

Cahn P, Belloso WH, Murillo J, Prada-Trujillo G. AIDS in Latin America. *Infect Dis Clin North Am* 2000;14(1):185–209.

Cano Flores FR, Chávez Espina LF. Implementation and evaluation of an HIV/AIDS prevention program inside the military sector of Guatemala. *International Conference on AIDS* 2000;13(2):500. (Abstract ThPeD5708).

Carpenter C, Fischl MA, Hammer SM, Hirsch MS, Jacobsen DM, Katzenstein DA, et al. Antiretroviral therapy for HIV infection in 1998: updated recommendations of the International AIDS Society—USA Panel. *JAMA* 1998;280:78–86.

Cartier L, Araya F, Castillo JL, Zaninovic V, Hyami M, Miura T, *et al.* Southernmost carriers of HTLV-I/II in the world. *Jpn J Cancer Res* 1993;84:1-3.

Cartier L, Tajima K, Araya F, *et al.* [Preliminary study of HTLV-I seroprevalence in Chilean Indian populations]. *Rev Med Chil* 1993;121:241–246.

Catania J, Osmond D, Stall RD, Pollack L, Paul JP, Blower S, *et al.* The continuing HIV epidemic among men who have sex with men. *Am J Public Health* 2001;91:907–914.

CDC (United States of America, Department of Health and Human Services, Centers for Disease Control and Prevention). Recommendations for prevention of HIV transmission in health-care settings. *MMWR Morb Mortal Wkly Rep* 1987a;36(Suppl 2S):S1–18.

_____. Revision of the CDC surveillance case definition for acquired immunodeficiency syndrome. *MMWR Morb Mortal Wkly Rep* 1987b;36(Suppl 1):1–15.

_____. Update: universal precautions for prevention of transmission of human immunodeficiency virus, hepatitis B virus, and other bloodborne pathogens in helth-care settings. *MMWR Morb Mortal Wkly Rep* 1988;37:377–388.

_____. Guidelines for prevention of transmission of human immunodeficiency virus and hepatitis B virus to health-care and public-safety workers. *MMWR Morb Mortal Wkly Rep* 1989;38(S6):1–36.

_____. 1993 Revised classification system for HIV infection and expanded surveillance case definition for AIDS among adolescents and adults. *MMWR Morb Mortal Wkly Rep* 1992;41(RR–17):1–19.

_____. Characteristics of persons living with AIDS at the end of 1997. *HIV/AIDS Surveillance Supplement Report* 1999a;5(1):1–13.

_____. Guidelines for national human immunodeficiency virus case surveillance, including monitoring for human immunodeficiency virus infection and acquired immunodeficiency syndrome. *MMWR Morb Mortal Wkly Rep* 1999b;48(RR13):1–27, 29–31.

_____. Revised guidelines for HIV counselling, testing and referral (Technical Expert Panel Review of CDC HIV counseling, testing and referral guidelines). *MMWR Morb Mortal Wkly Rep* 2001a;50(RR19):1–58.

_____. Revised recommendations for HIV screening of pregnant women: perinatal counseling and guidelines consultation, April 26–27, 1999, Atlanta, Georgia. *MMWR Morb Mortal Wkly Rep* 2001b;50(RR19):59.

CDC, HIV/AIDS Prevention Research Synthesis Project. Compendium of HIV prevention interventions with evidence of effectiveness. Atlanta: CDC;1999. Disponible en: www.cdc.gov/hiv/pubs/HIVcompendium.pdf.

Celantono A, Ciliberti A, Inchaurraga S, Virgala A, Martearena C. Street prostitution: money vs. use of condoms. *International Conference on AIDS* 2000;13:245. (Abstract WePeD4799).

Chile, Comisión Nacional del SIDA. *Boletín Epidemiológico Semestral VIH/SIDA No. 13*. Santiago: Ministerio de Salud; 2000.

Cohen M, Eron J. Sexual HIV transmission and its prevention. Medscape HIV/AIDS Clinical Management Modules. Disponible en: www.medscape.com. Acceso el 7 de marzo de 2001.

Colombia, Ministerio de Salud, Dirección de Salud Pública; Instituto Nacional de Salud, Subdirección de Epidemiología y Laboratorio; Programa Conjunto de las Naciones Unidas sobre el VIH/SIDA. *Plan estratégico de la respuesta nacional ante la epidemia del VIH/SIDA, años 2000–2003*. Bogotá: Ministerio de Salud; 2000.

Costa Rica, Ministerio de Salud. *Plan nacional estratégico para el abordaje integral del VIH/SIDA 2001–2004*. San José: Ministerio de Salud; 2001.

Cymerman P, Sánchez A, Touze G, Rossi D, Vila M, Ripski S, *et al*. Improving injecting drug users' access to prevention through pharmacies. *International Conference on AIDS* 2000;13(2):251. (Abstract WePeD4825).

De Cock KM, Johnson AM. From exceptionalism to normalisation: a reappraisal of attitudes and practice around HIV testing. *BMJ* 1998;316:290–293.

del Río Zolezzi A, Liguori AL, Magis-Rodríguez C, Valdespino Gómez JL, García García ML, Sepúlveda Amor J. La epidemia de VIH/SIDA y la mujer en México. *Salud Publica Mex* 1995;37:581–591.

Des Jarlais DC. Harm reduction—A framework for incorporating science int drug policy. *Am J Public Health* 1995;85(1):10–12.

Des Jarlais DC, Dehne K, Casabona J. HIV surveillance among injecting drug users. *AIDS* 2001;15(Suppl 3):S13-22.

Des Jarlais DC, Hagan HH, Friedman SR, Friedman P, Goldberg D, Frischer M, *et al*. Maintaining low HIV seroprevalence in populations of injecting drug users. *JAMA* 1995;274:1226–1231.

DiLonardo M, Isola NC, Ambroggi M, Rybko A, Poggi S. Mycobacteria in HIV-infected patients in Buenos Aires. *Tubercle and Lung Diseases* 1995;76(3):185–189.

Díaz Lestrem M, Fainboim H, Méndez N, Boxaca M, Libonatti O, Calello A *et al.* HIV-1 infection in intravenous drug abusers with clinical manifestations of hepatitis in the city of Buenos Aires. *Bull Pan Am Health Organ* 1989;23(1-2):23–41.

Díez AG, Grigaitis L, Burgos AM, Revsin N. [Buenos Aires] City health services: obstacles in early detection, treatment and adherence. *International Conference on AIDS* 2000;13(1):504. (Abstract TuPeD3722).

Drucker E, Luire P, Wodak A, Alcabes P. Measuring harm reduction: the effects of needle and syringe exchange programs and methadone maintenance on ecology of HIV. *AIDS* 1998;(Suppl A):S217–230.

Duenas-Barajas E, Bernal JE, Vaught DR, Nerurkar VR, Sarmiento P, Yanagihara R, *et al.* Human retroviruses in amerindians of Colombia: high prevalence of human T cell lymphotropic vrus type II infection among the Tunebo indians. *Am J Trop Med Hygiene* 1993;49:657–663.

Dunn J, Laranjeira RR. Transitions in the route of cocaine administration—characteristics, direction and associated variables. *Addiction* 1999;94:813–824.

Echevarría JM, Blitz-Dorfman L, Pujot FH. Infection by hepatitis virus among the indigenous populations of South America: a review of the problem. *Invest Clin* 1996;37:191–200.

Ecuador, Ministerio de Salud Pública, Organización Mundial de la Salud. *Diagnóstico de los sistemas de vigilancia epidemiológica de VIH/SIDA/ITS del Área Andina, Ecuador.* Quito: Ministerio de Salud Pública; 2000.

Egger M, Pauw J, Lopatatzidis A, Medrano D, Paccaud F, Smith GD. Promotion of condom use in high-risk setting in Nicaragua: a randomized controlled trial. *Lancet* 2000;355:2101–2105.

El Salvador, Ministerio de Salud Pública y Asistencia Social. *Plan nacional de prevención y control de la ITS/VIH/SID 2001–2003.* San Salvador: Ministerio de Salud Pública y Asistencia Social; 2001.

European Centre for the Epidemiological Monitoring of AIDS. 1993 Revision of the European AIDS surveillance case definition. *HIV/AIDS Surveillance in Europe Quarterly Report* 1993;37:23–28.

_____. European case definition for AIDS surveillance in children revision 1995. *HIV/AIDS Surveillance in Europe Quarterly Report* 1995; 48:46–53.

Ferri CP, Gossop M. Route of cocaine administration: patterns of use and problems among a Brazilian sample. *Addict Behav* 1999;24:815–821.

Fleming DT, Wasserheit JN. From epidemiological synergy to public health policy and practice: the contribution of other sexually transmitted diseases to sexual transmission of HIV infection. *Sex Transm Infect* 1999;75:3–17.

Frasca T, Flores BC, Serrano C, Berendsen P, Guajardo G. Needs assessment for HIV prevention among gay-bisexual men in three provincial capitals of Chile. *International Conference on AIDS* 2000;13(2):436. (Abstract ThOrD736).

Fundación Mexicana de la Salud, Iniciativa Regional sobre SIDA para América Latina y el Caribe, ONUSIDA, Comisión Europea. *Indicadores financieros de las respuestas nacionales contra el VIH/SIDA: estimaciones 2002*. México, DF: Fundación Mexicana de Salud; 2002.

García R, Klaskala W, Pena Y, Baum MK. Behavioral change intervention for women at low and high risk for STD/HIV in Colombia. *International Conference on AIDS* 2000;13(2):405. (Abstract ThPeC5347).

García-García ML, Jiménez-Corona ME, Ponce de León A, Jiménez-Corona A, Palacios-Martínez M, Balandrano-Campos S, *et al*. Mycobacterium tuberculosis drug resistance in a suburban community in Southern Mexico. *Int J Tuberc Lung Dis* 2000;4:S168–170.

German RR. Sensitivity and predictive value positive measurements for public health surveillance systems. *Epidemiology* 2000;11:720–727.

Ghys PD, Diallo M, Ettiegne-Treaoré V, Statten GA, Anoma CK, Maurice C, *et al*. Effect of interventions to control sexually transmitted disease on the incidence of HIV infection in female sex workers. *AIDS* 2001;15:1421–1431.

Ghys PD, Jenkins C, Pisani E. HIV surveillace among female sex workers. *AIDS* 2001;15(Suppl 3):S33–40.

Grande MA. Risk perceptions and practices of sexual street workers about STDs, HIV/AIDS in Lima, Peru. *International Conference on AIDS* 2000;13(2):249. (Abstract WePeD4814).

Guatemala, Grupo Temático Ampliado de ONUSIDA. *Plan integrado en apoyo al Plan Estratégico Nacional de VIH/SIDA*. Guatemala: ONUSIDA; 2000.

Guatemala, Ministerio de Salud Pública y Asistencia Social. *Plan estratégico nacional ITS/VIH/SIDA 1999–2003*. Guatemala: Ministerio de Salud Pública y Asistencia Social; 1999.

Halperin D. HIV, STDs, anal sex and AIDS prevention policy in a Northeasterns Brazilian city. *Int J STD AIDS* 1998;9:294–298.

Halperin D. Heterosexual anal intercourse: prevalence, cultural factors and HIV infection and other health risks, Part I. *AIDS Patient Care STDS* 1999; 13:717–730.

Hammer SM, Squires KE, Hughes MD, Grimes J, Demeter LM, Currier JS, *et al.* A controlled trial of two nucleoside analogues plus indinavir in persons with human immunodeficiency virus infection and CD4 cell counts of 200 per cubic millimeter or less. *N Engl J Med* 1997;337:725–733.

Hartgers C, Buning EC, Van Santen G, Verster AD, Coutinho RA. Impact of the needle and syringe exchange program in Amsterdam in injecting risk behavior. *AIDS* 1989;3:571–576.

HIV and AIDS in the Americas: an epidemic with many faces. Geneva: UNAIDS, WHO, PAHO; 2001. Disponible en: www.census.gov/ipc/www/hivaidinamerica.pdf.

Honduras, Ministerio de Salud Pública. *Plan estratégico nacional de lucha contra el SIDA 1998–2001.* Tegucigalpa: Ministerio de Salud Pública; 1999.

Hudgins R, McCusker J, Stoddard A. Cocaine use and risky injection and sexual behaviors. *Drug Alchohol Depend* 1995;37:7–14.

Hughes G, Porter K, Gill ON. Indirect methods for estimating prevalence of HIV infections: adults in England and Wales at the end of 1993. *Epidemiol Infect* 1998;121:165–172.

Hughes P. *Behind the Wall of Respect: Community Experiments in Heroin Addiction Control.* Chicago: University of Chicago Press; 1977.

Inciardi JA. HIV risk reduction and service delivery strategies in criminal justice settings. *J Subst Abuse Treat* 1996;13:421–428.

Inciardi JA, Surratt HL. Children in the streets of Brazil: drug use, crime, violence and HIV risks. *Subst Use Misuse* 1998;33:1461–1468.

International Perinatl HIV Group. The mode of delivery and the risk of vertical transmission of human immunodeficiency virus type 1. *N Engl J Med* 1999; 340:977–987

Izazola-Licea JA, Ávila Figueroa C, Cáceres Palacios C, Camara B, Nunes A, Saavedra López JA, *et al. Situación epidemilógica y económica del SIDA en América Latina y el Caribe.* México, DF: Fundación Mexicana de la Salud; 1998.

Jha P, Vaz LME, Plummer F, Nagelkerke NJD, Willbond B, Ngugi EN, *et al. The evidence base for interventions to prevent HIV infection in low and middle income countries.* (CMH Working Paper Series No. WG5:2). Disponible en: www3.who.int/whosis/cmh/cmh_papers/e/pdf/wg5_paper02.pdf.

Jorge S, Russell K, Carcamo C, Negrete M, Paredes A, Galván R, et al. HIV sentinel surveillance for men who have sex with men in Peru. *International Conference on AIDS* 2000;13(2):381. (Abstract ThOrC717).

Kalichman AO, Gianna MC, Souza RA, Bueno SMHS, Santos NJS, Maldonado AA, et al. Evaluating the impact of availability of ARV therapy in an STD/AIDS referral and training center, São Paulo, Brazil. *International Conference on AIDS* 2000;13(2):418. (Abstract ThPeC5408).

Kaplan EH, Khoshnood K, Heimer R. A decline in HIV infected needles returned to the New Haven Needle Exchange Program: client shift or needle exchange? *Am J Public Health* 1994;84:1991–1994.

Karon JM, Khare M, Rosenberg PS. The current status of methods for estimating the prevalence of human immunodeficiency virus in the United States of America. *Stat Med* 1998;17:127–142.

Kegeles S, Hays R, Pollack L, Coates T. Mobilizing young gay and bisexual men for HIV prevention: a two-community study. *AIDS* 1999;13:1753–1762.

Kelly J. HIV prevention interventions with gay or bisexual men and youth. *AIDS* 2000;14(Suppl. 2):S34–39.

Kerr-Pontes L, Gondim R, Mota RS, Martins TA, Wypij D. Self-reported sexual bahaviour and HIV risk taking among men who have sex with men in Fortaleza, Brazil. *AIDS* 1999;13:709–717.

Klein C. 'The ghetto is over, darling': emerging gay communities and gender and sexual politics in contemporary Brazil. *Cult Health Sex* 1999;1:239–259.

Krieger J, Collier C, Song L, Martin D. Linking community-based blood pressure measurement to clinical care: a randomized controlled trial of outreach and tracking by community health workers. *Am J Public Health* 1999;89:856–861.

Kupek EJ. The reduction of HIV transfusion risk in Southern Brazil in the 1990s. *Transfus Med* 2001;11(2):75–78.

Laufer FN. Cost-effectiveness of syringe exchange as an HIV prevention strategy. *J Acquir Immune Defic Syndr* 2001;28:273–278.

León P, Venegas E, Bengoechea L, Rojas E, López J, Elola C, et al. Prevalencia de las infecciones por virus de la hepatitis B, C, D, y E en Bolivia. *Rev Panam Salud Publica* 1999;5:144–151.

Levine W, Revollo R, Kaune V, Vega J, Tinajeros F, Garnica M, et al. Decline in sexually transmitted disease prevalence in female Bolivian sex workers: impact of an HIV prevention project. *AIDS* 1998;12:1899–1906.

Libonatti O, Lima E, Peruga A, González R, Zacarías F, Weissenbacher M. Role of drug injection in the spread of HIV in Argentina and Brazil. *Int J STD AIDS* 1993;4:135–141.

Lima ES, Friedman SR, Bastos FI, Telles PR, Friedman P, Ward TP, *et al.* Risk factors for HIV-1 seroprevalence among drug injectors in the cocaine-using environment of Rio de Janeiro. *Addiction* 1994;89:689–698.

London AS, Robles A. The co-occurrence of correct and incorrect HIV transmission knowledge and perceived risk for HIV among women of childbearing age in El Salvador. *Soc Sci Med* 2000;51:1267–1278.

Loo Méndez E, Hernández Tepichini G, Terán Toledo X. STI/HIV/AIDS in male and female sex worker in a center of integral attention in Mexico. *International Conference on AIDS* 2000;13(2):428. (Abstract ThPeC5456).

Low N, Egger M, Gorter A, Sandiford P, González A, Pauw J, *et al.* AIDS in Nicaragua: epidemiological, political, and sociocultural perspectives. *Int J Health Serv* 1993;23:685–702.

Ludo S, Ligorio H, Careno E, Guerrero S, Lavarello D, Agostini M, *et al.* HIV detection [campaign] in Rosario City, Argentina. *International Conference on AIDS* 2000;13(2):420. (Abstract ThPeC5416).

MacNeil JM, Anderson S. Beyond the dichotomy: linking HIV prevention with care. *AIDS* 1998;12(Suppl. 2): S19–26.

Magis-Rodríguez C, del Río Zolezzi A, Valdespino Gómez JL, García ML. Casos de SIDA en el área rural de México. *Salud Pública de México* 1995;37:615–623.

Maidagan C, Echegoy L, Tesolini A, Garat F, Hernández M, Lucero E, *et al.* HIV prevention and testing project for the inmates at the police stations of Rosario, Argentina. *International Conference on AIDS* 2000;13(1):495. (Abstract TuPeD3677).

Manock SR, Kelley PM, Hyams KC, Douce R, Smalligan RD, Watts DM, *et al.* An outbreak of fulminant hepatitis delta in the Waorani, an indigenous people of the Amazon Basin of Ecuador. *Am J Trop Med Hygiene* 2000;63:209–213.

Massad E, Rozman M, Azevedo RS, Silveira ASB, Takey K, Yamamoto YI, *et al.* Seroprevalence of HIV, HCV and syphilis in Brazilian prisoners: preponderance of parenteral transmission. *Eur J Epidemiol* 1999;15:439–445.

McCarthy MC, Wignall FS, Sánchez J, Gotuzzo E, Alarcón J, Phillips I, *et al.* The epidemiology of HIV-1 infection in Peru, 1986–1990. *AIDS* 1996; 10:1141–1145.

McFarland W, Cáceres C. HIV surveillance among men who have sex with men. *AIDS* 2001;15(Suppl 3):S23–32.

Medeot S, Nates S, Recalde A, Gallego S, Maturano E, Giordano M, *et al*. Prevalence of antibody to human T cell lymphotropic virus types 1/2 among aboriginal groups inhabiting Northern Argentina and the Amazon region of Peru. *Am J Trop Med Hygiene* 1999;60:623–629.

Merson MH, Dayton J, O'Reilly K. Effectiveness of HIV prevention interventions in developing countries. *AIDS* 2000;14(Suppl 2):S69–84.

Mesquita F, Kral A, Reingold A, Bueno R, Trigueiros D, Araujo PJ. Trends of HIV infection among injection drug users in Brazil in the 1990s: the impact of changes in patterns of drug use. *J Acquir Immune Defic Syndr* 2001;28:298–302.

México, Secretaría de Salud, CONASIDA. Las cifras del SIDA en México. Disponible en: www.ssa.gob.mx/conasida/. Acceso en 2002.

Michaud CM, Murray CJ, Bloom BR. Burden of disease—implications for future reseach. *JAMA* 2001;285:535–539.

Miguez-Burbano MJ, Angarita I, Shultz JM, Shor-Posner G, Klaskala W, Duque JL, *et al*. HIV-related high risk sexual behaviors among women in Bogota, Colombia. *Women Health* 2000;30(4):109–119.

Miranda A, Alves M, Neto R, Andriolo E, Areal KR. Seroprevalence and risk factors for HIV, HBV and syphilis in women at their first visit to the antenatal clinics. *International Conference on AIDS* 2000;13(2):135. (Abstract WePeC4392).

Miranda AE, Vargas PM, St. Louis ME, Viana MC. Sexually transmitted diseases among female prisoners in Brazil: prevalence and risk factors. *Sex Transm Dis* 2000;27:491–495.

Murray CJL, López AD. *Health Dimensions of Sex and Reproduction*. Geneva: World Health Organization; 1998.

Nasiff V, Beltrán M, Gil R, Reniero A, Sanga N. TBC and HIV infection: a 12 year experience at San Isidro Municipal Hospital, Buenos Aires, Argentina. *International Conference on AIDS* 2000;13(2):138. (Abstract WePeC4404).

Nelles J, Fuhrer A, Hirsbrunner HP, Harding TW. Provision of syringes: the cutting edge of harm reduction in prison? *Br Med J* 1998;317:270–273.

Nicaragua, Ministerio de Salud. *Plan estratégico nacional de lucha contra ETS/VIH/SIDA, Nicaragua, 2000–2004*. Managua: Ministerio de Salud; 2000.

Onorato IM, Jones TS, Forrester WR. Using seroprevalence data in managing public health programs. *Public Health Rep* 1990;105:163–166.

ONUSIDA (Programa Conjunto de las Naciones Unidas sobre el VIH/SIDA). *Las cárceles y el SIDA: punto de vista del ONUSIDA, abril de 1997.* Ginebra: ONUSIDA;1997a. Disponible en: www.unaids.org.

_____. *Educación sobre el SIDA en la escuela.* Ginebra: ONUSIDA; 1997b. Disponible en: www.unaids.org.

_____. *Guía para la planificación estratégica de una respuesta nacional al VIH/SIDA.* Ginebra: ONUSIDA; 1998. Disponible en: www.unaids.org.

_____. *Análisis de la situación de la epidemia del VIH/SIDA y de la respuesta nacional en Bolivia.* La Paz: ONUSIDA; 2000a.

_____. *El género y el VIH/SIDA.* Ginebra: ONUSIDA; 2000b. (Colección de Prácticas Óptimas). Disponible en: www.unaids.org.

OPS (Organización Panamericana de la Salud). Grupo de trabajo sobre definición de casos de SIDA. *Boletín Epidemiológico* 1990;10(4):9–11.

_____. *Fortalecimiento de los bancos de sangre en la región de las Américas.* Documento presentado en el 41.er Consejo Directivo de la Organización Panamericana de la Salud, San Juan, Puerto Rico, 27 de septiembre-1 de octubre de 1999. Washington, DC: OPS; 1999. (Documento CD41/13). Disponible en: www.paho.org/spanish/gov/cd/cd41_13.pdf.

_____. *Building Blocks: Proceedings of the Consultation on Standards of Care for Persons Living with HIV/AIDS in the Americas.* Washington, DC: OPS; 2000a.

_____.*Final Report: Retreat on Blood Safety. Antigua, Guatemala.* Washington, DC: OPS; 2000b. Disponible en: www.paho.org/English/HSP/HSE/HSE06/blood-safety-lab01-2000.pdf.

_____. *Vigilancia del SIDA en las Américas—Informe bianual: mayo 2000.* Washington, DC: OPS; 2000c.

_____. *Vigilancia del SIDA en las Américas—Informe bianual: junio 2002.* Disponible en: http://www.impactaperu.org/download/pdf0186.pdf

_____. Estimates of incidence and prevalence of STIs among adults in Latin America and the Caribbean. Washington, DC: PAHO; 2001b. (Unpublished presentation).

Organista KC, Organista P, García de Alba JE, et al. Survey of condom-related beliefs, behaviors, and perceived social norms in Mexican migrant laborers. *Journal of Community Health* 1997;22(3):185–198.

Organización Mundial de la Salud, ONUSIDA. *Guías sobre la vigilancia del VIH de segunda generación.* Ginebra: OMS; 2000. (WHO/CDS/CSR/EDC/2000.5).

Ortiz-Mondragen RI, Pedrosa-Islas L, Mendoza M, Rozenel V, Magis C. Do young people have access to condoms in Mexico City? *International Conference on AIDS* 2000;13(1):490. (Abstract TuPeD3654).

Osmond D, Bindman AB, Vranizan K, Lehman S, Hecht FM, Keane D, et al. Name based surveillance and public health interventions for persons with HIV infection. *Ann Inter Med* 1999;131:775–779.

Palella FJ, Delaney KM, Moorman AC, Loveless MO, Fuhrer J, Satten GA, et al. Declining morbidity and mortality among patients with advanced human immunodeficiency virus infection. *N Engl J Med* 1998;338:853–860.

Panamá, Ministerio de Salud. *Plan nacional de salud sexual y reproductiva.* Panamá: Ministerio de Salud; 1999.

Pando MA, Gianni S, Salomón H, Negrete M, Russell KL, Martínez Peralta L, et al. Risk behavior of HIV-1 infected maternity patients and their sexual partners in Buenos Aires, Argentina. *International Conference on AIDS* 2000;13(1):429. (Abstract TuPeC3471).

Pappaioanou M, Dondero TJ, Petersen LR, Onorato IM, Sánchez CD, Curran JW. The family of HIV seroprevalence surveys: objectives, methods and uses of sentinel surveillance for HIV in the United States. *Public Health Rep* 1990;105:163–166.

Park I, Morisky D, Sneed C, Alvear S. Correlates of HIV risk among Ecuadorian adolescents. *International Conference on AIDS* 2000;13(2):216. (Abstract WePeD4667).

Pauw J, Ferrie J, Rivera Villegas R, Medrano Martínez J, Gorter A, Egger M. A controlled HIV/AIDS-related health education programme in Managua, Nicaragua. *AIDS* 1996;10:537–544.

Pedrola M, Giagnorio J, Cortez G, Azcona N, Sponer A, Giagnorio M. Risk factors for the infection of HIV in adolescents who take illegal drugs and are at secondary school in four public schools from Venado Tuerto. *International Conference on AIDS* 2000;13(2):115. (Abstract WePeC4302).

Perú, Grupo Temático de las Naciones Unidas. *Primer plan estratégico integrado del Grupo Temático de las Naciones Unidas sobre VIH/SIDA/Perú.* Lima: Naciones Unidas; 2001.

Piot P, Coll AM. Internacional response to the HIV/AIDS epidemic: planning for success. *Bull World Health Organ* 2001;79:1106–1112.

Rich JD, Holmes L, Salas C, Macalino G, Davis D, Ryczek J, Flanigan T. Successful linkage of medical care and community services for HIV-positive offenders being released from prison. *J Urban Health* 2001;78:279–289.

Rodríguez MA, Mayorga R, Álvarez S, García A, Foreit K, Núñez C, Zelaya E. A qualitative study of sexual behaviors, social norms, human rihgts and risk contexts for HIV infection in men who have sex with men (MSM) in downtown Guatemala City. *International Conference on AIDS* 2000;13(2):235. (Abstract WePeD4752).

Rotheram-Borus MJ, Cantwell S, Newman PA. HIV prevention programs with heterosexuals. *AIDS* 2000;14(Suppl 2):S59–67.

Ruiz MS, Gable AR, Kaplan EH, Stoto MA, Fineberg HV, Trussel J, eds. *No Time to Loose: Getting More from HIV Prevention.* Washington, DC: National Academy Press; 2000. Disponible en: www.nap.edu.

Sabin KM, Frey RL, Horsley R, Greby SM. Characteristics and trends of newly identified HIV infections among incarcerated populations: CDC HIV voluntary counseling, testing, and referral system, 1992–1998. *J Urban Health* 2001;78:241–255.

Samayoa B, Martínez M, Velásquez T, Fuentes Urrutia Z, Ramírez JM. Using a rapid test in counseling HIV testing services in Guatemalan urban clinic. *International Conference on AIDS* 2000;13(1):380. (Abstract TuOrC306).

Sanches K, Trajman A, Teixeira EG. Increasing frequency of elderly among AIDS patients in Rio de Janeiro, Brazil. *International Conference on AIDS.* 2000;13(1):396. (Abstract TuPeC3321).

Sánchez J, Ojeda J, García P, Paredes A, Carcamo C, Bernale J, *et al.* Incidence and risk factors for HIV acquisition among men who have sex with other men: the Alaska Cohort of Lima. *International Conference on AIDS* 2000;13(1):409. (Abstract TuPeC3380).

Sánchez Pérez HJ, Frisch DH. Retos a superar en el control de la tuberculosis pulmonar en la región fronteriza de Chiapas, México. *Gaceta Sanitaria* 1997; 11:281–286.

Scalway T. *Young Men and HIV: Culture, Poverty and Sexual Risk*. Geneva: UNAIDS, London: The Panos Institute; 2001. (Panos Report No. 41). Disponible en: www.panos.org.uk.

Schmunis GA, Zicker F, Pinheiro F, Brandling-Bennett D. Risk for transfusion-transmitted infectious disease in Central and South America. *Emerg Infect Dis* 1998;4(1):5–11.

Schwartlander B, Ghys PD, Pisani E, Kiessling S, Lazzari S, Carael M, *et al*. HIV surveillance in hard-to-reach populations. *AIDS* 2001;15(Suppl 3): S1–3.

Sepúlveda Amor J, del Rio Zelezzi A, Valdespino Gómez JL, García García ML, Velásquez Velásquez L, Volkow P. La estrategia de prevención de transmisión del VIH/SIDA a través de la sangre y sus derivados en México. *Salud Publica Mex* 1995;37:624–635.

Serra M, Russi J, Viñoles J, Pérez MT, Negrete M, Russell KL, *et al*. Prevalence of HIV-1, risk behavior and genetic epidemiology of transvestite commercial sex workers in Monevideo, Uruguay. *International Conference on AIDS* 2000;13(1):389. (Abstract TuPpC1176).

Sonoda S, Li HC, Cartier L, Nunez L, Tajima K. Ancient HTLV type 1 provirus DNA of Andean mummy. *AIDS Res Hum Retroviruses* 2000;16:1753–1756.

Soto R, Espinoza I, Meza R, Aldana N, Sevilla A, Guillén A, *et al*. Epidemilogical profile, HIV incidence, and retention rates in a cohort of female sex workers in Honduras: preliminary results. *International Conference on AIDS* 2000;13(2):380. (Abstract ThOrC676).

Stimson GV, Eaton G, Rhodes T, Power R. Potential development of community oriented HIV outreach among drug injectors in the UK. *Addiction* 1994;89:1601–1611.

Summers T, Spieldberg F, Collings C, Coates T. Voluntary counselling, testing and referral for HIV: new technologies, research findings create dynamic opportunities. *J Acquir Immune Defic Syndr* 2000;25(Suppl 2):S128–135.

Surratt HL. Indigence, marginalization and HIV infection among Brazilian cocaine users. *Drug Alcohol Depend* 2000;58:267–274.

Surratt H, Inciardi J, Pechansky F, von Diemen L. Regional differences in HIV risk among cocaine injectors in two Brazilian cities. *International Conference on AIDS* 2000;13(1):392. (Abstract TuPpC1250).

Thacker SB, Redmond S, Rothemberg RB, Spitz SB, Choi K, White MC. A controlled trial of disease surveillance strategies. *Am J Prev Med* 1986;2:345–350.

Trotter RT, Bowen AM, Potter Jr J. Network models for HIV outreach and prevention programs for drug users. In: Needle R, Genser S, Trotter R, eds. *Social Networks, Drug Abuse and HIV Transmission*. Rockville: U.S. Department of Health and Human Services; 1995. (NIDA Research Monograph 151).

UNAIDS (Joint United Nations Programme on HIV/AIDS). *Impact of HIV and Sexual Health Education on the Sexual Behaviour of Young People: A Review Update*. Geneva; UNAIDS; 1997a. (Best Practice Collection). Disponible en: www.unaids.org.

_____. *Learning and teaching about AIDS at school*. Geneva: UNAIDS; 1997b. (Technical Update). Disponible en: www.unaids.org.

_____. *Counselling and voluntary testing for pregnant women in high HIV prevalence countries: Elements and Issues*. Geneva: UNAIDS; 1999a. (Best Practice Collection). Disponible en: www.unaids.org.

_____. *Prevention of HIV transmisión from mother to child: strategic options*. Geneva: UNAIDS; 1999b. (Best Practice Collection). Disponible en: www.unaids.org.

_____. *AIDS and men who have sex with men*. Geneva: UNAIDS; 2000a. (Best Practice Collection). Disponible en: www.unaids.org.

_____. *Argentina: Epidemiological Fact sheet on HIV/AIDS and sexually transmitted infections, 2000 Update*. Geneva: UNAIDS; 2000b. Disponible en: www.unaids.org/hivaidsinfo/statistics/fact_sheets/index_en.htm.

_____. *Bolivia: Epidemiological Fact sheet on HIV/AIDS and sexually transmitted infections, 2000 Update*. Geneva: UNAIDS; 2000c. Disponible en: www.unaids.org/hivaidsinfo/statistics/fact_sheet/index_en.htm.

_____. *Brazil: Epidemiological Fact sheet on HIV/AIDS and sexually transmitted infections, 2000 Update*. Geneva: UNAIDS; 2000d. Disponible en: www.unaids.org/hivaidsinfo/statistics/fact_sheet/index_en.htm.

_____. *Chile: Epidemiological Fact sheet on HIV/AIDS and sexually transmitted infections, 2000 Update*. Geneva: UNAIDS; 2000e. Disponible en: www.unaids.org/hivaidsinfo/statistics/fact_sheet/index_en.htm.

_____. *Colombia: Epidemiological Fact sheet on HIV/AIDS and sexually transmitted infections, 2000 Update*. Geneva: UNAIDS; 2000f. Disponible en: www.unaids.org/hivaidsinfo/statistics/fact_sheet/index_en.htm.

_____. *Consultation on STD Interventions for Preventing HIV: What is the Evidence?* Geneva: UNAIDS; 2000g. (Best Practice Collection). Disponible en: www.unaids.org.

_____. *Costa Rica: Epidemiological Fact sheet on HIV/AIDS and sexually transmitted infections, 2000 Update.* Geneva: UNAIDS; 2000h. Disponible en: www.unaids.org/hivaidsinfo/statistics/fact_sheet/index_en.htm.

_____. *Ecuador: Epidemiological Fact sheet on HIV/AIDS and sexually transmitted infections, 2000 Update.* Geneva: UNAIDS; 2000i. Disponible en: www.unaids.org/hivaidsinfo/statistics/fact_sheet/index_en.htm.

_____. *El Salvador: Epidemiological Fact sheet on HIV/AIDS and sexually transmitted infections, 2000 Update.* Geneva: UNAIDS; 2000j. Disponible en: www.unaids.org/hivaidsinfo/statistics/fact_sheet/index_en.htm.

_____. *Epidemiological Fact sheets on HIV and sexually transmitted infections, 2000 [updated].* Geneva: UNAIDS; 2000k. Disponible en: www.unaids.org/hivaidsinfo/statistics/factsheets/index.

_____. *Female sex worker HIV prevention projects: lessons learnt from Papua New Guinea, India and Bangladesh [Case Study].* Geneva: UNAIDS; 2000l.

_____. *Guatemala: Epidemiological Fact Sheet on HIV/AIDS and Sexually Transmitted Infections, 2000 Update.* Geneva: UNAIDS; 2000m. Disponible en: www.unaids.org/hivaidsinfo/statistics/fact_sheet/index_en.htm.

_____. *Guidelines for Second Generation HIV Surveillance.* Geneva: UNAIDS; 2000n.

_____. *Honduras: Epidemiological Fact Sheet on HIV/AIDS and Sexually Transmitted Infections, 2000 Update.* Geneva: UNAIDS; 2000o. Disponible en: www.unaids.org/hivaidsinfo/statistics/fact_sheet/index_en.htm.

_____. *Mexico: Epidemiological Fact Sheet on HIV/AIDS and Sexually Transmitted Infections, 2000 Update.* Geneva: UNAIDS; 2000p. Disponible en: www.unaids.org/hivaidsinfo/statistics/fact_sheet/index_en.htm.

_____. *Nicaragua: Epidemiological Fact Sheet on HIV/AIDS and Sexually Transmitted Infections, 2000 Update.* Geneva: UNAIDS; 2000q. Disponible en: www.unaids.org/hivaidsinfo/statistics/fact_sheet/index_en.htm.

_____. *Panama: Epidemiological Fact Sheet on HIV/AIDS and Sexually Transmitted Infections, 2000 Update.* Geneva: UNAIDS; 2000r. Disponible en: www.unaids.org/hivaidsinfo/statistics/fact_sheet/index_en.htm.

_____. *Paraguay: Epidemiological Fact Sheet on HIV/AIDS and Sexually Transmitted Infections, 2000 Update.* Geneva: UNAIDS; 2000s. Disponible en: www.unaids.org/hivaidsinfo/statistics/fact_sheet/index_en.htm.

_____. *Peru: Epidemiological Fact Sheet on HIV/AIDS and Sexually Transmitted Infections, 2000 Update*. Geneva: UNAIDS; 2000t. Disponible en: www.unaids.org/hivaidsinfo/statistics/fact_sheet/index_en.htm.

_____. *Preventing the Transmission of HIV Among Drug Abusers: A Position Paper of the United Nations System*. Geneva: UNAIDS; 2000u. Disponible en: www.unaids.org.

_____. *Putting Knowledge to Work: Technical Resource Networks for Effective Response to HIV/AIDS*. Geneva: UNAIDS; 2000v. (Best Practice Collection). Disponible en: www.unaids.org.

_____. *Report on the Global HIV/AIDS Epidemic*. Geneva: UNAIDS; 2000w.

_____. *The Role of Name-based Notification in Public Health and HIV Surveillance*. Geneva: UNAIDS; 2000x. (Best Practice Collection). Disponible en: www.unaids.org.

_____. *Uruguay: Epidemiological Fact Sheet on HIV/AIDS and Sexually Transmitted Infections, 2000 Update*. Geneva: UNAIDS; 2000y. Disponible en: www.unaids.org/hivaidsinfo/statistics/fact_sheet/index_en.htm.

_____. *Venezuela: Epidemiological Fact Sheet on HIV/AIDS and Sexually Transmitted Infections, 2000 Update*. Geneva: UNAIDS; 2000z. Disponible en: www.unaids.org/hivaidsinfo/statistics/fact_sheet/index_en.htm.

_____. *Drug Abuse and HIV/AIDS*. Geneva: UNAIDS; 2001a. (Cae Studies booklet). Disponible en: www.unaids.org.

_____. *The Global Strategy Framework on HIV/AIDS*. Geneva: UNAIDS; 2001b.

_____. *The Impact of Voluntary Counseling and Testing: A Global Review of the Benefits Challenges*. Geneva: UNAIDS; 2001c. (Best Practice Collection). Disponible en: www.unaids.gov.

UNAIDS, the Prince of Wales Business Leaders Forum, Global Business Council on HIV and AIDS. *The Business Response to HIV/AIDS: Impact and Lessons Learned*. Geneva: UNAIDS; 2000. Disponible en: www.unaids.org.

United Nations. *Preventing the Transmission of HIV among Drug Abusers: A Position Paper of the United Nations System*. Geneva: UN; 2000. Disponible en: www.unaids.org.

United States of America, National Institute on Drug Abuse. *The NIDA Community-based Outreach Model: Manual to Reduce the Risk of HIV and Other Blood-borne Infections in Drug Users*. Bethesda: NIDA; 2000. (NIH publication 00-4812).

United States of America, National Institutes of Health, Consensus Development Conference Statement. February 11–13, 1997: Interventions to prevent HIV risk behaviors. *AIDS* 2000;14(Suppl 2):S85–95.

Uribe Zúñiga P, Hernández-Tepichin G, del Río Chiriboga C, Ortiz V. Prostitución y SIDA en la Ciudad de México. *Salud Publica Mex* 1995;37:592–601.

van Ameijden EJC, Watters JK, van den Hoek JA, Coutinho RA. Interventions among injecting drug users: do they work? *AIDS* 1995;9(Suppl A):S75–84.

Venezuela, Ministerio de Salud y Desarrollo Social. Plan estratégico nacional ITS/VIH/SIDA 2002–2004 (borrador). Caracas: Ministerio de Salud y Desarrollo Social; 2001.

Viana M, Gerschuni S, Dos Santos C. Violations of human rights of PLWH within Uruguayan prisons. *International Conference on AIDS* 2000;13(1):433. (Abstract TuOrD321).

Vicente AC, Otsuki K, Silva NB, Castilho MC, Barros FS, Pieniazek D, *et al.* The HIV epidemic in the Amazon basin is driven by prototypic and recombinant HIV-1 subtypes B and F. *Journal Acquir Immune Defic Syndr* 2000;23:327–331.

Volkow P, Pérez-Padilla JR, del Río C, Mohar A. The role of commercial plasmapheresis banks on the AIDS epidemic in Mexico. *Rev Invest Clin* 1998; 50(3):221–226.

Weinhardt LS, Carey MP, Johnson BT, Bickham NL. Effects of HIV counseling and testing on sexual risk behavior: a meta-analytic review of published research 1985–1997. *Am J Pub Health* 1999;89:1397–1405.

Wheeler DA, Arathoon EG, Pitts M, Cedillos RA, Bu TE, Porras GD, *et al.* Availability of HIV care in Central America. *JAMA* 2001;286:853–860.

Wood E, Tyndall MW, Spittal PM, Li K, Kerr T, Hogg RS, *et al.* Unsafe injection practices in a cohort of injection drug users in Vancouver: could safer injecting rooms help? *CMAJ* 2001;165:405–410.

World Bank. *Confronting AIDS: Public Priorities in a Global Epidemic.* Oxford: Oxford University Press; 1997.

_____. *Thailand's Response to AIDS: Building on Success, Confronting the Future.* Washingtin, DC: World Bank; 2001. Disponible en: www.worldbank.org.

World Health Organization. Provisional WHO clinical case definition for AIDS. *Wkly Epidemiol Rec* 1986;61(10):72–73.

Zacarías F, González RS, Cuchi P, Yanez A, Peruga A, Mazín R, *et al.* HIV/AIDS and its interaction with tuberculosis in Latin America and the Caribbean. *Bull Pan American Health Organization* 1994;28:312–323.

Zapiola I, Salomone S, Álvarez A, Scolastico MC, Koessel RA, Lemus J, *et al.* HIV-1, HIV-2, HTLV-I/II and STD among female prostitutes in Buenos Aires, Argentina. *Eur J Epidemiology* 1996;12(1):27–31.

Zuloaga Posada L, Soto Vélez C, Jaramillo Vélez D. Comportamiento sexual y problemas de salud en adultos jóvenes, Universidad de Antioquia, 1991. *Boletín de la Oficina Sanitaria Panamericana* 1995;29:299–311.

Zurita S, Costa C, Watts D, Indacochea S, Campos P, Sánchez J, *et al.* Prevalence of human retroviral infection in Quillabamba and Cuzco, Peru: a new endemic area for human T cell lymphotropic virus type 1. *Am J Trop Med Hygiene* 1997;56:561–565.

Zwarenstein M. Commentary: sputum prevalence data suggest Mexican TB rates will explode on contact with HIV epidemic. *Int J Epidemiol* 2001;30:393.

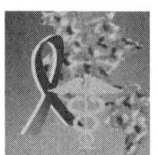

Índice

Nota: c indica cuadros, f indica figuras y n indica nota.

actividades de intervención: abordaje de la capacidad y estructura nacionales, 166-170; áreas que necesitan más atención, 171-172; campañas en los medios de comunicación de masas, 99-100, 101c; coordinación multisectorial, 153-154, 155; derechos humanos y, 164-165; dirigidas a usuarios de drogas inyectables, 105-107, 156-157; enfocadas en la transmisión sexual, 155-156; falta de adecuación de los programas, 151-154; para grupos de alto riesgo, 154-155; para hombres que tienen relaciones sexuales con otros hombres, 103; para jóvenes, 157-158; para jóvenes y adolescentes, 100-103; para mujeres y niñas, 158-159; para poblaciones difíciles de alcanzar, 109; para presidiarios, 107-109, 158; para trabajadores del sexo comercial, 103-104; requisitos para una atención de salud eficaz, 162-164; respuestas de la comunidad, 154; retos para, 169-170; uso de la movilización social, 154

adolescentes y jóvenes: actividades de intervención, 100-103, 157-158; esfuerzos para la prevención (*véase* prevención: problemas y retos, por país); factores de riesgo en México, 15-16; riesgos de infección, 5-11

área andina: Bolivia, 40-41; Colombia, 36-37; distribución del VIH en la población, 1-3; Ecuador, 37-38; Perú, 38-40; Venezuela, 35. *Véanse también países específicos*

Argentina: atención: problemas y retos, 258-259; distribución del VIH en la población, 2-3; epidemiología de la epidemia, 42, 45-47; prevención: problemas y retos, 257-258; puntos importantes acerca del VIH/SIDA, 256; recursos financieros, 256; seguridad de la sangre: problemas y retos, 14, 261; situación de la epidemia, 255-256; vigilancia: problemas y retos, 259-260

atención: problemas y retos por país: Argentina, 258-259; Bolivia, 252-253; Brasil, 221-222; Chile, 277-278; Colombia, 233-234; Costa Rica, 208-209; Ecuador, 240-241; El Salvador, 189-190; Guatemala, 183-184; Honduras, 196-197; México, 177-178; Nicaragua, 202-203; Panamá, 214-215; Paraguay, 264-265; Perú, 246-247; Uruguay, 271; Venezuela, 227-228

Bolivia: atención: problemas y retos, 252-253; epidemiología de la epidemia, 40-41; prevención: problemas y retos, 251-252; puntos importantes acerca del VIH/SIDA, 250-251; recursos financieros, 251; seguridad de la sangre: problemas y retos, 15, 255; situación de la epidemia, 249-250; vigilancia: problemas y retos, 253-254

Brasil: atención: problemas y retos, 221-222; distribución del VIH en la población, 2; epidemiología de la epidemia, 28-32; prevención: problemas y retos, 219-221; puntos importantes acerca del VIH/SIDA, 218; recursos financieros, 219; seguridad de la sangre: problemas y retos, 15, 224; situación de la epidemia, 217-218; vigilancia: problemas y retos, 222-223

campañas en los medios masivos de comunicación, 99-100, 101c

CAP de la población: actitudes sociales, 118-119, 121c; distribución de condones, 121, 123; tasas de infección en poblaciones de alto riesgo, 120, 122c. *Véase también* actividades de intervención, prevención: problemas y retos, por país

Centroamérica: principal modo de transmisión, 16-19; distribución del VIH en la población, 2-3. *Véanse también* Costa Rica; El Salvador; Guatemala; Honduras; Nicaragua; Panamá

Chile: atención: problemas y retos, 277-278; epidemiología de la epidemia, 48-49; prevención: problemas y retos, 275-277; puntos importantes acerca del VIH/SIDA, 274; recursos financieros, 274; seguridad de la sangre: problemas y retos, 279-280; situación de la epidemia, 273-274; vigilancia: problemas y retos, 278-279

Colombia: atención: problemas y retos, 233-234; epidemiología de la epidemia, 35-37; prevención: problemas y retos, 232-233; puntos importantes acerca del VIH/SIDA, 231; recursos financieros, 232; seguridad de la sangre: problemas y retos, 14-15, 236; situación de la epidemia, 230-231; vigilancia: problemas y retos, 234-236

comentarios de los médicos sobre los programas, 141-143

comportamiento homosexual. *Véase* hombres que tienen relaciones sexuales con otros hombres (HSH)

Cono Sur: Argentina, 42, 45-47; Chile, 48-49; Paraguay, 47; principal modo de transmisión, 42; Uruguay, 47-48. *Véanse también países específicos*

conocimientos, actitudes y prácticas (CAP). *Véase* CAP de la población

Costa Rica: atención: problemas y retos, 208-209; epidemiología de la epidemia, 27-28; prevención: problemas y retos, 207-208; puntos importantes acerca del VIH/SIDA, 206; recursos financieros, 206; seguridad de la sangre: problemas y retos, 210; situación de la epidemia, 205-206; vigilancia: problemas y retos, 209-210

derechos humanos y VIH/SIDA, 164-166

distribución por sexo de los casos de SIDA, 17-19

Ecuador: atención: problemas y retos, 240-241; epidemiología de la epidemia, 37-38; prevención: problemas y retos, 238-240; puntos importantes acerca del VIH/SIDA, 237; recursos financieros, 238; seguridad de la sangre: problemas y retos, 15, 243; situación de la epidemia, 236-237; vigilancia: problemas y retos, 241-242

El Salvador: atención: problemas y retos, 189-190; epidemiología de la epidemia, 21-22; prevención: problemas y retos, 188-189; puntos importantes acerca del VIH/SIDA, 187; recursos financieros,

188; seguridad de la sangre: problemas y retos, 192; situación de la epidemia, 186-187; vigilancia: problemas y retos, 190-192

epidemia del VIH/SIDA en América Latina: dificultados para la cuantificación, 3-5; distribución de la población, 1-3, 5; esfuerzos para la prevención (*véase* prevención: problemas y retos, por país; feminización de, 5, 17-19; fuentes de, 1-2; grupos de alto riesgo y, 5-8; poblaciones indígenas y, 24-26; prevalencia, 1-2, 5, 6c; repercusión económica (*véase* repercusión económica del VIH/SIDA); vigilancia epidemiológica (*véase* vigilancia). *Véanse también países específicos*

Guatemala: atención: problemas y retos, 183-184; epidemiología de la epidemia, 20-21; prevención: problemas y retos, 182-183; puntos importantes acerca del VIH/SIDA, 181; recursos financieros, 181; seguridad de la sangre: problemas y retos, 186; situación de la epidemia, 180-181; vigilancia: problemas y retos, 184-186

hombres que tienen relaciones sexuales con otros hombres (HSH): actitudes sociales contra, 119-120, 121c; actividades de intervención, 103; contribución a la epidemia, 2, 9, 33-34; esfuerzos para la prevención (*véase* prevención: problemas y retos, por país); intervenciones necesarias, 155-156; vigilancia de, 75

Honduras: atención: problemas y retos, 196-197; epidemiología de la epidemia, 22-23; prevención: problemas y retos, 194-196; puntos importantes acerca del VIH/SIDA, 193; recursos financieros, 194; seguridad de la sangre: problemas y retos, 199; situación de la epidemia, 192-193; vigilancia: problemas y retos, 197-199

HSH. *Véase* hombres que tienen relaciones sexuales con otros hombres

infecciones de transmisión sexual (ITS): contribuciones a la epidemia, 9, 10c; intervenciones necesarias, 143-148; tasas de prevalencia, 72-75

infraestructura de laboratorios: problemas fundamentales, 161-162; respuestas nacionales a la epidemia, 130-131, 132c, 133f. *Véase también* servicios de salud y sociales

ITS. *Véase* infecciones de transmisión sexual

jóvenes. *Véase* adolescentes y jóvenes

legislación concerniente al VIH/SIDA, 99; derechos humanos y, 164-165; problemas de confidencialidad, 66; restricciones legales y sociales a la homosexualidad, 119-120

México: atención: problemas y retos, 177-178; distribución del VIH en la población, 2; factores de riesgo, 15-16; prevención: problemas y retos, 175-177; puntos importantes acerca del VIH/SIDA, 174; recursos financieros, 175; ruralización de la epidemia, 13, 15-16; seguridad de la sangre: problemas y retos, 14, 52n2, 180; situación de la epidemia, 11-13, 15-16, 173-174; vigilancia: problemas y retos, 178-179

mujeres embarazadas y el VIH. *Véase* mujeres y VIH

mujeres y VIH: actividades de intervención, 158-159; distribución de los casos de SIDA por sexo, 17-19; esfuerzos para la prevención (*véase* prevención: problemas y retos, por país); feminización de la epidemia, 7, 17-19; prevención de la transmisión de la madre al hijo, 123-125, 162

Nicaragua: atención: problemas y retos, 202-203; epidemiología de la epidemia, 26-27; prevención: problemas y retos, 201-202; puntos importantes acerca del VIH/SIDA, 200; recursos financieros, 200; seguridad de la sangre: problemas y retos, 205; situación de la epidemia, 199-200; vigilancia: problemas y retos, 203-204

ONUSIDA (Programa Conjunto de las Naciones Unidas sobre el VIH/SIDA), 1, 5
OPS (Organización Panamericana de la Salud), 1, 5
Organización Mundial de la Salud (OMS), 1, 5
Organización Panamericana de la Salud (OPS), 1, 5
organizaciones no gubernamentales (ONG): barreras para los programas, 143-145, 166; beneficiarios y costos de los programas, 111-114; calificaciones sobre la atención al paciente, 135-137, 138c; contribuciones al control del VIH/SIDA, 109-110; eficacia en función del costo de los programas, 114-118; financiamiento gubernamental, 96-98; frecuencia de la colaboración institucional, 97-98; recomendaciones para los programas, 144-145

países del Caribe, 52n1
Panamá: atención: problemas y retos, 214-215; epidemiología de la epidemia, 28; prevención: problemas y retos, 212-214; puntos importantes acerca del VIH/SIDA, 211-212; recursos financieros, 212; seguridad de la sangre: problemas y retos, 217; situación de la epidemia, 210-211; vigilancia: problemas y retos, 215-217
Paraguay: atención: problemas y retos, 264-265; epidemiología de la epidemia, 47; prevención: problemas y retos, 263-264; problemas y retos generales, 263; puntos importantes acerca del VIH/SIDA, 262; recursos financieros, 262-263; seguridad de la sangre: problemas y retos, 267; situación de la epidemia, 261-262; vigilancia: problemas y retos, 265-267

Perú: atención: problemas y retos, 246-247; epidemiología de la epidemia, 38-40; prevención: problemas y retos, 245-246; puntos importantes acerca del VIH/SIDA, 244-245; recursos financieros, 245; seguridad de la sangre: problemas y retos, 249; situación de la epidemia, 243-244; vigilancia: problemas y retos, 247-248
poblaciones indígenas y VIH/SIDA, 24-26
presidiarios y VIH, 75; actividades de intervención, 107-109, 158; esfuerzos para la prevención (*véase* prevención: problemas y retos, por país)
prevención: problemas y retos, por país: Argentina, 257-258; Bolivia, 251-252; Brasil, 219-221; Chile, 275-277; Colombia, 232-233; Costa Rica, 207-208; Ecuador, 238-240; El Salvador, 188-189; Guatemala, 182-183; Honduras, 194-196; México, 175-177; Nicaragua, 201-202; Panamá, 212-214; Paraguay, 263-264; Perú, 245-246; Uruguay, 269-271; Venezuela, 226-227
Programa Conjunto de las Naciones Unidas sobre el VIH/SIDA (ONUSIDA), 1, 4
programas de pruebas de detección del VIH: acceso a, 127-128, 129f; costos del diagnóstico y, 79-80, 81c; frecuencia de utilización, 80-81; problemas de costo y disponibilidad, 159, 161; problemas de infraestructura de laboratorios, 160-161

recursos financieros por país: Argentina, 256; Bolivia, 251 Brasil, 219 Chile, 274; Colombia, 232; Costa Rica, 206 Ecuador, 238 El Salvador, 188; Guatemala, 181; Honduras, 194 México, 175; Nicaragua, 200; Panamá, 212; Paraguay, 262 Perú, 245 Uruguay, 268; Venezuela, 226
repercusión económica del VIH/SIDA: beneficiarios y costos de los programas de las ONG, 111-114; costos de las pruebas de detección del VIH y de diagnóstico, 79-80, 81c; costos relacionados, 49-52; eficacia en función de los

costos de los programas de las ONG, 114-117 ; financiamiento de las ONG afines, 96-98; fondos asignados por los organismos internacionales, 139-140; gasto en antirretrovirales, 134-135; gastos gubernamentales para la prevención, 52; gastos gubernamentales para el tratamiento, 51, 53c, 54c; infraestructura de laboratorios y, 130-131, 132c, 133f; presupuestos gubernamentales, 94c; recursos financieros (*véase* recursos financieros por país)

respuestas nacionales a la epidemia: acceso a las pruebas de detección del VIH, 127-130; acceso a los servicios de salud y prevención, 125-126; barreras para los programas, 140-145; colaboración con los organismos internacionales, 139-140; concientización de la población (*véase* CAP de la población); coordinación multisectorial, 93-94, 95c; creación de programas nacionales, 92-93; derechos humanos y, 164-166; esfuerzos para la prevención (*véase* prevención: problemas y retos, por país); gasto en antirretrovirales, 134-135; infraestructura de laboratorios, 130-131, 132c, 133f; intervenciones (*véase* actividades de intervención); legislación y (*véase* legislación concerniente al VIH/SIDA); ONG y (*véase* organizaciones no gubernamentales); presupuestos gubernamentales (*véase* repercusión económica del VIH/SIDA); prevención de la transmisión de la madre al hijo, 123-125, 162; problemas enfrentados por los programas, 140-141; problemas fundamentales de estructura y manejo, 166-170; recomendaciones para los programas, 142-143; resumen de la situación actual, 89-92, 147-151; retos para las necesidades actuales, 149; servicios de salud y sociales (*véase* servicios de salud y sociales)

restricciones legales y sociales a la homosexualidad, 119, 121c

seguridad de la sangre: problemas y retos, 13, 14-15, 167-168; vigilancia y, 81-83, 84f. *Véanse también países específicos*

servicios de salud y sociales: atención al paciente, 135-137, 138c; cobertura de tratamiento, 131, 134, 135c; concientización de la población sobre el VIH (*véase* CAP de la población); deficiencias en los servicios de atención de salud, 137, 139; derechos humanos y, 164-166; disponibilidad de pautas para la práctica clínica, 126, 127c; disponibilidad de servicios de diagnóstico, 79, 80c; esfuerzos para la prevención (*véase* prevención: problemas y retos, por país; infraestructura de laboratorios y, 130-131, 132c, 133f, 161; etapa de la infección por el VIH en el momento del diagnóstico, 131; intervenciones necesarias, 162-164; problemas de calidad de la atención, 159-162; problemas de salud (*véase* atención: problemas y retos, por país); programas de detección (*véase* programas de detección del VIH); transmisión de la madre al hijo y, 123-125, 162; tratamientos (*véase* tratamiento antirretroviral)

sexo anal y VIH, 9. *Véase también* hombres que tienen relaciones sexuales con otros hombres (HSH)

situación de la epidemia por país: Argentina, 255-256; Bolivia, 249-250; Brasil, 217-218; Chile, 273-274; Colombia, 230-231; Costa Rica, 205-206; Ecuador, 236-237; El Salvador, 186-187; Guatemala, 180-181; Honduras, 191-193; México, 11-13, 173-174; Nicaragua, 199-200; Panamá 210-211; Paraguay, 261-262; Perú, 243-244; Uruguay, 267-268; Venezuela, 224-225. *Véase también* epidemia de VIH/SIDA en América Latina

trabajadores del sexo comercial (TSC): contribución a la epidemia, 8; prevalencia del VIH entre los TSC en México y, 13;

actividades de intervención, 1-3-104; intervenciones necesarias, 155-156; esfuerzos para la prevención (*véase* prevención: problemas y retos, por país) transmisión vertical. *Véase* mujeres y VIH
tratamiento antirretroviral: cobertura de tratamiento, 131, 133-135; gasto en, 134-135; prevención de la transmisión de la madre al hijo, 123-125; reducción de la epidemia debida a, 11
tratamiento antirretroviral de gran actividad (TARGA). *Véase* tratamiento antirretroviral
tuberculosis (TB): morbilidad asociada con el VIH, 3, 9

Uruguay: atención: problemas y retos, 271; epidemiología de la epidemia, 47-48; prevención: problemas y retos, 269-271; puntos importantes acerca del VIH/SIDA, 268; recursos financieros, 268; seguridad de la sangre: problemas y retos, 273; situación de la epidemia, 267-268; vigilancia: problemas y retos, 271-273
uso de cocaína y VIH/SIDA, 43-44. *Véase también* usuarios de drogas inyectables (UDI)
uso de drogas inyectables (UDI): actividades de intervención, 105-107; contribución a la epidemia, 8, 43-45; esfuerzos para la prevención, (*véase* prevención: problemas y retos, por país); intervenciones necesarias, 156-157

Venezuela: atención: problemas y retos, 227-228; epidemiología de la epidemia, 35; prevención: problemas y retos, 226-227; puntos importantes acerca del VIH/SIDA, 225; recursos financieros, 225; seguridad de la sangre: problemas y retos, 229-230; situación de la epidemia, 224-225; vigilancia: problemas y retos, 228-229

vigilancia: actividades de intervención necesarias, 169; análisis de la población, 71, 76-77; asignación de recursos y personal, 58-59; aspectos positivos de los programas actuales, 84-86; calidad y validez de la información disponible, 55-56, 72; costos de las pruebas de detección y el diagnóstico del VIH, 79-80; del comportamiento, 77-78; definición de caso, 59-60; demoras en la notificación, 67-69; disponibilidad de servicios de diagnóstico del VIH, 79; distribución de datos a los profesionales de salud, 69-71; evaluación de los sistemas de, 71;formularios de identificación de casos, 63-65; formularios de notificación, 62-63; frecuencia de las pruebas de detección del VIH, 80-81; identificación de los casos, 63-65; importancia de, 56-58; legislación pertinente a asuntos de confidencialidad, 65-66; necesidad de mejoramiento, 83-84; notificación de caso, 60, 62, 63f; notificación incompleta, 67-69; retos para, 86-88, 166-168; seguridad de la sangre y, 81-83, 84f; situación nacional (*véase* vigilancia; problemas y retos, por país); tasas de prevalencia en los grupos de bajo riesgo, 76, 77c; utilidad de la vigilancia centinela, 71-72, 73-74c; vigilancia activa y vigilancia pasiva, 62
vigilancia: problemas y retos, por país: Argentina, 259-260; Bolivia, 253-254; Brasil, 222-223; Chile, 278-279;Colombia, 234-236; Costa Rica, 209-210; Ecuador, 241-242; El Salvador, 190-192; Guatemala, 184-186; Honduras, 197-199; México, 178-179; Nicaragua, 203-204; Panamá, 215-217; Paraguay, 265-267; Perú, 247-248; Uruguay, 271-273; Venezuela, 228-229
vigilancia epidemiológica. *Véase* vigilancia